金匮方药新编

陈飞　太鑫　编著

黑龙江科学技术出版社

图书在版编目（ＣＩＰ）数据

金匮方药新编 / 陈飞，太鑫编著. —— 哈尔滨 ：黑
龙江科学技术出版社，2020.8（2022.5 重印）
ISBN 978-7-5719-0354-1

Ⅰ. ①金… Ⅱ. ①陈… ②太… Ⅲ. ①《金匮要略方
论》Ⅳ. ①R222.3

中国版本图书馆 CIP 数据核字(2020)第 012993 号

金匮方药新编

JINKUI FANGYAO XINBIAN

陈飞　太鑫　编著

责任编辑	李欣育　沈福威	
封面设计	孔　璐	
出　版	黑龙江科学技术出版社	
	地址：哈尔滨市南岗区公安街 70-2 号　邮编：150007	
	电话：（0451）53642106　传真：（0451）53642143	
	网址：www.lkcbs.cn	
发　行	全国新华书店	
印　刷	北京天恒嘉业印刷有限公司	
开　本	889 mm×1194 mm　　1/16	
印　张	24.25	
字　数	480 千字	
版　次	2020 年 8 月第 1 版	
印　次	2022 年 5 月第 2 次印刷	
书　号	ISBN 978-7-5719-0354-1	
定　价	188.00 元	

导　读

　　《金匮要略》是张仲景所著《伤寒杂病论》的杂病部分，是我国现存最早的一部论述杂病诊治的专书。由于本书在理论和临床实践上都具有很高的指导意义和实用价值，对于后世临床医学的发展有着重大的贡献和深远的影响，所以被古今医家赞誉为"方书之祖""医方之经""治疗杂病的典范"。笔者根据多年来《金匮要略》教学与临证的点滴体会和实际需要整理本书，目的在于，第一，为读者梳理《金匮要略》另一种形式的思路与格局，让读者一目了然，明确《金匮要略》每一篇中针对每种疾病、每一个证型的方证思路及整体框架，本部分内容主要体现在本书的第三篇。同时，在学习、讲授和临证应用《金匮要略》方药的时候，更要注重《金匮要略》经方的药量配伍、药物的煎服法、药后反应、饮食禁忌、药后护理及注意事项等重要内容，这些内容是经常被读者和医生所忽略的，例如桂枝汤中桂枝与芍药的药量配伍为1∶1，如果抛开这种配伍比例，恐怕就不是桂枝汤，可能为桂枝加桂、桂枝加芍药汤，甚至为小建中汤。因此在学习仲景医学的时候一定要注意此类问题，该类问题在书中比比皆是，望读者重视，其他例如小柴胡汤中柴胡与黄芩的重量比为8∶3；麦门冬汤中麦冬与半夏的体积比为7∶1，等等。因此本书的第三章，保留了方证原文及方后注等全部内容，旨在体现《金匮要略》的原貌和经方的精髓。

　　第三章整理了每个方证的相关原文，并且将《金匮要略》或《伤寒论》与之相关的条文全部汇总开列于方药第一次出现的位置，而之后再次出现同一方药，其相关内容以"参见某某条"的形式引注到该方第一次出现的章节。目的在于方便读者研读，并体味仲景一方多用、辨证论治、异病同治的临床思维。原文整理及校对过程中，《金匮要略》参阅了人民卫生出版社出版的《中医临床必读丛书·金匮要略》（何任、何若苹整理），《伤寒论》参阅了人民卫生出版社出版的《中医临床必读丛书·伤寒论》（钱超尘、郝万山整理）。在《金匮要略》前二十二篇记载的205首经方中，与《伤寒论》重复44首，故在整理经方相关原文时，与经方相关的《金匮要略》和《伤寒论》相关原文一并列于【原文】当中。在整理过程中发现，部分经方在《金匮要略》或《伤寒论》中多次出现时，不同的条文中，方药组成有所差别，笔者尊重原文，未做擅自修改而保留原貌，一并开列在【原文】之中，以留思考空间，供读者研读。第三章引用《金匮方歌括》的内容，将每首经方歌诀列于原文之后，以供读者背诵之用。第三章每方《金匮方歌括》之后，以"经典引注"的形式，引用了《金匮要略》三家注解，注释《金匮要略》方证及原文，将诸家原文列于其后，以供读者阅读。三家注解包括《金匮方论衍义》《金匮玉函经二注》和《金匮要略心典》，本三家是笔者常常研读且历代评价较高的三部著作，故本书引来阅读。同时，笔者将《金匮要略》每篇主要内容以表格的形式列于每章之末，以便览每篇全貌。笔者在研读和应用《金匮要略》过程中发现，仲景医学中用药剂量古今换算、炮制方法、煎服法、煎药溶媒药引、用药方法与途径等相关内容，对临床疗效影响极大，因此在整理研究《金匮要略》过程中将上述相关内容结合自身体会和文献总结为第二章，以求展示给读者原味的仲景医学。该部分内容是笔者平素十分重视的内容，无论是授课还是临证，都十分注意这些内容，故整理相关内容于书中第二章，以供读者了解学习。但其中有些内容笔者目前尚无可参考点，或未能研究明了，在该书中就未详列每条，相关内容保留或存疑，以待后续版本完善。

仲景经方体系中，除了经方的相关方剂内容之外，更重要的是每味中药的功效及临证主治，此内容在仲景医学体系中与我们现代中医人学习的差别较大，如果我们以后世医家对中药的认识解读经方或以方测证，就大相径庭、南辕北辙了。例如桂枝芍药知母汤方证，原文并未明确提出风湿化热伤阴的病机，而我们后世医家通过对原方中知母的应用提出此观点，但是风湿化热伤阴的病机是仲景的原意吗？如果不是，知母如何解释呢？而我们翻看《神农本草经》发现，"知母，味苦，性寒，主消渴，热中，除邪气；肢体浮肿，下水；补不足，益气"虽然知母具有"主消渴，热中，除邪气"的功效，此是白虎汤的用意，桂枝芍药知母汤与乌头汤的主要区别在于，桂枝芍药知母汤以治疗肢体肿为主，而乌头汤以治疗肢体关节痛为主，故此处的知母应取"肢体浮肿，下水"之功。如果不研读《神农本草经》难以解释仲景原意，甚至可能出现误解，且以方测证亦会存在"将错就错"的局面。此类问题在仲景医学体系中经常出现，如桂枝加厚朴杏子汤、厚朴麻黄汤中的厚朴与承气汤中的厚朴功效一致否？薏苡附子散、薏苡附子败酱散中的薏苡仁真有消痈排脓、利水化湿之功？等等。因此，笔者将《神农本草经》《名医别录》《长沙药解》中的内容整理成第四章列于书末，以供读者随时参读，还原仲景医学、经方原貌。本书第一篇以概述的形式概括了经方的情况、仲景医学的相关内容，以利于明确经方及仲景医学体系的真正内涵。

本书以整理为目的，将经典内容展示给读者，并未过多地添加笔者本人的观点，以给读者留下思考的空间。同时由于笔者个人修为甚弱，不堪明确提出个人的点滴观点，待笔者逐渐成熟后，将在第二版中阐述个人的相关学术体会，以供大家讨论。该书只是将笔者的学习思路和知识框架进行构列，展现给读者，以提供学习和应用的便利罢了。该书整理匆忙，望各位读者和同仁斧正，以期受教，进一步完善。

本书第一至三章由黑龙江中医药大学陈飞撰写，共计 37.4400 万字；第四章由哈尔滨师范大学太鑫撰写，共计 10.7328 万字。

陈飞　太鑫

2020 年 2 月

目 录

《伤寒卒病论集》

　　论曰：余每览越人入虢之诊，望齐侯之色，未尝不慨然叹其才秀也。怪当今居世之士，曾不留神医药，精究方术，上以疗君亲之疾，下以救贫贱之厄，中以保身长全，以养其生，但竞逐荣势，企踵权豪，孜孜汲汲，惟名利是务，崇饰其末，忽弃其本，华其外，而悴其内，皮之不存，毛将安附焉。卒然遭邪风之气，婴非常之疾，患及祸至，而方震栗，降志屈节，钦望巫祝，告穷归天，束手受败，赍百年之寿命，持至贵之重器，委付凡医，恣其所措，咄嗟呜呼！厥身已毙，神明消灭，变为异物，幽潜重泉，徒为啼泣，痛夫！举世昏迷，莫能觉悟，不惜其命，若是轻生，彼何荣势之云哉！而进不能爱人知人，退不能爱身知己，遇灾值祸，身居厄地，蒙蒙昧昧，蠢若游魂。哀乎！趋世之士，驰竞浮华，不固根本，忘躯徇物，危若冰谷，至于是也。

　　余宗族素多，向余二百，建安纪年以来，犹未十稔，其死亡者，三分有二，伤寒十居其七。感往昔之沦丧，伤横夭之莫救，乃勤求古训，博采众方，撰用《素问》《九卷》《八十一难》《阴阳大论》《胎胪药录》，并平脉辨证，为《伤寒杂病论》合十六卷，虽未能尽愈诸病，庶可以见病知源，若能寻余所集，思过半矣。

　　夫天布五行，以运万类，人禀五常，以有五藏，经络府俞，阴阳会通，玄冥幽微，变化难极，自非才高识妙，岂能探其理致哉！上古有神农、黄帝、岐伯、伯高、雷公、少俞、少师、仲文，中世有长桑、扁鹊，汉有公乘阳庆及仓公，下此以往，未之闻也。观今之医，不念思求经旨，以演其所知，各承家技，终始顺旧，省疾问病，务在口给。相对斯须，便处汤药，按寸不及尺，握手不及足，人迎趺阳，三部不参，动数发息，不满五十，短期未知决诊，九候曾无仿佛，明堂阙庭，尽不见察，所谓窥管而已。夫欲视死别生，实为难矣。

　　孔子云：生而知之者上，学则亚之，多闻博识，知之次也。余宿尚方术，请事斯语。

《金匮要略方论》序

　　张仲景为《伤寒卒病论》合十六卷，今世但传《伤寒论》十卷，杂病未见其书，或于诸家方中载其一二矣。翰林学士王洙在馆阁日，于蠹简中得仲景《金匮玉函要略方》三卷：上则辨伤寒，中则论杂病，下则载其方，并疗妇人。乃录而传之士流，才数家耳。尝以对方证对者，施之于人，其效若神。然而或有证而无方，或有方而无证，救急治病其有未备。国家诏儒臣校正医书，臣奇先核定《伤寒论》，次校定《金匮玉函经》，今又校成此书，仍以逐方次于征候之下，使仓卒之际，便于检用也。又采散在诸家之方，附于逐篇之末，以广其法。以其伤寒文多节略，故断自杂病以下，终于饮食禁忌，凡二十五篇，除重复合二百六十二方，勒成上、中、下三卷，依旧名曰《金匮方论》。臣奇尝读《魏志·华佗传》云："出书一卷，曰，此书可以活人"。每观华佗凡所疗病，多尚奇怪，不合圣人之经，臣奇谓活人者，必仲景之书也。

　　大哉炎农圣法，属我盛旦，恭惟主上，丕承大统，抚育元元。颁行方书，拯济疾苦，使和气盈溢，而万物莫不尽和矣。

　　太子右赞善大夫臣高保衡、尚书都官员外郎臣孙奇、尚书司封郎中充秘阁校理臣林亿等传上。

第一章　经方概述

经方即经论方，即后世医家对东汉张仲景所著《伤寒杂病论》中方剂的称谓，即《伤寒论》和《金匮要略》中所记载的方剂。《伤寒论》载经方113首，禹余粮丸有方无药物组成，实载经方112首。《金匮要略》全书25篇，共计262方，前22篇载方205首，其中附方22首，前22篇实载经方183首，与《伤寒论》重复经方44首，去掉重复的经方，《金匮要略》实载经方139首，其中杏子汤、附子汤、胶姜汤、黄连粉、藜芦甘草汤5首经方有方名无药物组成，故实载经方134首。因此，经方有方有药者246首，有方无药者6首，共计252首经方，其中药味组成一味药16方，二味药36方，三味药44方，四味药43方，五味药32方，六味药18方，七味药28方，八味药4方，九味药10方，十味药13方，十一味药1方，十二味药3方，十三味药1方，十四味药1方，二十一味药1方，二十二味药1方。

经方源于神农之药，发展而成汤液之方，而后成仲景之论。其中不难看出，仲景经方之确立，是在前人基础上进行的系统总结、分析和升华，将东汉之前的方药精华汇聚成《伤寒杂病论》，使经方具有了独特的方证理论体系，且应用于伤寒及杂病的辨治。但由于历史诸多原因，如今我们只能见到部分经方即《伤寒杂病论》所载之方，仲景经方流传两千年疗效依旧，故而弥加珍贵。经方立法严明、配伍严谨、制方合度、方无虚设、药无虚用、药简效宏之特点，简要概括为四个字：简、便、效、廉，临床上屡起沉疴，效如桴鼓，深受后世医家所推崇。中医学发展过程中不仅涌现出众多的著名经方大家，并逐渐形成了惯用经方的经方派。经方派把仲景方称为"众法之宗，群方之祖"，认为经方不仅能治外感，也能治杂病，不仅能治伤寒，还能治温病。经方派医家不断地总结并提出经方的使用法度：有是证，用是方；不加减，即使加减，亦应遵仲景法度；原方药量不动。

《伤寒论》治伤寒，《金匮要略论》治杂病，固守此法不变恐非仲景原意，事实上如仲景所言："观其脉证，知犯何逆，随证治之"的精髓，是为吾后人之所知、所学、所用。因此在临床上经方运用原则包括以下几个方面：抓主症，对症选方；抓主症，兼识病机；识病机，扩大应用；从副症，兼求病本。在临床上患者就诊，医生经过初诊，分析其为何经方方证范畴，即可用其原方治疗，经方原方应用即为后世医家所言方证理论，《伤寒》113方，《金匮》262方，各有其适应证候。应用经方应尊重仲景原意、原法，用散还是用汤，用熏还是用洗，顿服还是频服，还是日2或3次服用或频服。当方证完全对应之时，在方药组成上尽可能地尊重仲景经方原方、原法。在临床上固守原方恐怕难以达到全效，有是证，用是药的同时，要仔细揣测仲景原意，分析经方方证所藏之病机，参透病机即可扩展经方的适用范围，从而治疗多种相同病机的不同疾病，在《金匮要略》中肾气丸治疗五种疾病即为典型的代表。

　　由于时代的变迁，人类的疾病谱也发生了明显的变化，故应临床需求扩大经方的诊疗范围，需要用经方原方合方或拆方合方论治当代疾病，例如四逆散与胶艾四物汤合方治疗崩漏；桂枝茯苓丸和五苓散合方治疗顽固性下肢水肿。经方的临床应用不单纯是原方运用或者合方，亦须临证加减，包括药量和药味的变化。因为仲景之方，后世医家总结出了类方理论，每类经方即为仲景自身加减变化之范例，后世医家除了参仲景之变外，亦应结合临床实际参病机之变而加减变化。经方派医家论经方应用应遵循仲景原药量，此为拘泥于经方之举，仲景在《伤寒杂病论》中就有方药的药量之变而成新方之案例，例如厚朴三物汤、小承气汤、厚朴大黄汤，三方药物组成相同，但由于药量的变化，方药主治不同。因此在当代临床应用经方应随临床之变而变，适当地调整经方药量和药味，从而更加全面地适用临证之需。即便我们完全参透了仲景原意，恃恐也无法应对千变万化的临床需要，因为时代在变，随之人和自然也在变，仲景时代多兵荒战乱，百姓多食不果腹，衣不遮寒，而现今羽绒裘皮御寒，个个大腹便便，临证方药怎能不变？因此仲景之经方无法完全应对今之临床，例如仲景在中风病的证治中以外风立论，但后世医家陆续出现了以虚、以痰、以瘀立论，逐渐完善了中风病的证治。因此经方以简、便、效、廉著称，但亦有其未能尽善尽美之处，故在临证时如若经方无法辨治，则应考虑后世之时方。

第二章 研读经方需要注意的几个问题

第一节 用药剂量古今换算

对于《伤寒论》与《金匮要略》的研究，除了对仲景的药法、脉法、方证等理论进行系统的研究之外，古今剂量换算亦是一个不可忽略的问题，因为每味中药的应用剂量与功效是密切相关的，例 15g 的白术临证功效为健脾，30g 的白术即润肠通便，相关文献记载白术若能应用到 120g/剂的用量具有活血利水，祛腰脐间瘀血的功效，因此本人结合多年的教学和查阅相关文献及亲自称量总结发现，《伤寒杂病论》中的计量单位具有一定的特殊性，即与当今临床常规剂量比较，单味药的应用剂量偏大，甚则当今临床一般医生，一般病案不敢原计量应用。例如《伤寒杂病论》的一两等于多少克的问题，目前未有定论，但是大约有这样几种情况，即 1 两=3g/5g/13g/15g 等情况，而本人结合麻黄的应用来看，在《伤寒杂病论》中麻黄要求先煮，去上沫纳诸药，但如果按着 1 两=3g/5g 的折算，3 两麻黄相当于 15g，而 15g 的麻黄笔者实际煎煮发现，未见液面上有沫，45g 的麻黄在煎煮的过程中，液面上确实存在灰色的沫。因此，本人在教学及临床实践中《伤寒杂病论》中的 1 两按着 15g 的折算率折算，进行加减应用。

《伤寒杂病论》中对药物的剂量折算有以下几种情况：①按着个数计量：杏仁、附子、桃仁、水蛭、虻虫、栝楼、栀子、枳实、半夏、乌梅、鸡子、鸡子黄等；②按着容积（合、升、斗）计量：半夏、五味子、麦冬、麻仁、胶饴、葶苈子、芒硝、香豉、粳米、赤小豆、生梓皮、吴茱萸、猪胆汁、人尿、食蜜，汤剂的加水量、取汁量与服用量也用容量计算；③用长度计量：麻子仁丸用厚朴"一尺"；④用比类法：石膏如"鸡子大"；⑤手抓法：竹叶石膏汤用竹叶"两把"；⑥匕（方寸匕、钱匕），大陷胸汤甘遂一钱匕等。对于容积单位折算，个人赞同一升=200ml，因此本人实际称量了 200ml 的法半夏等于 130g，而这种折算率，麦门冬汤中半夏 1 升即 130g 生半夏，目前在临床上是不可能这样应用的，但是《伤寒杂病论》中却是这样处方的。

因此，笔者通过多方资料分析结合自身的经验，在教学及临证中，《伤寒杂病论》的折算率初步总结如下：

长度计量：10 分=1 寸，10 寸=1 尺，10 尺=1 丈，10 丈=1 引。

容积剂量：4 圭=1 撮，5 撮=1 龠，2 龠=1 合，10 合=1 升，10 升=1 斗，10 斗=1 斛。

重量计量：4 分=24 铢=1 两，16 两=1 斤，30 斤=1 钧，4 钧=1 石。

因此，笔者结合上述综合分析得知，仲景医学常见剂量换算：1 尺约等于 23 厘米，1

升约等于 200m，1 分等于 3.75g，1 两约等于 15g，1 斤约等于 240g。其他药物的具体折算在第三篇方证解析篇已具体表明。

第二节　煎服法研究

【煎药火候】

李时珍指出："凡服汤药，虽品物专精，修治如法，而煎药者鲁莽造次，水火不良，火候失度，则药亦无功。"火候在煎药时的重要性可见一斑。桂枝汤方后注中说："以水七升，微火煮取三升，去滓，适寒温，服一升"，明确提出桂枝汤的煎煮火候以"微火"为佳。可见在《伤寒论》中，虽然对常用的煎药火候不能用"武火"者则标明用"微火"。此外，桂枝汤类方中尚有两首加味方中提到"微火煮取"，分别是"以水七升，微火煮取三升，去滓，温服一升"的桂枝加厚朴杏子汤和小建中汤的"上六味，以水七升，煮取三升，去滓，内饴，更上微火消解，温服一升，日三服"。其"微火煮"与两方治证特点与所用药物特点密切相关。由此可见，当今临床煮药火候分文武是不可取的。

【煎煮方法】

煎药时间

在《金匮要略》中，仲景虽未明确注明各方的煎煮时间，但于每方之后均交待了以水（或其他溶媒）几升煮取几升，从而间接暗示了煮药的时间。我们明确了何方煎煮时间长，何方煎煮时间短。

◆**药汁容积标记法**

《伤寒论》中几乎所有的汤剂都是通过溶剂所剩多少来标记煎药时间的长短。其中桂枝汤"以水七升，微火煮取三升，去滓，适寒温，服一升"；小柴胡汤"以水一斗二升，煮取六升，去滓，再煎取三升。温服一升，日三服"。

◆**米熟汤成标记法**

方药中有粳米者，其煎煮时间以"米熟汤成"为标志，如白虎汤、白虎加人参汤、竹叶石膏汤、桃花汤等。

◆**药物香气标记法**

如猪肤汤"上一味，以水一斗，煮取五升，去滓，加白蜜一升，白粉五合，熬香，和令相得。温分六服"，即是以药物的气味来控制煎煮的时间。

先煎与后下

此方面值得后学注意，仲景医学的先煎与后下之法与我们现代临床大相径庭。对于久煎才出药效之品，或是药性峻猛、有毒之品，或是提高浓度以使药力缓和持久之品，张仲景选择了先煎。如酸枣仁汤中的酸枣仁，因其为仁，须久煎才能使有效成分释放出来，故先煎，但是现如今我们在临床上一般枣仁需要捣碎，故此法现少用，但其科学合理与否值得再次研究，因为仲景医学中有些药物是不能打碎的，比如第十篇的大乌头煎，明确提出乌头不咬咀，即为此类；麻黄汤类方中的麻黄，"先煮两沸去上沫"可降低麻黄引起的副作用，同时提升解表通阳的功效，而现如今我们多数认为此类解表剂宜后下轻煎，此习惯于当今临床不同，而有学者研究发现，麻黄久煎疗效优于轻煎，值得后学思考；茵陈蒿汤中的茵陈蒿，葛根汤中的葛根，苓桂术甘汤中的茯苓等先煎，可提高汤液中主药的有效浓度，从而使药力和缓持久，使病邪缓而去之。对于易挥发、易粘连的药物，仲景采用了后下的方法。如生姜半夏汤中的生姜，若同煎可因煎煮时间过长而破坏其辛散水饮之功降低疗效，故而后下；厚朴三物汤中的大黄，若不后下，其具有导泻作用的成分易因其煎煮时间过长而变性，变成活血化瘀泄热之功，达不到预期疗效；小建中汤中饴糖，性粘腻，若同煎可使同煮之药糊锅底。含有枳实、厚朴的方药一般都需要先煎两物，取其味厚效洪，大承气汤、枳实薤白桂枝汤即为此类。

包煎与烊化

对于矿物类打成粉末样药或体积微小易浮于水面之药，或胶状药，因其形态的特殊性，不能同大多数药物一样煎煮，而是据其各自特点，采用包煎或烊化等手段。滑石代赭汤中的滑石、代赭石因其为粉末状故包煎（绵裹）；芎归胶艾汤中阿胶因胶状易粘锅而采用烊化（令消尽）方法。石膏、豆豉等均用绵裹入水煎煮，如白虎汤、栀子豉汤。

分煎与合和

对于某些汤药，为避免方中药物同煎降低疗效或减少同煮引起的副作用，采用了分别煎煮再和合服用，或分煎和合再煎的方法；亦有些因患者病情需要，需一方产生两种功能互不影响，也采用了此种煎法。如百合知母汤中百合、知母分而煎之再合煎，若二者同煎，则会降低方剂疗效；乌头汤中乌头与其他药物分煮，可降低因同煮所引起的副作用，而且可以达到乌头去邪，芍药、黄芪、甘草扶正，分而治之的效果。

去渣再煎

"去滓，再煎"即去滓后再次浓缩，《伤寒论》中的方剂共 7 个，分别为小柴胡汤、大柴胡汤、柴胡桂枝干姜汤、半夏泻心汤、生姜泻心汤、甘草泻心汤、旋覆代赭汤。吴仪洛云："去滓再煮者，要使药性合汤为一，漫无异用，并停胃中，少顷，随胃气以敷布，而里之未和者，遂无不和也。"综合诸家文献研究发现，去滓再煎的意思有三：其一，7方中大、小柴胡汤，柴胡桂枝干姜汤可和解少阳半表半里之枢机；半夏泻心汤、生姜泻心汤、甘草泻心汤和旋覆代赭汤，可和解上下之枢机，同属寒热并用、攻补兼施的和解剂。去滓重煎可使诸药性味匀和，作用协调，寒热并行，攻补兼施，更好地取得和解的作用。其二，上述7方所主之症状大多有呕逆，去滓重煎可以浓缩药液，减少药量，减轻药液对胃的刺激，尤为适宜呕吐患者。其三，去滓重煎，再次浓缩，可使药性缓而持久，与和解剂的立意合拍。

浸泡取汁

如防己地黄汤"防己、桂枝、防风、甘草以酒一杯，浸之一宿，绞取汁，生地蒸之绞汁和，分再服"。此种方法可增强方药的清散之力。

煎汤代水

仲景亦将某些药物或辅料先煎取汁，再以此汁煎煮他药。如十枣汤，先煎大枣，成汤后加入芫花、甘遂、大戟使峻泻而不伤正；厚朴麻黄汤先煮小麦为汤，以此再煎厚朴、麻黄，一方面以小麦养心和胃，一方面可缓朴、黄之燥。

冲兑

对于易于溶解的药物，煎好去渣后直接兑入该汤服用，如猪胆汁、人尿、鸡子黄、白蜜等。黄连阿胶汤"先煮三物，取二升，去滓，内胶烊尽，小冷，内鸡子黄，搅令相得……"，白通加人尿猪胆汁汤"内胆汁、人尿，合令相得"，通脉四逆加猪胆汁汤"去滓，内猪胆汁，分温再服"。桃花汤中赤石脂一半全用入煎，取其温涩之气，一半为末，并以小量粉末冲服，取其直接留着肠中，更有收敛作用。

笔者在临证过程中，如果应用经方治疗，在以上各方面必遵守仲景原意，虽未能明确阐述其中的内涵，但尊重古法，确保疗效，患者受益，古法传承，实为可取之道。

【药物的服法】

常规每日的剂量及服药次数

◆顿服

仲景医学中此种服药方法的包括3首经方：桂枝甘草汤、干姜附子汤、调胃承气汤，均为"煮取一升，顿服"。

◆ 日二服

仲景医学中此种服药方法的包括 29 首经方，其中一次服一升者有 10 方（太阳病表郁不解、热痞、风湿留着肌腠等证的的方剂）；先服一升，得效止服，不效再服者 2 方（大陷胸汤、白头翁汤）；煮取一升五合分为二服者 9 方（主要是治热扰胸膈证之栀子类方剂），大多得效止服；煮取一升二合分二服者 5 方（小承气和四逆汤类）；煮取一升分二服者 3 方（桔梗汤和白通类）。

◆ 日三服

仲景医学中此种服药方法的包括 62 首经方，其中一次服一升者 44 方，其中桂枝系列方多为先服一升，得效止服，治疗下利证的黄芩汤、黄芩加半夏生姜汤、桂枝人参汤 3 方则"温服一升，日再夜一服"；治疗湿热兼表发黄的麻黄连轺赤小豆汤"分温三服，半日服尽"，全天的药量在半日之内三次服完，使药力集中，从速祛邪。日服三次，每次服药量不足一升者有 14 方，如麻黄汤服八合，小陷胸汤煮取一升，分温三服，后者是每次服药量最少的方剂。虽每次服药量不同，但一日三服是最常见的服药次数。

◆ 日五服

仲景医学中此种服药方法的包括 2 首经方，其中当归四逆加吴茱萸生姜汤治疗其人内有久寒，"煮取五升，温分五服"；黄连汤治疗上热下寒证，"煮取六升，温服，昼三夜二"，每次服一升二合，是每次也是一天中服药量最多的方剂。由此可知，仲景对于久病、难治病的治疗不但要增加药物的剂量，还要增加每次所服的药液量和每天的服药次数来协助。

◆ 日六服

仲景医学中此种服药方法包括 1 首经方，即猪肤汤用猪肤一斤"煮取五升，去滓，加白蜜一升，白粉五合，熬香，和令相得，温分六服"，这是一天中服药次数最多的方剂，治疗"下利，咽痛，胸满，心烦"之阴虚内热证。由日五服、日六服三方的服法可知，《伤寒论》中温寒、寒热并用、养阴之剂宜多量多次服。

◆ 少少含咽

仲景医学中此种服药方法的包括 2 首经方，苦酒汤、半夏散及汤均"少少含咽之"，二者为治疗少阴咽痛证的方剂，少量多次频服，可使药物直接作用于病变处并保持较长的时间。

◆ 特殊情况

◇峻剂使用，中病即止。

峻剂治疗，攻邪虽速，但易伤正气，只有中病即止，以知为度，才能使其发挥治疗攻邪之效而去耗伤正气之弊。如百合地黄汤，虽不算严格的峻剂，但相对病人的体质而言，方中生地黄性寒而润，用量且大，虽有清血热、滋肾水之效，但多服可致泄利，故中病即止，不可过用。

◇大剂顿服。

顿服之法，药力集中、效速，有转危为安之力，适用于病情严重，病势危急之症。如主治心火亢盛、热毒充斥表里上下所致吐衄之证的泻心汤，"以水三升，煮取一升，顿服之"，可直折其热，速降其火，急止其血，从而有效的控制病情的发展。

◇小剂缓投。

对于一些病程较长，身体羸弱之人，常以丸药缓而图之。如薯蓣丸，其主治"虚劳诸不足，风气百疾"等病证，尤脾胃虚损者，因脾胃虚弱难以承受大剂药量，而小剂缓投，以缓图治，守方持久，方能使脾胃功能逐渐恢复，正气逐步充实，病邪渐无藏身之所而邪去正复，恢复阴阳平衡。

◇毒剂微量渐加。

对于方中配伍有毒药物的一类方剂，其有效剂量与中毒剂量相近，量少则达不到疗效，量大则可能中毒，且患者个体差异较大，因此仲景采用了"微量渐加，以知为度"的服法，使药效达到最佳的"瞑眩反应"而不造成中毒。如乌头桂枝汤"初服二合，不知，即服三合，又不知，复加五合，其知者，如醉状，得吐者，为中病"。

◇病发前服药。

对于疟疾、奔豚气、肝着等一类发生、发展有规律的疾病，常根据其规律，采用提前服药的方法，这对预防控制疾病有重要意义。如蜀漆散，要在疟疾未发作前以浆水服，而起到截疟效果。苓桂枣甘汤，在欲作奔豚之前服用，能起到通阳利水，防止冲逆，遏制气逆上冲咽喉、发作欲死的奔豚证的发生，或是减轻其发作症状。这也是从治疗用药方面体现了仲景的治未病思想。

◇平旦服。

张仲景重视正气，在《伤寒论》所载服药时间上也有所体现。如上述攻逐水饮的十枣汤于"平旦服"，此时人体经过一夜的休息，体力较充足，且白天人体阳气比较充盛，能够更好地耐受峻烈之十枣汤。

◇剂量个体化。

人的体质有强弱之分，不同体质对药物的耐受性也不同，特别是药性剽悍、峻猛、有毒之品，更应从体质方面考虑，因人制宜。仲景在书中常据不同体质人群，予以不同剂量方药。如小青龙汤"强人服一升，羸者减之，日三服，小儿服四合"；升麻鳖甲汤"顿服之，老小再服"。

◇温服、冷服及饭前、饭后服。

汤剂一般多宜于温服，特别是外感表证，不但要温服，而且还须温覆，或采取其他措施，以促进其服药后汗出。如治太阳中风的桂枝汤，温服后啜热稀粥一升余，以助药力。

温覆令一时许，遍身 絷絷 微似有汗者益佳。又如麻黄汤"温服八合，覆取微似汗。"虽然汤剂大多宜于温服，但也有个别宣于冷服者，如《金匮要略》治停饮呕逆的生姜半夏汤"煮取一升半，小冷，分四服。"（即热药冷服之意）这是因寒饮内停，恐对热药起格拒反增呕吐之故。其次，对于饭前饭后等的服药时间方面，仲景在汤方服法中多未一一加以明确，一般都只提到"分温服"。但根据情况看，特别是伤寒等外感病，一般应多为饭后服，尤其太阳表证的发汗解表汤方，为了帮助药力使其汗出，不仅须饭后服，有的药后还须啜粥。

◇白饮和服。

仲景医学中散剂共有 7 个，其中 5 个需要"以白饮和"。白饮即米汤，性甘温，和药内服，甘以缓之，可健脾胃，益津气，扶正祛邪。《伤寒论》运用白饮和缓之性，使药物留恋病所，既健脾和胃又不伤正气。

◇药汁和药渣一起服。

抵当丸、大陷胸汤以及大陷胸丸 3 方要求药汁和药渣一起服，不去滓以加强攻下的药力从而保存人体津液。

◇煎丸煮散。

仲景用药有轻重缓急之分，煎药则根据病情之不同，改汤为丸为散，分而煎煮，令药性缓行，以攻为和，其既可使药物缓缓发挥作用，又不致因药性过猛过急伤正。如治风湿之防己黄芪汤："四味锉麻豆大，每抄五线匕，生姜四片，大枣一枚，水盏半，煎八分，去滓"，因风湿在表，本应解表但未经发汗而自出，属表证未解已见虚象，当慎用汗法，仲景云："若治风湿者，发其汗，但微微似欲汗出者，风湿俱去也"。故未分次小量煎服，令其托阳以排湿。再如治结胸之大陷胸汤，加入炒杏仁、葶苈子制成丸药，每次煎一丸，缓图其功。

在此方面，笔者临证过程中一般叮嘱患者汤剂每日服用三次，一方面考虑仲景医学中三次服用法的应用概率（25%）；其次从临证的感悟发现，每日服用三次药物能够有效的保持人体血药浓度恒定，因此每日采用 3 次服法。而一些特殊煎服法尽量尊重仲景原意，确保疗效。

第三节　药后护理

药后护理在《金匮要略》中交待的非常详尽，包括其服药后的反应、调护及注意事项。

【药后反应】

药后的反应，大抵可分为三类：①病去邪尽的表现，如得汗、得吐、得下。②病情减轻的表现，如防己黄芪汤"服后当如虫行皮中，从腰下如冰"；枳术汤"心下坚，大如盘，边如旋盘，水饮欲作"的气分病，出现"腹中软"是病情减轻的标志。③药物的毒性反应，如服含"乌头"的方药后，当出现"如冒状，如醉状，得吐"等表现。对于这些服药后出现的反应，向病人交待清楚，免除病人的忧虑，可避免一些不必要的医疗纠纷。

【药后调护】

仲景之方，大凡汗下之剂，多药后见效不服，或谓"得汗，止后服"，如栀子汤类"得吐，止后服"，如承气汤类可见"得快利，止后服"，以防攻伐太过，耗伤人体正气。此外，桂枝汤证等后所附的药后调护方法不仅适用于太阳病，而且可以视为整个伤寒疾患的一般调护规律。

◆药后啜粥

热粥可助药力，进冷粥可缓和药性。粥即可调节药物又可保胃气存津液。"啜热粥"的方药有桂枝汤、十枣汤、理中丸以及三物白散。

◆药后饮暖水

五苓散药后强调"多饮暖水"，以借其助药力、行津液、散表邪。

◆药后覆取微似汗

桂枝汤、桂枝加葛根汤、桂枝加厚朴杏子汤、麻黄汤、葛根汤、葛根加半夏汤、栀子豉汤以及理中丸等方为了增强发汗之力，使邪祛病安，要求药后覆取微似汗。

◆药后忌生冷黏滑肉面五辛酒酪臭恶等物

《伤寒论》中桂枝汤、乌梅丸均有此忌。《金匮要略》中侯氏黑散"禁一切鱼肉大蒜，常宜冷食"。

◆慎风寒

越婢加术汤"慎风寒"。这些看似不起眼的注意事项，一方面可以确保药物的疗效，一方面也可以预防疾病的复发。

以上整理了《金匮要略》中的药物煎服方法，在临床中应该根据实际情况应用并推广至其他方剂。同时，应认真总结临床中的应用反馈，挖掘其中蕴含的科学内涵，运用现代药理学方法研究其机理，从而使《金匮要略》中的药物煎服方法更好的指导临床。

第四节　溶媒、药引研究

自商汤伊尹作汤液起，中药汤剂至今已有 3000 余年历史，《本草纲目》有言："凡服汤药者，虽品味专精，修治如法，而煎药者，鲁莽造次，水质不良，火候失度，则药亦无功"。清代徐灵胎亦曰："煎药之法，最宜深究，药之效与不效全在乎此"。纵观现代之人，虽跋涉长途探访名医，鲜少讲究煎药服药之法，往往事倍功半。煎服药法讲究甚多，煎药容器、溶媒、时间、火候、服药时间、温度、忌口等均可影响药效。本文以溶媒为出发点，意在从传统医学及现代研究角度，阐述《金匮要略》中药剂溶媒的多变性以及选取适合溶媒的必要性。

【水】

水是最常见的溶媒，大部分中药有效成分能溶于水，在煎煮过程中药物相互作用产生的大部分新有效物质也能溶于水。《金匮要略》前 22 篇共载方剂 205 首，除去《千金》《外台》等所附之方 22 首和有方未见药的 5 首方剂，共有方剂 178 首，汤剂用水有普通水、东流水、甘澜水、井花水、浆水、泉水、米泔水、汤之别。

◆ 东流水

东流水即江河之水。江河一般向东流，故称东流水。《本草纲目》将其属"流水"之一，《本草衍义》谓其"性顺疾速，通捅下关"。

◆ 甘澜水

甘澜水又名劳水，清代柯琴言其"状似奔豚，性则柔弱"，见于茯苓桂枝白术甘草汤方。"以水二斗，置大盆内，以杓扬之，水上有珠子五六千颗相逐，取用之"。李时珍认为："水性本咸而体重，劳之则甘而轻，取其不助肾气而益脾胃也。"本方因误汗伤阳，水饮有上冲之势，若处以普通水，其性偏寒，恐有助益水邪之弊。而甘澜水以杓上扬得之，存天阳之气，能佐助茯苓、桂枝通阳化水，温脾制水。

◆ 井花水

井水以清晨初汲者为佳，即为井花水，亦名井华水。《食宪鸿秘》云："凡井水澄蓄一夜，精华上升，故第一汲为最妙"。井花水性味甘凉，用于阳热内盛、风邪内动的风引汤方，取其性凉清热降火，味甘滋养筋脉之意。

◆ 浆水

浆水又名酸浆水，《本草纲目》言："浆，酢也。炊粟米热，投冷水中，浸五六日，味酢，生白花，色类浆，故名"。浆水作为溶媒，浆水应用于赤豆当归散、蜀漆散、矾石汤、半夏干姜散 4 首经方中，其中赤豆当归散用治狐惑病目赤，甚至目眦黑，而脓已成者；并治便血，为先血后便之近血。其病机皆是湿热毒邪造成的局部痈肿化脓的病变，用浆水送服散剂，增强其清热解毒之力。蜀漆散用治寒多热少之牝疟，殆因方中蜀漆有致吐的毒副作用，又兼云母、龙骨为矿石类药，故用浆水送服散剂，顾护胃气，防止呕吐。矾石汤用治脚气冲心，即脚气病在腿脚肿痛，或麻木无力的基础上，更见心悸，胸闷，气急，呕吐等症，属脾肾两虚，以致湿浊内盛，上乘心阳。用浆水煎矾石外用浸脚，以燥湿降浊，清热解毒。半夏干姜散用治干呕，吐涎沫。用浆水煎散内服，取浆水甘酸而和胃止呕的作用。

◆ **泉水**

泉水性凉，《金匮要略》用于百合病，盖因"泉水解热闷烦渴，下热气，利小便，凉能清热，甘能补阴"。百合病病机属心肺阴虚内热，取泉水甘寒凉润的特性，较之普通水，更能降泄心火，养阴利尿，导热下行。

◆ **米泔水**

米泔水即淘米水。《本草纲目》载：浙二潜，亦曰米沛，即淘粳米汁，第二次者可用，故名浙二潜。善解热毒，兼能助胃。《金匮要略·治啖蛇牛肉欲死方》云："以泔洗头，饮一升愈"，即取其清解食物中毒之作用。

◆ **汤**

麻沸汤、沸汤、热汤沸，指滚烫的液体，"沸汤"即沸水。经方中除"沸汤"之名外，尚有"麻沸汤""热汤"的称谓，其含义略同。

◇麻沸汤应用于大黄黄连泻心汤、附子泻心汤方中，其原文皆曰："以麻沸汤二升渍之，须臾绞去滓"，即这两首方剂在应用大黄、黄芩、黄连等药物治疗"心下痞"时，并未采用常规的煎煮方式，而是用沸水浸泡药物片刻，去滓温服。殆取诸药清扬之气，以利于清心下热结而消痞。

◇沸汤应用于理中丸、文蛤散、治食犬肉不消成病方中，皆用于"和丸"或"和散"，即用沸汤将丸剂或散剂溶解开来，以便服用。实际相对于白饮、枣汤、酒等用于和药的特殊溶媒而言，以沸汤作为溶媒和药，是其中最普通的方式，不具有特殊意义。

◇热汤应用于瓜蒂散、《外台秘要》走马汤方中。瓜蒂散原文曰："以香豉一合，用热汤七合，煮作稀糜，去滓，取汁和散"，即用热汤煎煮香豉，取香豉汁和散，取热汤气薄清扬之性，有助于此方涌吐，用治"宿食在上脘"而"当吐"者。《外台秘要》走马汤原文曰："上二味（巴豆、杏仁），以绵缠，捶令碎，热汤二合，捻取白汁饮之"，即以热汤烫药取汁，此种取药方式或许意在减轻巴豆的毒性，而又不失其攻下的作用，用治"中恶心痛腹胀，大便不通"。

【蜜】

蜜即蜂蜜，性味甘平，有补虚润燥，解毒止痛之效。《金匮要略》以蜜作溶媒，多用其煎煮含乌头类峻烈剧毒药，取其解乌头之毒、缓和药性药力之作用。如乌头汤、乌头煎、乌头桂枝汤诸方，皆取蜜与乌头共煎。又大半夏汤则以白蜜一升，水一斗二升，扬之二百四十遍，使水蜜充分混合均匀后煎药。研究表明，糖类食物可以间接地影响大脑神经解质的生成与传递，从而降低大脑对疼痛的感觉性，故摄食较多的糖类可以缓解中等强度的疼痛。

【酒】

清酒、白酒、酒、苦酒，酒类溶媒共应用于 32 首经方中，且大部分集中在《金匮要略》杂病方中。相比其他特殊溶媒，酒类溶媒在经方中应用的频次最高。经方中关于酒有"清酒""白酒""酒""苦酒"4 种称谓，分别应用于 21、5、2、4 首经方中。

◆ 清酒、白酒

《周礼·天官·酒正》曰："辨三酒之物，一曰事酒，二曰昔酒，三曰清酒。"汉代郑玄："事酒，……其酒则今之酒也。昔酒，今之酋久白酒，所谓旧者也。清酒，今中山冬酿接夏而成。"唐代贾公彦："云昔酒今之酋久白酒者，言昔为久，酋亦远久之义，故以汉之酋久白酒况之。但昔酒对事酒为清，若对清酒则为白，故云酋久白酒也。……云清酒今中山冬酿接夏而成者，以昔酒为久，冬酿接春，明此，清酒久于昔酒，自然接夏也。中山，郡名"。这些酒的方法，郑玄："作酒既有米、曲之数，又有功沽之巧"，即将米、酒曲按一定比例配比，依特定方法制作而成。由注疏可知，事酒是酿成即用的新米酒；昔酒是冬酿至春的陈米酒，汉代改称为白酒；清酒是冬酿至夏，较昔酒更为陈久而清纯的米酒，汉代仍称为清酒。《伤寒杂病论》成书于东汉末年，故经方中的清酒、白酒当与此略同。清酒应用于炙甘草汤、当归四逆加吴茱萸生姜汤、芎归胶艾汤、鳖甲煎丸。其中炙甘草汤是"以清酒七升，水八升"煎药，用治"伤寒脉结代，心动悸"，又治"虚劳""肺痿"。当归四逆加吴茱萸生姜汤是"以水六升，清酒六升"煎药，用治"内有久寒"。芎归胶艾汤是"以水五升，清酒三升"煎药，用治虚寒性的妇人下血。鳖甲煎丸是以清酒浸灶下灰，煮鳖甲，绞取汁，再煎诸药末为丸，用治疟母癥瘕。总体看来，清酒一般应用于血脉的病变。一者借其清纯温通之性，用以助药力温养阳气，通达血脉，并使郁结、离乱之血行恢复正常；二者借其辛香温散之性，用以煎煮补养阴血之品，可使补药药力得以散布，而不至于壅滞。白酒应用于栝楼薤白白酒汤、栝楼薤白半夏汤 2 首经方中，均与其他药物"同煮"。栝楼薤白白酒汤用至"七升"，用治胸痹"喘息咳唾，胸背痛，短气"；栝楼薤白半夏汤用至"一斗"，用治"胸痹不得卧，心痛彻背"，其证更重。胸痹病机为"阳微阴弦"，即上焦阳气不足，胸阳不振，又兼阴寒邪盛，痰饮内停。用白酒煎药，意在使药势直趋上焦，更助诸药温通阳气。

◆酒

经方中的酒类，尚有未指明"清酒"或"白酒"，而仅称"酒"者，大约是一种泛指，临证或可酌情选用清酒或黄酒中的一种。酒应用于红蓝花酒、下瘀血汤、防己地黄汤、白术散、侯氏黑散、薯蓣丸、天雄散、土瓜根散、治食郁肉漏脯中毒方、紫石寒食散、当归芍药散、治尸蹶方、九痛丸、肾气丸、大黄䗪虫丸、当归散、长服诃黎勒丸、赤丸、治马坠及一切筋骨损方、救卒死而四肢不收失便者方、救卒死方（其五）21 首经方中。其中红蓝花酒、下瘀血汤、治马坠及一切筋骨损方用酒煎药；防己地黄汤用酒渍药取汁；余下 17首经方多为散剂或丸剂，散剂则用酒和服，丸剂则用酒送服。

◆苦酒

苦酒，通常认为即醋。其说始自梁代陶弘景，其文曰："酢酒为用，无所不入，愈久愈良，以有苦味，俗呼苦酒"。其后明代李时珍亦从此说。然南北朝时期著作《齐民要术》并载有"作苦酒法""作酢（今醋字）法"，又据《金匮要略》黄芪芍药桂枝苦酒汤煎服法后注文"一方用美酒醯代苦酒"（美酒醯即醋），再据《伤寒论》第 233 条原文"和少许法醋"中"法醋"的专称，可知苦酒与醋并非一物。至于汉代苦酒究系何物，今已难以考证。苦酒应用于乌梅丸、苦酒汤、黄芪芍药桂枝苦酒汤、救卒死方、饮食中毒烦满治之方 5 首经方中。乌梅丸中苦酒用于炮制乌梅，并未作为溶媒，原文作"以苦酒渍乌梅一宿"，用苦酒更增乌梅酸苦之性，以利于安蛔止痛。苦酒汤以鸡子壳为容器，以苦酒、鸡子白为溶媒，煎煮半夏，取药汁"少少含咽"，以治少阴病咽中生疮，用苦酒合半夏，辛开苦泄，加强涤痰敛疮之力。黄芪芍药桂枝苦酒汤中"以苦酒一升，水七升"合煎诸药，用治黄汗，用苦酒以行药势于肌腠，有助于和营卫，散水湿。救卒死方中将苦酒、猪脂"煮沸，灌喉中"，饮食中毒烦满治之方将苦酒、苦参煮沸，服之取吐，二方皆用于急救，然难揣苦酒所用之目的，引述至此以作参考。

【饮】

《齐民要术》曰："折米白煮，取汁为白饮"，即是说白饮是把米煮熟后得到的汤汁，即米汤。由以上可知，"饮"即是米汤，言"白饮"，不过是为突出其颜色而已。白饮应用于五苓散、白散、半夏散、四逆散、牡蛎泽泻散 5 首经方中，且全部为散剂。纵观《伤寒论》中第 7 条出现五苓散的条文，知其病机大致为过汗、误下后，脾胃功能受损，以致水液吸收障碍，造成渴欲饮水，小便不利等外证，然饮水之后，渴并不为之消，反蓄积而为水饮之邪。与五苓散，健运脾胃，发越水邪。白饮在此当取其甘润之性，以助脾胃健运。白散用于寒实结胸，其取效途径在于吐或利，皆有伤脾胃，故用白饮顾护脾胃。半夏散用治少阴咽痛，此处用白饮或在于减少药物对咽喉的刺激，并延长药物在咽喉部停留的时间。四逆散用治少阴四逆，其病机略为脾胃阳气被郁，不得外达，用白饮其意亦在于助脾胃健运。牡蛎泽泻散用治大病差后，腰以下有水气，白饮意在助脾胃健运以利水。值得一提的是，在白虎汤、白虎加人参汤、白虎加桂枝汤、竹叶石膏汤、桃花汤、附子粳米汤、麦门冬汤7首经方中，皆用到了粳米。除竹叶石膏汤是先煎其余诸药，去滓，再纳入粳米，煮至米熟汤成外，余下6首方中皆是粳米与其余诸药共同煎煮，至米熟汤成。这些汤方中将粳米煎至"米熟汤成"，得到的米汤，实际亦相当于白饮，其功用与以上略同。另外，救自缢死方中用于"濡喉"的"粥清"，以及诃黎勒散方中的"粥饮"，或亦是白饮，存疑待考。

【麦粥、大麦粥汁、小麦汁】

麦粥，即大麦粥，应用于枳实芍药散方中，治"产后腹痛，烦满不得卧"，并治"痈脓"，病机皆属气血郁滞。麦粥送服，以其和胃安中，可防止破气之品耗气伤中。大麦粥汁应用于硝石矾石散中，用治女劳疸，因硝石、矾石皆为矿石类药物，有碍胃气，故用之和胃安中。另外，大麦汁尚见于白术散加减法中，用于和胃除烦止渴。小麦汁应用于厚朴麻黄汤方中，用治"咳而脉浮"，即寒饮夹热之咳喘，其原文曰："上九味，以水一斗二升，先煮小麦熟，去滓，内诸药，煮取三升"。即以小麦汁煎其余诸药。此或用之养心护胃安中。另外，小麦汁亦见于白术散加减法中，其用意与此略同。

【汁类】

解毒方中各种汁如大豆浓煎汁、豉汁、橘皮汁、紫苏叶煎汁、芦根汁、绿豆汁、甘草汁、生姜汁等。中药解毒机制一是指直接的解毒作用；二是指间接的解毒作用。中药成分复杂，其解毒的有效成分可能通过吸附毒物、沉淀毒物、增强机体抵抗力、增强肝脏解毒功能、提高机体对毒物代谢。

香豉汁即香豉水煮取汁。《伤寒论》、《金匮要略》中的瓜蒂散方用香豉汁送服，取其开郁结、和胃气、轻清宣泄、载药上行、有助涌吐之功。

生姜汁即将生姜压榨所得的液体。《金匮要略》论及寒饮搏结胸肺的证治时重用生姜汁，意在散饮去结，降逆止呕。

枣糕，葶苈大枣泻肺汤和十枣汤都要先煮枣取汁，大枣厚脾胃而缓和余药的峻烈之性，防下甚伤正。

【童子小便】

《本草纲目》曰："尿，从尸从水，会意也。方家谓之轮回酒、还元汤，隐语也。"一说为满月之前的男孩清晨的第一泡尿，一说为3岁以下的童尿。《本草纲目》中记载：人尿（童子尿）气味咸，寒，无毒。主治寒热头痛，温气。童男者尤良。《金匮要略》中治一切筋骨损伤方后记载"上味，以童子小便量多少煎汤成"，取童子小便之活血祛瘀、镇痛通脉之效。

【乳汁】

乳汁为健康产妇的乳汁，甘咸，平，无毒。《本草纲目》载"乳乃阴血所化，生于脾胃，摄于冲任。凡入药并取无病妇人之乳，白而稠者佳，若色黄赤，清而腥秽如涎者，并不可用。""若曝晒为粉，入药尤佳。"

乳汁为血肉有情之品，可以补血润燥，益气养颜，解毒疗伤。《金匮要略》中食郁肉漏脯中毒方及食蛇牛肉欲死方都可以饮人乳汁解毒。

【猪膏】

猪膏即猪油，猪之肥肉提炼所得到的食用油，味甘无毒，能补虚润燥解毒。《名医别录》云"十二月取肪，纳新瓦器中埋地百日，主痈疽，名呕脂，方家用之。"《随息居饮食谱》中载"猪脂俗呼板油，以白厚而不腥臊者良。腊月炼之，瓷器收藏。"《金匮要略·黄疸病脉证并治第十五》中"诸黄，猪膏发煎主之。猪膏半斤，乱发如鸡子大三枚，上二味，和膏中煎之，发消药成，分再服，病从小便出。"本方用猪膏作为煎煮溶媒，治疗黄疸小便不利。《金匮玉函经二注》："猪脂补下焦、生血、润膝理；乱发通关格。膝理开，关格通，则中焦各得升降，而气归故道也。"猪膏利血脉，乱发通关格，中焦升降调，故湿热从小便而出。

【猪胆汁】

猪胆汁性味苦寒，入肺、肝胆经。《伤寒论》蜜煎方用之，与蜂蜜相伍功能清热润燥，兼以解毒；白通加猪胆汁汤证、通脉四逆汤加猪胆汁证用之，取其咸寒苦降，引阳药入阴中，滋阴养液，补阴和阳，解阴阳格拒之效，取"甚者从之"之意。

【马通汁】

马通汁即以马粪渍水，待化，滤过取汁而成。《金匮要略》治虚寒吐血，柏叶汤以水五升，取马通汁一升，合煮取一升，分温再服。《金匮要略论注》吐血本由阳虚，不能导血归经；然血亡而阴亏，故以柏叶之最养阴者为君，艾叶走经为臣，而以干姜温胃为佐，马通导火使下为使。取马粪温热之性，导血归经，用以治虚寒性出血。

古方今用，是传统医学在现代社会的传承，而随着现代科技的发展，传统煎药模式逐渐被自动化煎药机械取代。煎药用具、加水量、火候、溶媒等逐渐被淡化，尤其是煎药溶媒简化为单一的自来水。"病之愈与不愈，不但方必中病，方虽中病，而服之不得其法，则非特无功，而反有害，此不可不知也"。临床煎服中药的溶媒过于单调，是用药疗效降低的一个重要因素。如何在古方今用的今天，在继承传统方剂的同时，传承传统煎药服药方法，并根据现代医学研究扩大溶媒的应用范围，提高临床疗效至为重要。

第五节　中药炮制法研究

中药炮制虽早已散见于《黄帝内经》、《神农本草经》及《五十二病方》，但不成系统，至南北朝时方出现系统的炮制学专著《雷公炮炙论》，此书成为中药炮制学成熟的标志。在此之前出现的《伤寒杂病论》以其丰富的药物炮制方法，起到了承前启后的过渡作用。其炮制方法有炒、炮、研、捣、酒洗、苦酒煮、刮皮、去核、去翅足等多种，涉及后世的各类炮制方法。上乘《黄帝内经》《神农本草经》，下启《雷公炮炙论》，具有承前启后、不可或缺的作用，极大地丰富了后世中医学的内容。

炮制，具有提高药物的纯度，消除毒副作用，改变药物的性情，增强疗效等作用。仲景十分重视药物的炮制，常于药后加注说明，其炮制目的明确，方法多样，使用广泛，对照今天中药炮制学的内容，主要制法都有，且不少药物的制药要求比今天用药还要讲究，可以说他对中药炮制学的发展做出了较大贡献。为对《伤寒杂病论》中炮制法的运用及炮制药物的目的意义有一系统认识，从而指导临床合法炮制，提高用药质量，笔者综述仲景各类炮制法如下。

【㕮咀】

㕮咀即咬嚼的意思，把药物咬成粗粒再加水煎煮，以避免药物整块过大，有效成分不易煎出。入煎药物体积越小，有效成分溶出越充分。在《金匮要略》中需㕮咀的如桂枝汤方后注"上五味，㕮咀三味"等。但是值得注意的是第十篇大乌头煎中的乌头，特意强调"不㕮咀"，值得深思。

【擘】

擘即分开。《伤寒杂病论》中大枣注明擘用。大枣擘用，其有效成分更容易煎出。栀子在《伤寒论》方中全部擘用，其擘用亦在于使有效成分更多溶出。

【去皮】

《伤寒论》中注明去皮的药物有：桂枝、厚朴、猪苓、附子、杏仁、桃仁等。其中桂枝、厚朴等系茎类生药，其皮指外层木栓层，木栓层中挥发油含量不高，去外皮后，可使生药中挥发油含量增高，作用更强。叶天士用桂枝云："去皮者取其气薄，增发泄之功；

不去皮者，取其气厚，增温阳之功。"杏仁、桃仁等为种子类生药，去皮可使有效成分更容易煎出。明·缪希雍《炮炙大法》作："杏仁，五月采之，以汤浸去皮尖及双仁者，麸炒研用。治风寒肺药中，亦有连皮尖用者，取其发散也。"《炮炙大法》有"桃仁，七月采之，去皮尖及双仁者，麸炒研如泥，或烧存性用，此破血行瘀血之要药也。"《修事指南》论"桃仁"引《本草纲目》中的"桃仁行血，宜连皮、尖生用。润燥活血，宜汤浸去皮、尖炒黄用。或麦麸同炒，或烧存性。各随本方。双仁者有毒，不可食。"

【去节】

去节即将药物的根节或茎节去掉。《伤寒杂病论》中麻黄的使用均注明去节。古人认为麻黄去节，能增强发汗功能，因节有敛汗、止汗功效。去节后可以减少副作用，提高疗效。

【去足翅】

去足翅指在用动物类或虫类药物时，有的需要去其足翅。其目的是为了除去有毒部分或非药用部分。《伤寒论》中抵当汤、抵当丸所用之虻虫均注明了"去足翅"。

【去心】

《伤寒论》中麦冬被用于177条的炙甘草汤中和397条的竹叶石膏汤中，且注明"去心"。《濒湖炮炙法》论麦门冬时注：弘景曰：麦门冬，凡用，取肥大者，汤浸，抽去心，不尔令人烦。大抵一斤须减去四五两也。时珍曰：凡入汤液，以滚水润湿，少顷抽去心；或以瓦焙软，乘热去心。

【令芽出】

《金匮要略·百合狐惑阴阳毒病脉证治》第13条："赤小豆……浸令芽出，曝干"。《金匮要略·血痹虚劳病脉证并治》第16条："豆黄卷"。黄豆经发芽干燥后而得豆黄卷。豆类发芽之后，具有升发清利之性，有清热利湿之功效。

【鲜药】

今时所用的"生地黄"由鲜地黄缓缓烘焙至约八成干而成，而采挖后的鲜品则称为"鲜地黄"。《伤寒论》中用生地黄见于炙甘草汤。《名医别录》云："生地黄……皆捣饮之"，可知能够捣取药汁的地黄应是鲜地黄。《金匮要略》"百合地黄汤"言用"生地黄汁"，可知"生地黄"实指"鲜地黄"。百合"擘"即指代新鲜成个的完整百合。《金匮要略》"肾气丸"所用"干地黄"，即今时所用生地黄。

【洗渍】

洗渍，为洗涤浸渍的加工方法。《金匮要略》中除以用水洗为主之外，尚有用酒浸、醋渍之法。

◆水洗

水洗即洗去药物毒性副作用。洗半夏：旨在去除其毒性和刺激咽喉的副作用。仲景在大柴胡汤、赤丸、半夏泻心汤中的半夏后皆注一"洗"字，于大半夏汤中的半夏后注明"洗完用"，说明仲景用半夏每要求用水洗，并掌握洗的程度。其"洗完"之意，即以去滑液尽为度。如陶弘景云："凡用，以汤洗十许过，令滑尽。不尔，有毒，戟人咽喉。"洗蜀漆：旨在去其腥恶味以防引起恶心呕吐。如仲景于蜀漆散中自注"洗去腥"，《本经疏证》亦云："风药非鳞介飞走，未必云气腥者，惟仲景用蜀漆，必注曰洗去腥，则可见其气之恶劣异于他本草矣。"

◆酒洗/浸

其中大黄酒洗/浸旨在改变药物性情及增强药效，仲景于《金匮要略·妇人产后病脉证治第二十一》篇对抵当汤中之大黄注明用酒浸，主要是取其活血化瘀作用，增强其活血之力并改变其苦寒下走的药性。注意一点，承气汤中大黄亦为酒洗。

◆苦酒渍

仲景于乌梅丸后云："以苦酒渍乌梅一宿，去核。"，乌梅味酸，用苦酒渍一宿，令其益酸，以增强效用。

【火制】

火制，即以火为主进行加工炮制的方法。除制丸药"炼蜜为丸"之"炼蜜法"外，直接用于制药者，《金匮要略》共有5种方法，即炙、炒、烧、炮、熬。

◆炙

烘烤之意。《说文解字》解释为"炮肉也，从肉从火"，是一种直火加热法，即在火上烤。《说文正义》释之曰："以物贯之，而举于火上以炙之。"《金匮要略·妇人杂病脉证并治第二十二》篇对梅核气一证的描述为"状如炙脔"，其意与《说文解字》之意相同。《金匮要略·胸痹心痛短气病脉证治第九》篇九痛丸中对生狼牙的"炙"法，要求"炙令香"，也可证"炙"为烘烤之意。这与现今炮制法中之"炙法"含义不同。现代"炙法"多用蜂蜜炮制，而此法在宋朝以后才出现的。

阿胶制珠用炙：鳖甲煎丸中之阿胶用炙，炙则可使其膨起焦酥，否则不易研末制丸用。《本草经集注》："凡丸散用胶皆先炙，使通体沸起。"皂荚去燥性用酥炙：如皂荚丸中皂荚之制法。

◆ 炒

于锅中"干炒"之意。《辞源》释："炒，煎炒，火干。"火制法的运用中除了去除水分之外，亦有蜀椒去油用炒之法。《金匮要略》对蜀椒的使用，除"去目及闭口"者之净制外，还要"炒"以"去汗"。"去汗"也即去油，因蜀椒开始炒时，油向外浮出，仲景形象地把油比喻为"汗"。因油性粘腻，不利于辛热温散作用的发挥，故要炒去之。

◆ 熬

焙干之意。《说文解字》称"熬：干煎也"。"熬"字的底部原为"火"，即由"焚"渐演化为"熬"。学者万不可与当今之加水的"熬药、熬粥"相混，若这样，则不可理解《金匮要略》之含义。如《金匮要略》对葶苈子等药在研末制丸时都注明要"熬令黄"，即焙干至焦黄，易于研碎。若为煮，则不可能黄，也不易研碎了。巴豆去油用熬：巴豆去皮、心后，再熬（焙），去油，以去其毒性。

◆ 炮

即将整块药物置于火灰或热砂、热土中焙炒，待其发出爆炸声为度的一种炮制方法。在古代，"炮"的含义较广，烧、播也曰"炮"。附子、乌头去毒用炮：《金匮要略》凡用附子或乌头时每注明"炮"，这样一为用其熟，二为去其毒。如李东垣曰："至于川乌、附子须炮，以制毒也。"

◆ 烧

即今之"烧"意。矿石类药用烧，烧之使其易碎，如云母、矾石。《本草经集注》："石皆黄土泥苞，烧之半日，令热势而解散。"乱发用烧：此"烧"与《内经》十三方中"左角发酒"之"潘制左角发"意同，但非上述对矿石类云母、矾石之"烧"。乱发过烧，则易成灰失性，如严西亭云："血余炭文火煅，候开视成炭者佳，若未成炭或已成灰，俱不入药。"医者可从中体会。枳实为入血分用烧：如枳实芍药散中之枳实，尤在泾曰："枳实烧令黑，能入血行滞。"

第六节　用药途径研究

仲景在《伤寒论》与《金匮要略》中，除内服给药外，还提出了其他给药法，根据有关条文，可总结为十五种给药法。

【洗身法】

《金匮要略·百合狐惑阴阳毒病证治第三》："百合病一月不解，变成渴者，百合洗方主之。百合洗方，右以百合一升，以水一斗，渍之一宿，以洗身，洗已，食煮饼，勿以盐豉也。"百合病，病久不解而变成渴，邪热留聚在肺，选甘微寒、清肺润燥的百合渍水洗身，盖皮毛为肺之合，其气相通，泄皮毛热即泄肺热。

【药摩法】

《金匮要略·中风历节病脉证并治第五》："头风摩散方，大附子一枚（炮）、盐等分，右二味为散，沐了，以方寸匕，已摩疾上，令药力行。"仲景将本方用于偏头风症，附子辛热以劫之，盐之咸寒以清之，内服恐助其火，火动而风愈乘其势矣，而以药掺痛处按摩之，法捷而无他弊。

【含咽法】

《伤寒论》："少阴病，咽中伤，生疮，不能语言，声不出者，苦酒汤主之。"以半夏末内苦酒置去黄鸡子内，三沸去渣，少少含咽之。本方半夏涤涎，鸡蛋清敛疮，苦酒消肿。

【着舌下法】

仲景在治尸蹶，脉动无气，气闭不通，静而死者，提出：令人以桂屑着舌下。舌下含化确为有效的救卒死给药途径，用硝酸甘油片舌下含服治疗心绞痛，较仲景倡此法要落后两千余年。

【点烙法】

《金匮要略·妇人杂病脉证并治第二十二》中载小儿疳虫蚀齿方，以雄黄、葶苈子二味，末之，取腊日猪脂溶，以槐枝绵裹头四五枚，点药烙之。

【坐浴法】

狐惑病，蚀于下者，以苦参汤洗之："以苦参一升，以水一斗，煎取七升，去滓，熏洗。"苦参苦寒，清热燥湿，祛风杀虫，对肛、阴部因湿、热、风、虫引起的湿疮等症，坐浴熏洗之，效验颇著。

【坐药法】

《金匮要略·妇人杂病脉证并治第二十二》载纳阴户方三则。

妇人阴中下白物，以矾石丸内之。湿热白带用解毒化湿之品局部用药，已被后人接受。如阴道炎、宫颈炎的治疗，阴道内坐药法简而效捷。

妇人阴寒，温中坐药，蛇床子散主之。以蛇床子"末之，以白粉少许，和合相得，如枣大，绵裹，内之，自然温"。子宫寒湿，取辛温燥湿的蛇床子内阴中，助阳驱阴。寒湿型阴道、宫颈疾患加用蛇床子坐药，其功自显。

妇人阴中生疮蚀烂者，以狼牙三两，以水四升，煮取半升，以绵缠箸如茧，浸汤沥阴中，日四遍。阴中生疮蚀烂，为湿热毒邪蕴结阴中为患，以狼牙草洗之。苦能洁热、辛能散邪、毒能杀虫也。浸汤沥阴，与今日之阴道冲洗法，具为一法。

【烟熏法】

狐惑病，蚀于肛者，以"雄黄一味为末，筒瓦二枚合之，烧向肛熏之。"考雄黄之主要成分为三硫化二砷，火烧后便分解及氧化为三氧化二砷，即砒霜，其毒性大增，对肛门风、毒、虫疾确具疗效。后人将砒剂配制成枯痔锭、枯痔散用于痔疾，与仲景之法，其理类同，此为中医药发展史上最早应用砒霜的记载。

【溃脚法】

《金匮要略·中风历节病脉证并治第五》载矾石汤治脚气冲心，《金匮要略·妇人杂病脉证并治第二十二》载救卒死而壮热者方，均用矾石煎沸后浸（溃）脚。治脚气冲心方中，矾石用二两，救卒死而壮热方中，矾石用半斤。矾石味酸涩，性燥，能却水收湿解毒，溃浸足踝，能起解毒收湿、引浊下行、收敛阳气之功，故对因湿毒引起的冲心、卒死，有一定疗效。

【外掺法】

《金匮要略》外掺方2则。治金刃伤皮、肉、筋、骨的金疮，用王不留行散。方中王不留行止血定痛，除风散痹；接骨木（蒴藋细叶）治折伤，续筋骨，芍药、黄芩助清血热；川椒、干姜助行瘀血，厚朴消散气滞，甘草益胃解毒，桑根白皮止血。前贤魏荔彤称本方为金疮家之圣方，奏效如神者也。治浸淫疮，取黄连一味，为粉粉之。浸淫疮为湿热浸淫的一种皮肤病，黄连苦能燥湿，寒能除热，用于此症，药证相当。仲景而下，掺药的运用范围扩大种类增多。

【蜜煎导法】

仲景将蜜火煎如饴状，手捻作挺，令头锐，大如指，长二寸许，内谷道中，治疗燥屎已至直肠，借蜜煎润窍洪燥之力，收导而利之之效。后来消痔锭、肛裂锭等药的出现，更扩大了蜜煎的效果与使用范围。

【搐鼻法】

《金匮要略》湿病篇之头中寒湿，纳药鼻中则愈。原文虽未给出具体方药，但明确给出了局部给药法，后世医家多采用鹅不食草、辛夷散或苍耳子散等。仲景在救卒死方中，提出"吹皂荚末鼻中"、"首蒲屑，内鼻两孔中吹之"等法。鼻为肺窍，职司呼吸，以这些气味浓烈、刺激性强的药物搐鼻，药从鼻入，开窍辟浊通阳，有利于呼吸功能的恢复，又解决了病人口禁不开，药物不能从口入的困难，为拯救垂危病人的有效方法之一。

【灌耳法】

救卒死方中提到"捣韭汁灌耳中"。韭汁亦为芳香辛烈之品，耳、目、咽、喉七窍相通，韭汁灌。

【肚脐给药法】

该方法见于《金匮要略·杂疗方第二十三》，为抢救中暍死所用之法。对于中暍死者，在"道路穷，卒无汤"这种无以措手的情况下，仲景暂以人尿浇脐以行急救。如载："中暍死，不可使得冷，得冷便死，疗之方：屈草带，绕暍人脐，使三两人溺其中，令温。亦可用热泥和屈草，亦可扣瓦碗底，按及车缸，以着暍人，取令溺须得流去，此谓道路穷，卒无汤当令溺其中，欲使多人溺，取令温，若汤，便可与之，不可泥及车缸，恐此物冷，暍既在夏月，得热泥土，暖车缸，亦可用也。"不过《外台》、《肘后》均称此方为"张仲景为之，其意殊深，殆非常情所及、本草所能关，实救人之大术矣。"实事上，脐窍（神阙穴）是全身皮肤结构比较薄的部位，而且血管丰富，所以药物通过脐窍极易渗透弥散，从而吸收至五脏、六腑以产生有效的治疗作用。

【灰埋法】

仲景救溺死方：取灶中灰两石余，以埋人从头至足，水出七孔即活。《金匮要略》还记载了药物涂面、吹耳等法。

上述仲景给药法，都是有效的给药途径，舌下含服、药摩、渍脚等法更属首创。可惜其中不少方法现今已弃置不用。

第三章 《金匮要略》经方解析

第一节 痉湿暍病脉证治第二

一、章节概述

痉湿暍病脉证治第二为《金匮要略》各论第一篇，论述痉、湿、暍三种疾病的脉证治。痉湿暍三病，均由外感而起，病变始于太阳，具有太阳表证，既有外感的病因，又有内伤的病机，因此将本篇节放在各论第一篇，起到承接伤寒和金匮思维转续的作用。痉，赵开美刻本《金匮要略方论》作"痓"；痓（zhi），恶也，非强也，今考"痉"，恶也。而《说文》"痉，强急也"。痉病邪在筋脉，以项背强急、口噤不开，甚至角弓反张为主症。外感风寒、邪阻经络和内伤津血、筋脉失养都可致痉，但本篇所论是以外感风寒所致者为主，与温病热盛或津伤引起的痉厥有所不同。湿病有外湿、内湿之分。外湿多从外感而来，阴雨连绵，气候潮湿；久住潮湿之地；身劳汗出，衣里冷湿；汗出当风；汗出入水中浴，都可以感受湿邪而致病。外湿病在肌肉关节，以发热身重、骨节疼烦为主症。内湿多由中焦脾胃运化失常所致，如食少饮多，损伤脾胃；或脾虚不运，水湿内停。内湿和外湿常常相互影响，互为因果。同气相求，若素有内湿，多易感受外湿；或外湿侵袭，影响运化功能，则湿从内生。本篇主要论述外湿及其兼夹证候。湿为阴邪，最易损伤阳气，而素体阳气不足则易感受湿邪，故其证又有兼气虚、阳虚之异所以在发汗除外湿的同时，须注意顾护阳气。暍，《说文解字》"伤暑也"，故"暍"即伤暑病，以发热自汗、烦渴、溺赤、少气、脉虚为主症，每易兼寒夹湿，形成虚实夹杂之候。暍病在本篇中有中暍和中热之别均属外感伤暑范畴，与后世所谓烈日下远行，猝然昏倒之中暑有疾病程度上的不同而已。

本篇所涉及经方共计 11 首，痉病辨治 3 首：栝楼桂枝汤、葛根汤、大承气汤；湿病辨治 6 首：麻黄加术汤、麻黄杏仁薏苡甘草汤、防己黄芪汤、桂枝附子汤、桂枝附子去桂加白术汤、甘草附子汤；暍病辨治 2 首：白虎加人参汤、一物瓜蒂汤。

二、方证解析

1.栝楼桂枝汤

栝楼桂枝汤

栝楼根二两　桂枝三两　芍药三两　甘草二两　生姜三两　大枣十二枚

上六味，以水九升，煮取三升，分温三服，取微汗。汗不出，食顷，啜热粥发之。

《金匮方歌括》

太阳证备脉沉迟，身体几几欲痉时，三两楼根姜桂芍，二甘十二枣枚宜。

【原文】

《金匮要略》

【2.11】太阳病，其证备，身体强，几几然，脉反沉迟，此为痉，栝楼桂枝汤主之。

经典引注

《金匮方论衍义》

【2.11】所谓太阳病，其症备，是何症之备也？大抵太阳经脉自足上行，循背至头项，此是其所过之部。而为之状者，皆是其症也。考之《伤寒论》有谓：太阳病，项背强，几几然，反汗出恶风者，桂枝加葛根汤主之，亦是其一也。正与此同，而少异者，彼以汗出恶风，其脉必浮，此言脉沉迟，必汗不出，不出则亦不恶风，故不加葛根而加栝楼根。俱是益津、和血、养筋之剂。彼之几几然，项背强，虽未至于痉，然经脉已拘急，不利于运动，故用葛根之甘行阳，从表分卫中以生津液，和其经脉。沉迟，汗必不出，不出则亦不恶风，则是病在表之荣血分。荣血，阴也；其体沉，其行迟，所以脉应其象，外息于寸口，内不养于筋经，故痉强之病作焉。所以栝楼根味苦入阴，用以生荣血，益阴分津液，养其筋经者为君；桂枝之辛以散，芍药之酸以收，一阴一阳，理其表者为臣；甘草、姜、枣，合辛甘之味，行脾之津液而和荣卫者为使。立方之旨，其在斯欤？

《金匮要略心典》

【2.11】太阳证备者，赵氏谓：太阳之脉，自足上行，循背至头项，此其所过之部而为之状者，皆是其证是也。几几，背强连颈之貌。沉本痉之脉，迟非内寒，乃津液少而营

卫之行不利也。伤寒项背强几几，汗出恶风者，脉必浮数，为邪风盛于表。此证身体强几几然，脉反沉迟者，为风淫于外，而津伤于内，故用桂枝则同，而一加葛根以助其散，一加栝楼根兼滋其内，则不同也。

2.葛根汤

（重复方药）

葛根汤方（金匮方）

葛根四两　麻黄三两，去节　桂枝二两，去皮　芍药二两　甘草二两，炙　生姜三两　大枣十二枚

上七味，㕮咀，以水七升，先煮麻黄、葛根，减二升，去沫，内诸药，煮取三升，去滓，温服一升，覆取微似汗，不须啜粥，余如桂枝汤法将息及禁忌。

葛根汤方（伤寒方）

葛根四两　麻黄三两，去节　桂枝二两，去皮　生姜三两，切　甘草二两，炙　芍药二两　大枣十二枚，擘

上七味，以水一斗，先煮麻黄、葛根，减二升，去白沫，内诸药，煮取三升，去滓，温服一升，覆取微似汗，余如桂枝法将息及禁忌。诸汤皆仿此。

《金匮方歌括》

四两葛根三两麻，枣枚十二效堪嘉，桂甘芍二姜三两，无汗憎风下利夸。

【原文】

《金匮要略》

【2.12】太阳病，无汗而小便反少，气上冲胸，口噤不得语，欲作刚痉，葛根汤主之。

《伤寒论》

【31】太阳病，项背强几几，无汗恶风，葛根汤主之。
【32】太阳与阳明合病者，必自下利，葛根汤主之。

经典引注

《金匮方论衍义》

【2.12】按《伤寒论》中有太阳病，项背强几几，无汗，恶风，葛根汤主之。注云：轻可去实，以中风表实，故加麻黄、葛根以祛风，桂枝汤以和表也。今以小便反少，气上冲胸，口噤不能语，欲作刚痉者，亦用之，何也？盖太阳欲入传阳明，然阳明不受邪，故气逆上冲胸；而阳明筋脉内结胃口，外行胸中，过人迎，环唇口，以其经多气多血。胸中，肺部也；上焦主分布津液，行水道。今太阳与阳明热并胸中，故水道不行，则小便少；津液不布，则无汗；人迎在结喉两旁，近会厌，发声机关之处，由阳明所过筋脉，遇所并之热，遂挛急牵引，以口噤不能语，欲作刚痉。胸中近表，论其在上，则属太阳；论其居前，则属阳明。宜乎是方治其两经之病也，何以言之？盖葛根本阳明经药，能生津液出汗，行小便，解肌。易老云：太阳初病，未入阳明，不可便服葛根，是引贼破家也。又云：用此以断太阳之路，即是开发阳明经气，以却太阳传入之邪也。故仲景治太阳、阳明合病，桂枝加麻黄、葛根也。

《金匮要略心典》

【2.12】无汗而小便反少者，风寒湿甚，与气相持，不得外达，亦并不下行也。不外达，不下行，势必逆而上冲，为胸满，为口噤不得语，驯至面赤头摇，项背强直，所不待言，故曰欲作刚痉。葛根汤，即桂枝汤加麻黄、葛根，乃刚痉无汗者之正法也。按：痉病多在太阳、阳明之交，身体强、口噤不得语，皆其验也。故加麻黄以发太阳之邪，加葛根兼疏阳明之经，而阳明外主肌肉，内主津液，用葛根者，所以通隧谷而逐风湿，加栝楼者，所以生津液而濡经脉也。

3.大承气汤

（重复方药）

大承气汤方（金匮方）

大黄四两，酒洗　厚朴半斤，炙，去皮　枳实五枚（75g），炙　芒硝三合（36g）

上四味，以水一斗，先煮二物；取五升，去滓，内大黄，煮取二升；去滓，内芒硝，更上火微一二沸，分温再服，得下止服。

大承气汤方（伤寒方）

大黄四两，酒洗　　厚朴半斤，炙，去皮　　枳实五枚（75g），炙　　芒消三合（36g）

上四味，以水一斗，先煮二物，取五升，去滓，内大黄，更煮取二升，去滓，内芒消，更上微火一两沸，分温再服。得下，余勿服。

《金匮方歌括》

大黄四两朴半斤，枳五硝三急下云。枳朴先熬黄后入，去滓硝入火微熏。

【原文】

《金匮要略》

【2.13】痉为病（一本痉字上有刚字），胸满口噤，卧不着席，脚挛急，必齘齿，可与大承气汤。

【10.13】腹满不减，减不足言，当须下之，宜大承气汤。

【10.21】问曰：人病有宿食，何以别之？师曰：寸口脉浮而大，按之反涩，尺中亦微而涩，故知有宿食，大承气汤主之。

【10.22】脉数而滑者实也，此有宿食，下之愈，宜大承气汤。

【10.23】下利不饮食者，有宿食也，当下之，宜大承气汤。大承气汤方（见前痉病中）。

【17.37】下利，三部脉皆平，按之心下坚者，急下之，宜大承气汤。

【17.38】下利脉迟而滑者，实也，利未欲止，急下之，宜大承气汤。

【17.39】下利脉反滑者，当有所去，下乃愈，宜大承气汤。

【17.40】下利已差，至其年月日时复发者，以病不尽故也，当下之，宜大承气汤。大承气汤方（见痉病中）。

【21.3】病解能食，七八日更发热者，此为胃实，大承气汤主之（方见痉病中）。

【21.7】产后七八日，无太阳证，少腹坚痛，此恶露不尽；不大便，烦躁发热，切脉微实，再倍发热，日晡时烦躁者，不食，食则谵语，至夜即愈，宜大承气汤主之。热在里，结在膀胱也（方见痉病中）。

《伤寒论》

【208】阳明病，脉迟，虽汗出不恶寒者，其身必重，短气，腹满而喘；有潮热者，此外欲解，可攻里也。手足濈然汗出者，此大便已硬也，大承气汤主之。若汗多，微发热恶寒者，外未解也（一法与桂枝汤），其热不潮，未可与承气汤。若腹大满不通者，可与小承气汤，微和胃气，勿令至大泄下。

【209】阳明病，潮热，大便微硬者，可与大承气汤；不硬者，不可与之。若不大便

六七日，恐有燥屎，欲知之法，少与小承气汤，汤入腹中，转矢气者，此有燥屎也，乃可攻之。若不转矢气者，此但初头硬，后必溏，不可攻之，攻之必胀满不能食也。欲饮水者，与水则哕。其后发热者，必大便复硬而少也，以小承气汤和之。不转矢气者，慎不可攻也。

【212】伤寒若吐若下后不解，不大便五六日，上至十余日，日晡所发潮热，不恶寒，独语如见鬼状。若剧者，发则不识人，循衣摸床，惕而不安（一云顺衣妄撮，怵惕不安），微喘直视，脉弦者生，涩者死，微者，但发热谵语者，大承气汤主之。若一服利，则止后服。

【215】阳明病，谵语有潮热，反不能食者，胃中必有燥屎五六枚也。若能食者，但硬耳，宜大承气汤下之。

【217】汗（汗一作卧）出谵语者，以有燥屎在胃中，此为风也，须下者，过经乃可下之。下之若早，语言必乱，以表虚里实故也。下之愈，宜大承气汤。（一云大柴胡汤）

【220】二阳并病，太阳证罢，但发潮热，手足漐漐汗出，大便难而谵语者，下之则愈，宜大承气汤。

【238】阳明病，下之，心中懊憹而烦，胃中有燥屎者，可攻。腹微满，初头硬，后必溏，不可攻之。若有燥屎者，宜大承气汤。

【240】病人烦热，汗出则解，又如疟状，日晡所发热者，属阳明也。脉实者，宜下之；脉浮虚者，宜发汗。下之与大承气汤，发汗宜桂枝汤。

【241】大下后，六七日不大便，烦不解，腹满痛者，此有燥屎也。所以然者，本有宿食故也。宜大承气汤。

【242】病人小便不利，大便乍难乍易，时有微热，喘冒（一作怫郁）不能卧者，有燥屎也，亦大承气汤。

【320】少阴病，得之二三日，口燥咽干者，急下之，宜大承气汤。

经典引注

《金匮方论衍义》

【2.13】此传阳明风热之深者也。成无己谓：伤寒症，以阳明入腑，腹满者下之；而胸满者未深入，犹带表邪，所郁阳气不宣故尔，非汗即吐。然而未论及此痓病之胸满也。胸满岂可一概而言带表乎？有表则属表，有里则属里。若此背不著席、齘齿，与项背强、口噤之属表者不同，由热甚入深所致。故此言胸满，亦热之极也。况风热燥烁津液，阴血消亡，至于下焦，属阴之筋皆挛急矣。然其热入深者，非苦寒咸下之不足以除其热、救其阴。夫伤寒病瘛疭者，以热生风而搐，尚为难治，况此甚于搐者？非下之不能疗也。然亦有不治者，若《灵枢》热而痓者死。腰折、瘛疭、齿噤也。

【17.37】《伤寒论》"坚"作"硬"。注曰：下利，脉当微厥，今反和者，此为内实也。下利三部脉平，此非和平之平，气下泄矣。或有宿食寒热结于中焦，故硬则邪甚也。

宜大承气下之。

【17.38】成注：脉迟者，食干物得之；滑者，谷气实。脾胃不消水谷，以致下利者，与大承气去宿食，利自止矣。

【17.39】下利，虚证也；脉滑，实证也。以下利而反见滑脉者，当有所去也。上章以内实而阻经气，故兼迟。此乃滑动而欲去，故惟见滑，然皆有形之实证，故并用大承气。

【17.40】因四时之气所感而为积者，必有所合之脏蓄之。病下利已，去不尽，非其时，则所感之脏气不王，故积伏而不动；再遇其时，则乘王而动，动则下利复作。肠胃病积聚不尽，故当下之。

【21.7】太阳为表，膀胱为里。七八日，表证入里，故曰无太阳证。恶露已为病气所郁，不能尽去，邪因入里，与恶露相搏，结在膀胱，而小腹坚痛；下焦热极，故不大便，烦躁发热，更切其脉微实，再倍发热，日晡时烦躁。此邪又攻于胃，胃热则不食，食入则谷气之热更助，两热相并，故谵语，至夜愈。此产后血虚，邪易入血室，入血室则夜如见鬼状，言此以明其不在血室，而在膀胱与胃，故用大承气汤。

《金匮玉函经二注》

【10.13】大承气，大下药也。在伤寒入腑，每每慎戒，何宿食而遽可用乎？观上腹满不减，减不足言二句，吾知必用下。如大柴胡等而不为稍减，须大下之，不可观望以坐耗胃家津液耳。

【10.21】寸口，即气口也。宿食停滞，关与寸浮大有力，是不待言。若按之反涩，知中有所伤，阻抑中气，不得宣越，遂令尺中亦微涩。所滞之物，原已深重，设不大下，所伤不亦多乎？然余观《伤寒》下例，用大承气非试不敢漫投，甚以不可轻攻为戒，何至宿食更无顾忌耶？盖既无外感，则不致有结胸痞痛之变证可知也。且有恶食、不大便，或实满之里证可知也。又何惮而不为此？

【10.22】数为在腑，食积于胃而为热，故显数，遂使各部显有余之象，乃兼滑。苟不急下，其为热耗津液何限乎？

【10.23】不欲食，言伤食恶食也。脾土受伤，不能健运，岂能去故而新是谋乎？盖言受病未几，而利数旁流，虽下利而积聚未消也。苟久利之后，中州败坏，致不能食者，即欲温补，尚恐难救，岂可反用承气？读者当于下利不欲食句着眼，始知下利为宿食，不欲食亦止因宿食也。

【17.37】《伤寒论》坚作硬。注曰：下利，脉当微厥，今反和者，此为内实也。下利三部脉平，此非和平之平，气下泄矣，或有宿食寒热结于中焦，故硬则邪甚也，宜大承气下之。

【2.13】此痉病之属阳明燥热者。阳明之筋起于足,结于跗;其直者,上结于髀。阳明之脉,入齿中,挟口环唇;其支者,循喉咙,入缺盆下膈,故为是诸证。然无燥实见证,自宜涤热而勿荡实,乃不用调胃而用大承气者,岂病深热极,非此不能治欤。然曰可与,则犹有斟酌之意,用者慎之。

【10.13】减不足言,谓虽减而不足云减,所以形其满之至也,故宜大下。以上三方,虽缓急不同,而攻泄则一,所谓中满者泻之于内也。

【10.21-23】寸口脉浮大者,谷气多也。谷多不能益脾而反伤脾。按之脉反涩者,脾伤而滞,血气为之不利也。尺中亦微而涩者,中气阻滞,而水谷之精气不能逮下也,是因宿食为病,则宜大承气下其宿食。脉数而滑,与浮大同,盖皆有余之象,为谷气之实也。实则可下,故亦宜大承气。谷多则伤脾,而水谷不分,谷停则伤胃,而恶闻食臭,故下利不欲食者,知其有宿食当下也。夫脾胃者,所以化水谷而行津气,不可或止者也;谷止则化绝,气止则机息,化绝机息,人事不其顿乎?故必大承气速去其停谷,谷去则气行,气行则化续,而生以全矣。若徒事消克,将宿食未去,而生气已消,岂徒无益而已哉。

【17.37】下利有里虚脏脱者,亦有里实腑闭者,昔人所谓利者不利是也。按之心下坚,其证的矣。脉虽不实大,而亦未见微弱,自宜急下,使实去则利止,通因通用之法也。

【17.38】脉迟为寒,然与滑俱见,则不为寒而反为实。以中实有物,能阻其脉行之机也。夫利因实而致者,实不去则利不已,故宜急下。

【17.40】病已瘥而至其时复发者,陈积在脾也。脾主信,故按期复发,是当下之,令陈积去,则病本拔而愈。

【21.3】病解能食,谓郁冒解而能受食也。至七八日更发热,此其病不在表而在里,不属虚而属实矣,是宜大承气以下里实。

【21.7】无太阳证者,无头痛恶寒之表证也。产后七八日,少腹坚痛,恶露不尽,但宜行血去瘀而已。然不大便、烦躁、发热、脉实,则胃之实也。日晡为阳明旺时,而烦躁甚于他时,又胃热之验也。食气入胃,长气于阳,食入而助胃之热则谵语,至夜阳明气衰而谵语愈,又胃热之验也。故曰热在里,结在膀胱。里即阳明,膀胱即少腹。盖谓不独血结于下,而亦热聚于中也。若但治其血而遗其胃,则血虽去而热不除,即血亦未必能去,而大承气汤中,大黄、枳实均为血药,仲景取之者,盖将一举而两得之欤。

4.麻黄加术汤

麻黄加术汤

麻黄三两,去节 桂枝二两,去皮 甘草二两,炙 杏仁七十个（28g）,去皮尖 白术四两

31

上五味，以水九升，先煮麻黄，减二升，去上沫，内诸药，煮取二升半，去滓，温服八合，覆取微似汗。

烦疼湿气裹寒中，发汗为宜忌火攻，莫诩麻黄汤走表，术加四两里相融。

【原文】

《金匮要略》

【2.20】湿家身烦疼，可与麻黄加术汤发其汗为宜，慎不可以火攻之。

经典引注

《金匮方论衍义》

【2.20】此为寒湿之邪。盖邪者，湿与寒合，故令人身疼。大法：表实成热，则可发汗；无热，是阳气尚微，汗之恐虚其表。今是症虽不云发热，而烦已生，烦由热也，所以服药不敢大发其汗；且湿亦非暴汗可散，故用麻黄汤治寒，加术去湿，使其微汗尔。然湿邪在表者，惟可汗之，不可火攻，火攻则增其热，必有发痉之变，所以戒人慎之。

《金匮要略心典》

【2.20】身烦疼者，湿兼寒而在表也。用麻黄汤以散寒，用白术以除湿。喻氏曰：麻黄得术，则虽发汗，不至多汗。而术得麻黄，并可以行表里之湿。不可以火攻者，恐湿与热合而反增发热也。

5.麻黄杏仁薏苡甘草汤

麻黄杏仁薏苡甘草汤方

麻黄去节，半两，汤泡　甘草一两，炙　薏苡仁半两　杏仁十个（4g），去皮尖，炒
上剉麻豆大，每服四钱匕，水盏半，煮八分，去滓，温服，有微汗，避风。

《金匮方歌括》

风湿身疼日晡时，当风取冷病之基，薏麻半两十枚杏，炙草扶中一两宜。

【原文】

《金匮要略》

【2.21】病者一身尽疼，发热，日晡所剧者，名风湿。此病伤于汗出当风，或久伤取冷所致也。可与麻黄杏仁薏苡甘草汤。

经典引注

《金匮方论衍义》

【2.21】按《伤寒论》注曰：身尽疼痛，湿也；发热日晡而剧者，风也。若汗出当风而得之者，则先客热而后感风；若久伤取冷得之者，则先伤风而后中湿。注文若是。其谓日晡而剧为风者，则义未了。予按：《内经·太阴阳明论》曰：太阴、阳明为表里，脾胃脉也。外合肌肉，故阳受风气，阴受湿气。所以风湿客之，则一身肌肉尽痛。夫阳气者，一日而主外，平旦人气生，属少阳；日中阳气隆，属太阳；日西气门内闭，属阳明。是故阳明之气主乎申酉，所以日晡而剧也。方用麻黄治寒湿，取汗，为主；杏仁利气，薏苡仁除风热湿痹，为臣；甘草和脾胃，解肌肉，为使。

《金匮要略心典》

【2.21】此亦散寒除湿之法。日晡所剧，不必泥定肺与阳明，但以湿无来去，而风有休作，故曰此名风湿。然虽言风而寒亦在其中，观下文云"汗出当风"，又曰"久伤取冷"，意可知矣。盖痓病非风不成，湿痹无寒不作，故以麻黄散寒，薏苡除湿，杏仁利气，助通泄之用，甘草补中，予胜湿之权也。

6.防己黄芪汤

防己黄芪汤方

防己一两　甘草半两，炒　白术七钱半　黄芪一两一分，去芦

上剉麻豆大，每抄五钱匕，生姜四片，大枣一枚，水盏半，煎八分，去滓，温服，良久再服。喘者，加麻黄半两，胃中不和者，加芍药三分，气上冲者，加桂枝三分，下有沉寒者，加细辛三分。服后当如虫行皮中，从腰下如冰，后坐被上，又以一被绕腰以下，温令微汗，瘥。

《金匮方歌括》

身重脉浮汗恶风，七钱半术五甘通，己芪一两磨分服，四片生姜一枣充。

喘者再入五钱麻，胃不和兮芍药加，三分分字去声读，七钱五分今不差，

寒取细辛气冲桂，俱照三分效可夸，服后如虫行皮里，腰下如冰取被遮，

遮绕腰温得微汗，伊岐密法阐长沙。

【原文】

《金匮要略》

【2.22】风湿，脉浮身重，汗出，恶风者，防己黄芪汤主之。

【14.22】风水，脉浮身重，汗出恶风者，防己黄芪汤主之。腹痛加芍药。

【14.32.附方】《外台》防己黄芪汤。治风水，脉浮为在表，其人或头汗出，表无他病，病者但下重，从腰以上为和，腰以下当肿及阴，难以屈伸。

经典引注

《金匮方论衍义》

【2.22】此证风湿，皆从表受之，其病在外，故脉浮、汗出。凡身重，有肌肉痿而重者，有骨痿而重者。此之身重，乃风湿在表，故不作疼，虚其卫气而湿着为身重。由是，以黄芪实卫，甘草佐之；防己去湿，白术佐之。然则风湿二邪，独无散风之药何耶？盖汗多，知其风已不留。以表虚而风出入乎其间，因之恶风尔。惟实其卫，正气壮则风自退，此不治而治者也。若其有喘者，湿中兼寒也，则加麻黄以散之；若风内应肝木，伤其胃，中不和者，则加芍药以泻之，芍药味酸，能自土中泻木；若气上冲者，则加桂枝以散其逆；若下有陈寒者，谓下焦肝肾之分，则加细辛以温之，细辛散里之表药也。服后云云者，方中另作一段，然考之当在下有陈寒加细辛之后，连为一段。何则？细辛佐防己去寒湿，黄芪实表，表尚全实，则湿不退，所以皮中如虫行；表实未全，则阳气未周，于是从腰以下其陈寒者，犹得如冰。必以被令温，助接其阳，使之微汗。

【14.22】脉浮，表也；汗出恶风，表之虚也；身重，水客分肉也。防己疗风肿、水肿，通腠理；黄芪温分肉，补卫虚；白术治皮风，止汗；甘草和药，益土；生姜、大枣辛甘发散。腹痛者，阴阳气塞，不得升降，故加芍药收阴。

【14.32.附方】头汗者，风；腰以下肿者，水甚于风，故表无他病，当治腰下为要。然是汤前条治风水在表，此可治风水在下之病，何也？考之《本草》，防己疗风水肿，手脚挛急；李东垣亦以治腰下至足湿热肿甚，脉浮，头汗。虽曰表无他病，然与表同，故可通治。

【2.22】风湿在表，法当从汗而解，乃汗不待发而自出，表尚未解而已虚，汗解之法不可守矣。故不用麻黄出之皮毛之表，而用防己驱之肌肤之里。服后如虫行皮中，及从腰下如冰，皆湿下行之征也。然非芪、术、甘草，焉能使卫阳复振，而驱湿下行哉？

【14.22】此条义详《痉湿暍篇》。虽有风水、风湿之异，然而水与湿非二也。

7.桂枝附子汤

（重复方药）

桂枝附子汤方（金匮方）

桂枝四两，去皮 生姜三两，切 附子三枚（60g），炮，去皮，破八片 甘草二两，炙 大枣十二枚，擘

上五味，以水六升，煮取二升，去滓，分温三服。

桂枝附子汤方（伤寒方）

桂枝四两，去皮 附子三枚（60g），炮，去皮，破八片 生姜三两，切 大枣十二枚，擘、甘草二两，炙

上五味，以水六升，煮取二升，去滓，分温三服。

《金匮方歌括》

三姜二草附枚三，四桂同投是指南，大枣方中十二枚，痛难转侧此方探。

【原文】

《金匮要略》

【2.23】伤寒八九日，风湿相搏，身体疼烦，不能自转侧，不呕不渴，脉浮虚而涩者，桂枝附子汤主之。若大便坚，小便自利者，去桂加白术汤主之。

《伤寒论》

【174】伤寒八九日，风湿相抟，身体疼烦，不能自转侧，不呕，不渴，脉浮虚而涩者，桂枝附子汤主之。若其人大便硬（一云脐下心下硬），小便自利者，去桂加白术汤主之。

经典引注

见"桂枝附子去桂加白术汤"。

8.桂枝附子去桂加白术汤

（重复方药）

桂枝附子去桂加白术汤方（金匮方）

白术二两　附子一枚半（30g），炮，去皮　甘草一两，炙　生姜一两半，切　大枣六枚

上五味，以水三升，煮取一升，去滓，分温三服。一服觉身痹，半日许再服，三服都尽，其人如冒状，勿怪，即是术附并走皮中逐水气，未得除故耳。

桂枝附子去桂加白术汤方（伤寒方）

附子三枚（60g），炮，去皮，破　白术四两　生姜三两，切　甘草二两，炙　大枣十二枚，擘

上五味，以水六升，煮取二升，去滓，分温三服。初一服，其人身如痹，半日许复服之，三服都尽，其人如冒状，勿怪，此以附子、术，并走皮内，逐水气未得除，故使之耳，法当加桂四两。此本一方二法，以大便硬，小便自利，去桂也；以大便不硬，小便不利，当加桂，附子三枚恐多也，虚弱家及产妇，宜减服之。

《金匮方歌括》

大便若硬小便通，脉涩浮虚湿胜风，即用前方需去桂，术加四两有神功。

【原文】

《金匮要略》

【2.23】伤寒八九日，风湿相抟，身体疼烦，不能自转侧，不呕不渴，脉浮虚而涩者，桂枝附子汤主之；若大便坚，小便自利者，去桂加白术汤主之。

《伤寒论》

【174】伤寒八九日，风湿相抟，身体疼烦，不能自转侧，不呕，不渴，脉浮虚而涩者，桂枝附子汤主之。若其人大便硬（一云脐下心下硬），小便自利者，去桂加白术汤主之。

经典引注

《金匮方论衍义》

【2.23】按是证亦出《伤寒论》，其注曰：伤寒与中风，至八、九日，邪气多在里，必不苦疼痛。今日数多，复身体疼烦不能自转侧者，风湿相搏也。烦者，风也；身疼不能自转侧者，湿也。脉浮虚为风，涩为寒湿也。不渴不呕，里无邪也。风湿俱在经也。与桂

枝附子汤，以桂枝散表之风，附子逐经中之湿。小便利，大便坚，为津液之不足，桂枝发汗，走津液，故去之而加白术。虽然，自病而察药，自药而察病，因知身之不能自转侧者，非惟湿邪所致也，亦为阳气不充，筋脉无养，故动之不能也。欲去阳气不充之湿者，必以辛热气味之药，则可补其阳而逐其湿，与治伤寒同法。是症之用附子者，殆此欤？于是虽大便坚而不为热结者亦用之。如后条身疼不能屈伸，用附子甘草汤治者，亦此意。不然，身疼脉浮，为病在经，又不言其有汗，何不取汗而解？乃云其服药如冒也？冒者，得非阳虚不胜夫邪药之相逐而然欤？

《金匮玉函经二注》

【2.23】伤寒至八、九日，亦云久矣，既不传经，复不入腑者，因风湿持之也。所显外症烦疼者，风也；不能转侧者，湿也；不呕不渴者，无里症也。其脉浮虚而涩，正与相应，然后知风湿之邪在肌肉，而不在筋节，故以桂枝表之；不发热为阳气素虚，故以附子逐湿，两相绾合，自不能留矣。然在经曰：伤于湿者，必小便不利，大便反快。今其人与此相反者，知膀胱之气化无伤，而胃腑之津液已耗也，又安取于桂枝之散布乎？加白术者，所以安胃也。然白术性燥，仲景何以复燥其结耶？殊不知内已结者，邪入必易，况外无热症，必湿多风少可知矣。设湿气内入，将有初硬后溏之虑，故用术、草以和中气，仍姜，附以驱外邪。略转易间，便是因人而施之大道也。然则人病何常？精神不等，仲景又何能逐一以相告耶？

《金匮要略心典》

【2.23】身体疼烦，不能自转侧者，邪在表也。不呕不渴，里无热也。脉浮虚而涩，知其风湿外持，而卫阳不正，故以桂枝汤去芍药之酸收，加附子之辛温，以振阳气而敌阴邪。若大便坚，小便自利，知其在表之阳虽弱，而在里之气犹治，则皮中之湿，自可驱之于里，使从水道而出，不必更发其表，以危久弱之阳矣。故于前方去桂枝之辛散，加白术之苦燥，合附子之大力健行者，于以并走皮中而逐水气，亦因势利导之法也。

9.甘草附子汤

（重复方药）

甘草附子汤方（金匮方）

甘草二两，炙　　附子二枚（40g），炮，去皮　　白术二两　　桂枝四两，去皮

上四味，以水六升，煮取三升，去滓，温服一升，日三服。初服得微汗则解，能食，

汗出复烦者，服五合，恐一升多者，服六七合为妙。

甘草附子汤方（伤寒方）

甘草二两，炙　　附子二枚（40g），炮，去皮，破　　白术二两　桂枝四两，去皮

上四味，以水六升，煮取三升，去滓，温服一升，日三服。初服得微汗则解，能食，汗出复烦者，将服五合，恐一升多者，服六七合为妙。

《金匮方歌括》

术附甘今二两平，桂枝四两亦须明，方中主药推甘草，风湿同驱要缓行。

【原文】

《金匮要略》

【2.24】风湿相搏，骨节疼烦，掣痛不得屈伸，近之则痛剧，汗出短气，小便不利，恶风不欲去衣，或身微肿者，甘草附子汤主之。

《伤寒论》

【175】风湿相抟，骨节疼烦，掣痛不得屈伸，近之则痛剧，汗出短气，小便不利，恶风不欲去衣，或身微肿者，甘草附子汤主之。

经典引注

《金匮方论衍义》

【2.24】此亦出《伤寒论》。其注曰：风则伤卫，湿流关节，风湿相搏，两邪乱经，故骨节疼烦掣痛，不得屈伸，近之则痛剧也。风胜则卫气不固，汗出，短气，恶风不欲去衣，为在表；湿胜则水气不行，小便不利，或身微肿，为湿外薄也。与此汤散湿、温经、固精。观夫此方，与前意同，但此不用姜、枣，为汗出，更不发之；白术以去湿收汗，益短气也。

《金匮玉函经二注》

【2.24】此条方是风行于皮毛关节之间，湿流于膜理筋骨之际，阻遏正气，不令宣通，遂致痛不可近，不得屈伸，此其征也。汗出短气，恶风不欲去衣，邪风袭入而中卫之正气俱虚也；小便不利，身微肿者，中外为湿所持，而膀胱之化不行也，安得不以甘、术和中，桂、附去邪耶？然此症较前条更重，且里已受伤，曷为反减去附子耶？前条风湿尚在外，在外者利其速去；此条风湿半入里，入里者妙在缓攻。仲景正恐附子多则性猛且急，骨节

38

之窍未必骤开，风湿之邪岂能托出？徒使汗大出而邪不尽尔。君甘草者，欲其缓也；和中之力短，恋药之用长也。此仲景所以前条用附子三枚者，分三服，此条只二枚者，初服五合，恐一升为多，宜服六七合，全是不欲尽剂之意。学人于仲景书有未解，即于本文中求之，自得矣。

《金匮要略心典》

【2.24】此亦湿胜阳微之证。其治亦不出助阳散湿之法。云得微汗则解者，非正发汗也。阳复而阴自解耳。夫风湿在表，本当从汗而解，麻黄加术汤、麻黄杏仁薏苡甘草汤，其正法也；而汗出表虚者，不宜重发其汗，则有防己黄芪实表行湿之法；而白术、附子，则又补阳以为行者也；表虚无热者，不可遽发其阳，则有桂枝附子温经散湿之法；而甘草、附子则兼补中以为散者也。即此数方，而仲景审病之微，用法之变，盖可见矣。

10.白虎加人参汤

（重复方药）

白虎加人参汤方（金匮方）

知母六两　　石膏一斤，碎　　甘草二两　　粳米六合（108g）　　人参三两
上五味，以水一斗，煮米熟汤成，去滓，温服一升，日三服。

白虎加人参汤方（伤寒方）

【26方】知母六两　　石膏一斤，碎，绵裹　　甘草二两，炙　　粳米六合（108g）　　人参三两
上五味，以水一斗，煮米熟汤成，去滓，温服一升，日三服。

【168-170方】知母六两　　石膏一斤，碎　　甘草二两，炙　　人参二两　　粳米六合
上五味，以水一斗，煮米熟，汤成去滓，温服一升，日三服。

【222方】知母六两　　石膏一斤，碎　　甘草二两，炙　　粳米六合　　人参三两
上五味，以水一斗，煮米熟，汤成去滓。温服一升，日三服。

《金匮方歌括》

服桂渴烦大汗倾，液亡肌腠涸阳明，膏斤知六参三两，二草六粳米熟成。

【原文】

《金匮要略》

【2.26】太阳中热者，暍是也。汗出恶寒，身热而渴，白虎加人参汤主之。

【13.12】渴欲饮水，口干舌燥者，白虎加人参汤主之。

《伤寒论》

【26】服桂枝汤，大汗出后，大烦渴不解，脉洪大者，白虎加人参汤主之。

【168】伤寒若吐若下后，七八日不解，热结在里，表里俱热，时时恶风，大渴，舌上干燥而烦，欲饮水数升者，白虎加人参汤主之。【方后注】此方立夏后立秋前乃可服，立秋后不可服，正月二月三月尚凛冷，亦不可与服之，与之则呕利而腹痛，诸亡血虚家亦不可与，得之则腹痛。利者但可温之，当愈。

【169】伤寒无大热，口燥渴，心烦，背微恶寒者，白虎加人参汤主之。

【170】伤寒脉浮，发热无汗，其表不解，不可与白虎汤。渴欲饮水，无表证者，白虎加人参汤主之。

【222】若渴欲饮水，口干舌燥者，白虎加人参汤主之。

经典引注

《金匮方论衍义》

【2.26】此证亦出《伤寒论》。其注云：汗出恶寒，身热而不渴者，中风也；汗出恶寒而渴者，中暍也。然而未有明其至理者。盖此但言中风初得表症，与自汗出，身热恶寒相似，独以渴、不渴为辨尔。吁！岂谓中风终无渴者耶？若伤寒中风，则皆有背微寒与时时恶风而渴者矣。亦以白虎人参汤治之乎？夫此证汗出恶寒，身热而渴，岂不与彼证所同者哉？盖此证为令火之气酷其金，肺主气者也，肺伤则卫气虚。然太阳膀胱属水主表，肺金之子也，母虚而子亦不足，卫虚表不足，由是汗出、身热、恶寒。《内经》曰：心移热于肺，传为膈消。膈消则渴也，皆相火伤脉之所致。此可知其要在救肺也。石膏虽能除三焦火热，然仲景名曰白虎者，为石膏功独多于清肺，退肺中之火，是用为君；知母亦就肺中泻心火，滋水之源，人参生津，益所伤之气，而用为臣；粳米、甘草补土以资金，为佐也。

【13.12】《伤寒论》阳明脉浮而紧，咽燥口苦，发热汗出，不恶寒，反恶热，身重云云。若渴欲饮水，口干舌燥者，白虎加人参汤主之。成注：以若下之，热客中焦，是谓干燥烦渴。凡病属阳明热甚在表里之间者，即可用之。阳明为水谷之海，气血俱盛，热易归之，伤寒、杂病饮食之热，与夫五邪之相传，俱客之耳。

【2.26】中热亦即中暑，暍即暑之气也。恶寒者，热气入则皮肤缓，腠理开，开则洒然寒，与伤寒恶寒者不同。发热汗出而渴，表里热炽，胃阴待涸，求救于水，故与白虎加人参以清热生阴，为中暑而无湿者之法也。

【13.12】此肺胃热盛伤津，故以白虎清热，人参生津止渴。盖即所谓上消膈消之证，疑亦错简于此也。

11.一物瓜蒂汤

一物瓜蒂汤方

瓜蒂二十个

上剉，以水一升，煮取五合，去滓，顿服。

《金匮方歌括》

暍病阴阳认要真，热疼身重得其因，暑为湿恋名阴暑，二十甜瓜蒂可珍。

【原文】

《金匮要略》

【2.27】太阳中暍，身热疼重而脉微弱，此以夏月伤冷水，水行皮中所致也，一物瓜蒂汤主之。

【15.22.附方】瓜蒂汤：治诸黄。方见暍病中。

经典引注

《金匮方论衍义》

【2.27】此证尝见《伤寒》。注云：脉虚身热，得之伤暑；身热脉微弱者，暍也；身体疼痛者，水也，夏时暑热，以水灌洗而得之。一物瓜蒂散服之。尝观仲景暍病惟出三证，岂偶然哉？举其端将为后世准绳。一者，明其表里俱虚；一者，言其暍中表之热；而此言外邪郁令火，而成中暍也。若是邪郁令火，比类而推其因，殆有不可胜言者焉。如取风凉

者，感雾湿者，食生冷者，素有积热者，阴血素虚，不胜夫热者，宿邪感动者，处阴地者，凡是之因，皆足以郁其令火，为中暍之病。或轻或重，或表或里，或虚或实，随证发现。若论其治邪退热，较量权衡，又可一言尽哉。诸家集类方论，徒多其证，聚其方，未有明言其脉证属于何因，害于何经，用何药为君以治之。苟不潜心于仲景书者。吾未信其泛然从方论者，果切于病情乎？瓜蒂，《本草》谓其主胸腹邪气，皆吐下之。此以夏月伤泠水，水行皮中，而皮中者，岂非属表？何乃用是药去胸中之水乎？盖《内经》有：形寒饮冷则伤肺。况皮乃肺之所合，内外相应；且瓜蒂又治四肢浮肿，下水。而冷水之在皮中者，不惟灌洗得散；而饮冷停水者，亦得散于皮中，故两者皆得而用之。

【15.22.附方】古方多用此治黄，或作散、或吹鼻，皆取黄水为效。此治水饮郁热在膈上者，何也？盖瓜蒂，吐剂也，《内经》曰：在上者，因而越之。仲景云：湿家身上疼面黄，内药鼻中，是亦邪浅之故也。

《金匮玉函经二注》

【2.27】《金匮》治暍病，只出二方。一者白虎加人参汤，专治其热，以夏月之热淫，必僭而犯上，伤其肺金，耗其津液，用之以救肺金，存津液也。孙思邈之生脉散，李东垣之清暑益气汤，亦既祖之矣。一者，瓜蒂散，专治其湿，以夏月之湿淫，上甚为热，亦先伤其肺金，故外渍之水，得以聚于皮间。皮者，肺之合也。用以擂其胸中之水，或吐或泻而出，则肺气得以不壅而皮间之水得以下趋也。何后人但宗仲景五苓散为例，如河间之通苓散，子和之桂苓甘露汤。非不得导湿消暑之意，求其引伸瓜蒂汤之制，以治上焦湿热而清肺金，则绝无一方矣。抑知无形之热伤其肺金，则用白虎加人参汤救之；有形之湿伤其肺金，则用瓜蒂汤救之，各有所主也。

《金匮要略心典》

【2.27】暑之中人也，阴虚而多火者，暑即寓于火之中，为汗出而烦渴；阳虚而多湿者，暑即伏于湿之内。为身热而疼重，故暑病恒以湿为病，而治湿即所以治暑。瓜蒂苦寒，能吐能下，去身面四肢水气，水去而暑无所依，将不治而自解矣。此治中暑兼湿者之法也。

三、小结

痉病

含义	由阴津亏损，外感风邪，筋脉失养引起的筋脉强急的一类病。不同于高热引起的惊厥
病因病机	由各种原因导致阴津亏损，复加外感风邪（包括风寒）阻滞经脉，筋脉失养，失去正常的柔和状态，变为颈项强直，发为痉病。但较严重的阴津亏损亦可成痉

脉证	颈项强急，背反张，口噤，脉紧而弦	
分类	刚痉	由风寒引发，（兼）有发热，无汗、恶风等表实证
	柔痉	由风邪引发，（兼）有发热，汗出、恶风等表虚证
治则	解表养阴，生津止痉。	

证治		症状	治法	方剂
证治	柔痉	太阳病，其证备，身体强几几然，脉反沉迟	生津清热 解肌发表	栝楼桂枝汤
	欲发刚痉	太阳病，无汗而小便反少，气上冲胸，口噤不得语	生津发表	葛根汤
	里热伤津成痉	胸满口噤，卧不着席，脚挛急，必齘齿	泻热存阴	大承气汤

湿病

含义	以病因命名的病，有内湿和外湿之分				
病因 病机	感受外来湿邪，病在肌肉关节，但往往挟风或挟寒邪，内湿多因脾胃健运失职，水湿内停所致				
脉证	关节疼痛而烦，脉沉细，小便不利，大便反快（湿热熏蒸者还有身色如薰黄证）				
治则	外湿：微发汗；内湿：利小便				

证治	病机	证型	症状	治法	方剂
证治	表实	头中寒湿	身疼发热，面黄而喘，头痛，鼻塞而烦，脉大	局部治疗 宣泄寒湿	纳药鼻中
		寒湿证	湿家身疼烦，兼发热，恶寒，无汗	解表除湿	麻黄加术汤
		风湿证	一身尽疼，发热，日晡所剧	祛风除湿	麻杏苡甘汤
	表虚	表气虚	脉浮，身重，汗出恶风	益气除湿	防己黄芪汤
		表阳虚	风湿相搏，身疼烦，不能自转侧，脉浮虚而涩，或兼恶寒、自汗	温阳化气除湿	桂枝附子汤
		里阳虚	大便坚，小便自利	温阳除湿 润肠通便	白术附子汤
		表里阳虚	骨节疼烦，掣痛，不得屈伸，近之则痛剧，汗出短气，小便不利，恶风不欲去衣或身微肿	温阳除湿	甘草附子汤

暍病

含义	夏天感受暑热或暑湿（时邪）引起的疾病，后世称为感暑或伤暑，它与中暑突然昏倒不省人事者不同			
病因 病机	病因为感受暑热之邪，但可挟湿，初起多在卫分有表证，但很快出现气分证状，而且容易耗气伤阴			
脉证	热盛、汗多、口渴喜饮，脉虚			

证治	分类	症状	治法	方剂
证治	热盛伤气	汗出（后）恶寒，身热而渴	益气养阴 清热生津	白虎加人参汤
	伤暑夹湿	身热疼痛，脉微弱	祛湿散水	一物瓜蒂汤

第二节　百合狐惑阴阳毒脉证治第三

一、章节概述

本篇论述百合病、狐惑病、阴阳毒病的辨治规律。百合病多因伤寒热病后，余热未尽，或情志不遂，郁而化火，导致心肺阴虚内热，临床以神志恍惚不定、口苦、小便赤、脉微数为特征。狐惑病是由于湿热蕴毒或虫毒感染所致，临床以咽喉及前后二阴蚀烂为主症的一类疾病，相当于现代医学白塞氏病。阴阳毒可分为阴毒和阳毒两种疾病，感受疫毒所致，临证以发斑、咽喉痛为主症的一类疾患，该类疾病为疫毒所致，邪气侵袭人体阴经或阳经的不同，分别发为阴毒病或阳毒病，实为同一种疫毒之邪，由于病位的不同，分别发为两种不同疾患。

本篇所涉及经方共计13首，百合病辨治7首：百合知母汤、滑石代赭汤、百合鸡子汤、百合地黄汤、百合洗方、栝楼牡蛎散、百合滑石散；狐惑病辨治4首：甘草泻心汤、苦参汤、雄黄熏方、赤豆当归散；阴阳毒病辨治2首：升麻鳖甲汤、升麻鳖甲汤去雄黄蜀椒。

二、方证解析

1.百合知母汤

百合知母汤方

百合七枚（210g），擘　知母三两，切

上先以水洗百合，渍一宿，当白沫出，去其水，更以泉水二升，煎取一升，去滓；别以泉水二升煎知母，取一升，去滓，后合和煎，取一升五合，分温再服。

《金匮方歌括》

病非应汗汗伤阴，知母当遵三两箴，渍去沫涎七百合，别煎泉水是金针。

【原文】

《金匮要略》

【3.2】百合病发汗后者，百合知母汤主之。

《金匮方论衍义》

见"百合滑石散"条。

《金匮要略心典》

【3.2】人之有百脉,犹地之有众水也,众水朝宗于海,百脉朝宗于肺,故百脉不可治,而可治其肺。百合味甘平微苦,色白入肺,治邪气,补虚清热,故诸方悉以之为主,而随证加药治之,用知母者,以发汗伤津液故也。

2.滑石代赭汤

滑石代赭汤方

百合七枚（210g）,擘 滑石三两,碎,绵裹 代赭石如弹丸大,一枚（20g）,碎,绵裹

上先以水洗百合,渍一宿,当白沫出,去其水,更以泉水二升,煎取一升,去滓;别以泉水二升煎滑石、代赭,取一升,去滓;后合和重煎,取一升五合,分温服。

《金匮方歌括》

不应议下下之差,既下还当竭旧邪,百合七枚赭弹大,滑须三两效堪夸。

【原文】

《金匮要略》

【3.3】百合病下之后者,滑石代赭汤主之。

经典引注

《金匮方论衍义》

见"百合滑石散"条。

【3.3】百合病不可下而下之，必伤其里，乃复以滑石、代赭者，盖欲因下药之势，而抑之使下，导之使出，亦在下者引而竭之之意也。

3.百合鸡子汤

百合鸡子汤方

百合七枚（210g），擘　鸡子黄一枚

上先以水洗百合，渍一宿，当白沫出，去其水，更以泉水二升，煎取一升，去滓，内鸡子黄，搅匀，煎五合，温服。

《金匮方歌括》

不应议吐吐伤中，必伏阴精上奉功，百合七枚洗去沫，鸡黄后入搅浑融。

【原文】

《金匮要略》

【3.4】百合病吐之后者，百合鸡子汤主之。

经典引注

《金匮方论衍义》

见"百合滑石散"条。

《金匮要略心典》

【3.4】《本草》鸡子安五脏，治热痰，吐后脏气伤而病不去，用之不特安内，亦且攘外也。

4.百合地黄汤

百合地黄汤方

百合七枚（210g），擘　　生地黄汁—升（200ml）

上以水洗百合，渍一宿，当白沫出，去其水，更以泉水二升，煎取一升，去滓，内地黄汁，煎取一升五合，分温再服。中病，勿更服。大便当如漆。

《金匮方歌括》

不经汗下吐诸伤，形但如初守太阳，地汁一升百合七，阴柔最是化阳刚。

【原文】

《金匮要略》

【3.5】百合病不经吐、下、发汗，病形如初者，百合地黄汤主之。

经典引注

《金匮方论衍义》

见"百合滑石散"条

《金匮要略心典》

【3.5】此则百合病正治之法也。盖肺主行身之阳，肾主行身之阴。百合色白入肺，而清气中之热；地黄色黑入肾，而除血中之热。气血既治，百脉俱清，虽有邪气，亦必自下。服后大便如漆，则热除之验也。《外台》云：大便当出黑沫。

5.百合洗方

百合洗方

上以百合一升（90g），以水一斗，渍之一宿，以洗身。洗已，食煮饼，勿以盐豉也。

月周不解渴因成，邪热流连肺不清，百合一升水一斗，洗身食饼不和羹。

【原文】

《金匮要略》

【3.6】百合病一月不解，变成渴者，百合洗方主之。

经典引注

《金匮方论衍义》

见"百合滑石散"条

《金匮要略心典》

【3.6】病久不解而变成渴，邪热留聚在肺也。单用百合渍水外洗者，以皮毛为肺之合，其气相通故也。洗已食煮饼。按：《外台》云：洗身讫，食白汤饼，今馎饦也。《本草》粳米、小麦并除热止渴，勿以咸豉者，恐咸味耗水而增渴也。

6.栝楼牡蛎散

栝楼牡蛎散方

栝楼根　　牡蛎熬，等分
上为细末，饮服方寸匕，日三服。

《金匮方歌括》

洗而仍渴属浮阳，牡蛎楼根并等量，研末饮调方寸匕，寒兼咸苦效逾常。

【原文】

《金匮要略》

【3.7】百合病渴不差者，栝楼牡蛎散主之。

《金匮方论衍义》

见"百合滑石散"条

《金匮要略心典》

【3.7】病变成渴，与百合洗方而不差者，热盛而津伤也。栝楼根苦寒，生津止渴，牡蛎咸寒，引热下行，不使上烁也。

7.百合滑石散

百合滑石散方

百合一两，炙　滑石三两
上为散，饮服方寸匕，日三服。当微利者，止服，热则除。

《金匮方歌括》

前此寒无热亦无，变成发热热堪虞，清疏滑石宜三两，百合烘筛一两须。

【原文】

《金匮要略》

【3.75】百合病变发热者，一作发寒热。百合滑石散主之。

经典引注

《金匮方论衍义》

【3.2-3.75】所谓百脉一宗，悉致其病者，然则经脉十二，络脉十五，此云百脉，果何脉欤？盖脉者血之府，即是血行于脉，灌溉表里，联络俞会，遍布形体。言其百者，举夫数之众多也，犹言百骸尔。且又脉之循行，与天地合度，应水漏百刻，是故脉之流行者，各有定位，因之而为百脉亦宜矣。又何其一宗而悉致病耶？盖尽归于手心主也，手心主主血、主脉，而心又为火之主；心，君也，君不用事，而手心主代之，由是手心主得端行一身阴血之生化，因号之为母气，百脉皆宗之。若火淫则热，热蓄不散则积，积则毒生而伤

其血，热毒之血流于脉，本因母气之淫邪，是故百脉一宗，悉致其病也。考之《内经》有解㑊证，与此百合证无少异，解㑊既属之热中无血，百合岂非亦是热中无血中者乎？请试逐病论之。血属阴，阴者，肾水之所主。《内经》曰：肾虚则饥不欲食。故欲食复不能食也；阴虚者恶烦，所以常默默也；卫气者，夜行阴则寐，今卫气因阴虚不得降，故欲卧而不得卧也；足得血则能步，血既病，于是欲行不能行也；饮食者，由血气运化而后安，脾属血而喜香，血时和则食美，时不和则不用闻食臭也；气阳而血阴，若气盛则热，气衰则寒，今病在血，不干于气，所以虽如寒而无寒，虽如热而无热也；血气和合则流通，不和则塞，塞则热，上热为口苦，下热为便赤也；药虽治病，然必藉胃气以行之，若毒血在脾胃经络而闭塞之，药虽入，亦莫行也，胃弱不安于药者，得药则反剧吐利，有如鬼神之为祟也；病不在皮肉筋骨，则身如和，惟热在于血而血虚，故脉微数也；脉之微数，阴之虚也，阴虚则肾虚，肾与膀胱为表里，肾虚则膀胱不得引精于肾而亦虚，膀胱之脉下入会阴，上至巅为诸阳主气，今溺而膀胱之脉为气下泄，轻则不能举之于上而上虚，上虚则浙然头眩，重则虚气逆上于巅，而为头痛。以此之轻重，则可知愈日之远近也。夫病有定所，则可言定期，今以百脉之病流传无定处，故其证之发现亦无定期。或未病而见，或数日一月而见，用是以察其病之表里浅深，出见形状，如下文之阴阳见者，随证而救之。故以所列方观之，《日华子》谓：百合安心、定胆、益志、养五脏，为能补阴也。治产后血眩运，为能去血中热也；除痞满，利大小便，为能导涤血之瘀塞也。而是证用之为主，盖可见瘀积者矣。若汗之而失者，是涸其上焦津液，而上焦阳也，阳宜体轻之药，故用知母佐以救之；知母泻火，生津液，润心肺。若下之而失者，则损其阴，瘀血下积，而下焦阴也，阴宜镇重之剂，故用滑石、代赭佐以救之。滑石开结利窍；代赭除脉中风痹瘀血。若吐而失者，则损上、中二焦之血，用鸡子黄补血，佐以救之。若不以吐、下、发汗，未有所治之失，病形得如初者，但佐之生地黄汁，补血凉血，凉则热毒消，补则新血生，蕴积者，行而自大便出，如黑漆矣。其一月不解，百脉壅塞，津液不化，而成渴者，故用百合洗，则一身之脉皆得通畅，而津液行，其渴自止。勿食盐豉，以味咸而凝血，且走之也。若渴不差，是中无津液，则以栝楼、牡蛎主之。若变发热者，乃因脉塞郁而成热，以滑石通利佐之。滑石性凉，又可治热血之积塞者，自微利而出，故热除矣。夫百合病，自见《金匮要略》后，诸方书皆不收，独朱奉议收之，谓伤寒变成斯疾。此乃病由之一端尔。窃尝思之，是病多从心主，或因情欲不遂，或因离绝菀结，或忧惶煎迫，致二火郁之所成。百脉既病，故百体皆不安，所以见不一之病状。自今观之，诸方书不收百合病，乃有劳瘵之名，殆将以百合病与劳瘵同形状，或瘀血积于脉亦同，因而不收，但并其方而弃之，深为可惜。于脉、病救之之法，遂不明于世矣。

《金匮要略心典》

【3.75】病变发热者，邪聚于里而见于外也。滑石甘寒，能除六腑之热。得微利，则

里热除而表热自退。

8.甘草泻心汤

（重复方药）

甘草泻心汤方（金匮方）

甘草四两　黄芩　人参　干姜各三两　黄连一两　大枣十二枚　半夏半升（65g）

上七味，水一斗，煮取六升，去滓，再煎，温服一升，日三服。

甘草泻心汤方（伤寒方）

甘草四两，炙　黄芩三两　干姜三两　半夏半升（65g），洗　大枣十二枚，擘　黄连一两

上六味，以水一斗，煮取六升，去滓，再煎取三升，温服一升，日三服。臣亿等谨按：上生姜泻心汤法，本去理中人参黄芩汤，今详泻心以疗痞，痞气因发阴而生，是半夏、生姜、甘草泻心三方，皆本于理中也，其方必各有人参。今甘草泻心中无者，脱落之也。又按《千金》并《外台秘要》，治伤寒䘌食用此方，皆有人参，知脱落无疑。

《金匮方歌括》

伤寒甘草泻心汤，却妙增参三两匡，彼治痞成下利甚，此医狐惑探源方。

【原文】

《金匮要略》

【3.10】狐惑之为病，状如伤寒，默默欲眠，目不得闭，卧起不安，蚀于喉为惑，蚀于阴为狐，不欲饮食，恶闻食臭，其面目乍赤、乍黑、乍白。蚀于上部则声喝，一作嘎。甘草泻心汤主之。

《伤寒论》

【158】伤寒中风，医反下之，其人下利日数十行，谷不化，腹中雷鸣，心下痞硬而满，干呕心烦不得安。医见心下痞，谓病不尽，复下之，其痞益甚，此非结热，但以胃中虚，客气上逆，故使硬也。甘草泻心汤主之。

经典引注

《金匮方论衍义》

【3.10】狐惑病，笃虫蚀上下也。世谓风中有虫，凡虫自风生固矣。然风，阳也，独阳不生，必有所凭而后化；盖因湿热久停，蒸腐气血而成瘀浊，于是风化所腐为虫矣。设风不由湿热，而从寒凉者，肃杀之气，纵然腐物，虫亦不化也，由是知此病也。虫生于湿热、败气、瘀血之中，其来渐矣，遇极乃发，非若伤寒一日而暴病者也。病发默默欲眠，目不得闭，卧起欠安者，皆五脏久受湿热，伤其阴精，卫不内入，神不内宁故也；更不欲食，恶闻食臭者，仓廪之府伤也；其面乍赤、乍黑、乍白者，由五脏不足，更为衰旺，叠见其色也。其出者从湿热之极所发之处而蚀之，蚀上部者，内损心肺，外伤咽喉。肺者，气之主；咽喉，声音之户，由是其声嗄矣。故用甘草泻心汤主之，治其湿热，分利其阴阳。而黄连非惟治心脾热也，而亦治虫。后世方论谓是证或初得状似伤寒，或因伤寒所变也，然皆虫证也。又谓：伤寒病，腹内热，饮食少，肠胃空虚，而虫不安，故随所食上下部而病，名狐惑也。以此二"或"字观之，则非独伤寒变是证，凡热病皆得生虫也。

《金匮要略心典》

【3.10】狐惑，虫病，即巢氏所谓䘌病也。默默欲眠，目不得闭，卧起不安，其躁扰之象，有似伤寒少阴热证，而实为䘌之乱其心也；不欲饮食，恶闻食臭，有似伤寒阳明实证，而实为虫之扰其胃也；其面目乍赤、乍黑、乍白者，虫之上下聚散无时，故其色变更不一，甚者脉亦大小无定也。盖虽虫病，而能使人惑乱而狐疑，故名曰狐惑。徐氏曰：蚀于喉为惑，谓热淫于上，如惑乱之气惑而蚀生；蚀于阴为狐，谓热淫于下，柔害而幽隐，如狐性之阴也，亦通。蚀于上部，即蚀于喉之谓，故声嗄；蚀于下部，即蚀于阴之谓，阴内属于肝，而咽门为肝胆之候（出《千金》），病自下而冲上，则咽干也。至生虫之由，则赵氏所谓湿热停久，蒸腐气血而成瘀浊，于是风化所腐而成虫者当矣。甘草泻心，不特使中气运而湿热自化，抑亦苦辛杂用，足胜杀虫之任；其苦参、雄黄则皆清燥杀虫之品，洗之熏之，就其近而治之耳。

9.苦参汤

苦参汤方

苦参一升（65g）

以水一斗，煎取七升，去滓，熏洗，日三服。

《金匮方歌括》

苦参汤是洗前阴，下蚀咽干热最深，更有雄黄熏法在，肛门虫蚀亦良箴。

【原文】

《金匮要略》

【3.11】蚀于下部则咽干，苦参汤洗之。

经典引注

《金匮方论衍义》

【3.11】虫蚀下部则咽干者，下部，肾之所在，任脉附焉；肾，水也，湿热甚于下，则虫蚀于上，而肾水受伤，经脉乏水以资之，挟湿热逆而燥其咽嗌，故用苦参汤洗。苦参能除热毒，疗下部蛋因以洗之。虽然，此治之外者尔，若究其源，病则自内而外出，岂独治其标而已哉？试用上部服泻心汤者观之，则下部亦必有可服之药；自下部用洗法者观之，则上部咽喉亦必有外治之理。此仲景特互发之尔。不然，何后世方论有服下部药者，与内食五脏者乎？

10.雄黄熏方

雄黄熏方

雄黄

上一味为末，筒瓦二枚合之，烧，向肛熏之。

《脉经》云：病人或从呼吸上蚀其咽，或从下焦蚀其肛阴，蚀上为惑，蚀下为狐，狐惑病者，猪苓散主之。

《金匮方歌括》

苦参汤是洗前阴，下蚀咽干热最深，更有雄黄熏法在，肛门虫蚀亦良箴。

《金匮要略》

【3.12】蚀于肛者，雄黄熏之。

经典引注

《金匮方论衍义》

【3.12】蚀于肛，湿热在下。二阴虽皆主于肾，然肝脉循于肛，肛又为大肠之门户，大肠金也，湿热伤之，则木来侮，是以虫蚀于此焉。雄黄本主蠹疮，杀虫，又有治风之义，故用熏之。注引《脉经》猪苓散主之者，亦分别湿热尔。

11.赤豆当归散

赤小豆当归散方

赤小豆三升（480g），浸令芽出，曝干　当归三两

上二味，杵为散，浆水服方寸匕，日三服。

《金匮方歌括》

眼眦赤黑变多般，小豆生芽曝令干，豆取三升归十分，杵调浆水日三餐。

【原文】

《金匮要略》

【3.13】病者脉数，无热，微烦，默默但欲卧，汗出，初得之三四日，目赤如鸠眼；七、八日，目四眦（一本此有黄字）黑。若能食者，脓已成也，赤小豆当归散主之。

【16.16】下血，先血后便，此近血也，赤小豆当归散主之。

经典引注

《金匮方论衍义》

【3.13】凡脉数则发热而烦，此热在血，不在荣卫，故不发热，但微烦尔。汗出者，

以血病不与卫和。血病则恶烦，故欲默；卫不和则阳陷，故欲卧。腠理因开而津液泄也。三、四日目赤如鸠眼者，热血循脉炎上，注见于目也；七、八日四眦黑者，其血凝畜，则色变成黑也。若能食，脓已成者，湿热之邪散漫，则毒血流，伤其中和之气不清，故不能食；若能食，可知其毒血已结成脓，胃气无扰，故能食也。用赤豆、当归治者，其赤小豆能消热毒，散恶血，除烦排脓，补血脉，用之为君；当归补血生新去陈，为佐；浆水味酸，解热疗烦，入血为辅使也。

【16.16】此出大肠，故先血后便。以湿热之毒蕴结，其血不入于经，渗于肠中而下。赤小豆能行水湿，解热毒，《梅师方》、《必效方》皆用此一味治下血。况有当归破宿养新，以名义观之，血当有所归，则不妄行矣。

《金匮要略心典》

【3.13】脉数微烦，默默但欲卧，热盛于里也；无热汗出，病不在表也；三四日目赤如鸠眼者，肝脏血中之热，随经上注于目也。经热如此，脏热可知，其为蓄热不去，将成痈肿无疑。至七八日目四眦黑，赤色极而变黑，则痈尤甚矣。夫肝与胃，互为胜负者也，肝方有热，势必以其热侵及于胃，而肝既成痈，胃即以其热并之于肝，故曰：若能食者，知脓已成也。且脓成则毒化，毒化则不特胃和而肝亦和矣。赤豆、当归乃排脓血除湿热之良剂也。再按：此一条，注家有目为狐惑病者，有目为阴阳毒者，要之亦是湿热蕴毒之病，其不腐而为虫者，则积而为痈。不发于身面者，则发于肠脏，亦病机自然之势也。仲景意谓与狐惑阴阳毒，同源而异流者，故特论列于此欤。

【16.16】下血先血后便者，由大肠伤于湿热，而血渗于下也。大肠与肛门近，故曰近血。赤小豆能行水湿，解热毒，当归引血归经，且举血中陷下之气也。

12.升麻鳖甲汤

详见升麻鳖甲汤去雄黄蜀椒。

13.升麻鳖甲汤去雄黄蜀椒

升麻鳖甲汤方

升麻二两　当归一两　蜀椒炒去汗一两　甘草二两　鳖甲手指大一片（3g），炙　雄黄半两，研
上六味，以水四升，煮取一升，顿服之，老小再服，取汗。
《肘后》《千金方》阳毒用升麻汤，无鳖甲有桂；阴毒用甘草汤，无雄黄。

《金匮方歌括》

赤斑咽痛毒为阳，鳖甲周围一指量，半两雄黄升二两，椒归一两草同行，

身痛咽喉面皮青，阴毒苛邪隶在经，即用前方如法服，椒黄务去特叮咛。

【原文】

《金匮要略》

【3.14】阳毒之为病，面赤斑斑如锦纹，咽喉痛，唾脓血，五日可治，七日不可治，升麻鳖甲汤主之。

【3.15】阴毒之为病，面目青，身痛如被杖，咽喉痛，五日可治，七日不可治，升麻鳖甲汤去雄黄蜀椒主之。

经典引注

《金匮方论衍义》

【3.14~3.15】按古方书谓阳毒者，阳气独盛，阴气暴衰，内外皆阳，故成阳毒；谓阴毒者，阴气独盛，阳气暴衰，内外皆阴，故成阴毒。二者或伤寒初得，便为是证，或服药后变而成之。阳毒尽治以寒凉，阴毒尽治以温热，药剂如冰炭之异。何乃仲景用一方治之乎？虽曰阴毒去雄黄、蜀椒，则是反去其温热者矣。且注曰：《肘后》、《千金方》阳毒用升麻汤，无鳖甲，有桂；阴毒用甘草汤，无雄黄。岂非皆是热毒伤于阴阳二经络耶？在阳经络，则面赤斑斑如锦文，吐脓血；在阴经络，则面青，身如被杖。此皆阴阳水火动静之本象如此，岂是寒热之邪乎？尝以升麻、鳖甲之药考之，《本草》谓升麻能解时气毒厉，诸毒攻咽喉痛，与热毒成脓，开壅闭，疗发斑；当归能破恶血，养新血，补五脏肌肤；甘草和中，利血脉，缓急止痛，调药奏功；鳖甲去恶血；雄黄破骨节积聚，辟鬼邪恶气，骨蒸热极；蜀椒通血脉，调关节，逐肌骨皮肤死肌，去留结，破血，治天行时气。诸药所能者如此。即此观之，仲景于阴阳二毒之证，总用一方，盖可见矣。病形虽由阴阳发证，论邪则一属热毒与血病也。所以不分表里，俱以升麻解热毒为君，当归和血为臣，余者佐之而已。但雄黄、蜀椒理阳气药也，故病在阴者去之，如《肘后》、《千金》阳毒去鳖甲有桂枝者，鳖，水族，乃阴中之阳，不如桂枝能调阳络之血；阴毒不去蜀椒者，蜀椒亦阴中之阳，非若雄黄阳中之阳，故留之以治阴也。方旨如此而已。所谓五日可治，七日不可治者，五日乃土之生数，热未极也，尚可以治；七日为火之成数，热之极，阴阳消灭，不可治矣。其邪比之伤寒，加之以毒，故伤寒至七日犹得再经，而此至七日，不惟灭其阴，且火极亦自灭矣。

《金匮要略心典》

【3.14-3.15】毒者，邪气蕴蓄不解之谓。阳毒非必极热，阴毒非必极寒，邪在阳者为阳毒，邪在阴者为阴毒也。而此所谓阴阳者，亦非脏腑气血之谓，但以面赤斑斑如锦纹，咽喉痛，唾脓血，其邪著而在表者谓之阳；面目青，身痛如被杖，咽喉痛，不唾脓血，其邪隐而在表之里者谓之阴耳。故皆得用辛温升散之品，以发其蕴蓄不解之邪，而亦并用甘润咸寒之味，以安其邪气经扰之阴。五日邪气尚浅，发之犹易，故可治；七日邪气已深，发之则难，故不可治。其蜀椒、雄黄二物，阳毒用之者，以阳从阳，欲其速散也；阴毒去之者，恐阴邪不可劫，而阴气反受损也。

三、小结

百合病

含义	热病之后，余热未清；或情志不遂，气郁化火，致阴虚火旺，虚热淫游百脉以精神恍惚、饮食和行动失常及口苦、小便赤、脉微数等为特征的一种病证			
病因病机	热病之后余热未清，或忧思过度，情志郁结化火，虚热淫游百脉			
脉证	神志恍惚不定、语言、行动、饮食、感觉失常及口苦、小便赤、脉微数			
治则	清热凉血，养阴安神			
	分类	症状	治法	方剂
证治	误治证	百合病发汗后	补虚清热 养阴润燥	百合知母汤
		百合病下之后	养阴清热 利尿降逆	滑石代赭汤
		百合病吐之后	（余热未清，仍见百合病脉证，或稍有加重） 养阴除烦	百合鸡子汤
	本证	百合病不经吐、下、发汗，病形如初者	清热凉血 养阴安神	百合地黄汤
	变证	百合病一月不解，变成渴者（伤津轻证）	清热养阴润躁	百合洗方 内服外洗并用
		百合病，渴不瘥者（内热津伤重证）	清热生津止渴	栝楼牡蛎散
		百合病变发热者（热盛）	养阴清热 利小便	百合滑石散

狐惑病

含义	湿热蕴结化毒或虫毒感染所致，以咽喉及前后二阴的蚀烂为特征的疾患			
病因病机	感染虫毒，或湿热不化，蕴结成毒			
脉证	咽喉及前后二阴蚀烂			
证治	分类	症状	治法	方剂
	蚀于上部	蚀于上部咽喉、声喝	清热化湿 安中解毒	甘草泻心汤
	蚀于下部	蚀于下部前阴者	杀虫解毒化湿	苦参汤
	蚀于肛	蚀于肛	杀虫解毒燥湿	雄黄熏方
	成脓	若能食者，脓已成也。	渗湿清热 活血排脓	赤小豆当归散

阴阳毒

含义	感受疫毒，致皮肤发斑、咽痛为脉证的一种疾患			
病因病机	感染疫毒，侵入血分络脉，入侵阳经发为阳毒，入侵阴经发为阴毒			
脉证	皮肤发斑、咽痛			
证治	分类	症状	治法	方剂
	阳毒	面赤斑斑如锦纹，咽喉痛，唾脓血	解毒活血化瘀	升麻鳖甲汤
	阴毒	面目青，身痛如被杖，咽喉痛		升麻鳖甲汤去雄黄蜀椒

第三节　疟病脉证并治第四

一、章节概述

　　本篇专论疟病。疟病是一种因感受疟邪引起以寒热往来，战寒壮热，休作有时为主的疾病。本篇论述了疟病的病机脉证、治法和分类证治。本篇根据寒热的多少将疟病分为瘅疟、温疟、牝疟三种类型，同时指出疟病日久不愈，可形成疟母。治疗方法多样，根据脉象提出汗、下、吐、温、清、针灸、饮食调理等不同治疗方法。

　　本篇所涉及方药共计6首，其中经方共计3首：鳖甲煎丸、白虎加桂枝汤、蜀漆散；附方3首：牡蛎汤（《外台秘要》方）、柴胡去半夏加栝楼汤（《外台秘要》方）、柴胡姜桂汤（《外台秘要》方）。

二、方证解析

1.鳖甲煎丸

鳖甲煎丸方

鳖甲十二分，炙　乌扇三分，烧　黄芩三分　柴胡六分　鼠妇三分，熬　干姜三分　大黄三分　芍药五分　桂枝三分　葶苈一分　石韦三分，去毛　厚朴三分　牡丹五分，去心　瞿麦二分　紫葳三分　半夏一分　人参一分　䗪虫五分，熬　阿胶三分，炙　蜂窠四分，熬　赤消十二分　蜣螂六分，熬　桃仁二分

上二十三味，为末，取锻灶下灰一斗，清酒一斛五斗，浸灰，候酒尽一半，着鳖甲于中，煮令泛烂如胶漆，绞取汁，内诸药，煎为丸，如梧子大，空心服七丸，日三服。《千金方》用鳖甲十二片，又有海藻三分、大戟一分、䗪虫五分，无鼠妇、赤硝二味，以鳖甲煎和诸药为丸。

《金匮方歌括》

寒热虚实相来往，全凭阴阳为消长，天气半月而一更，人身之气亦相仿，
否则天人气再更，邪行月尽差可想，疟病一月不能差，疟母结成症瘕象，
金匮急治特垂训，鳖甲赤硝十二分，方中三分请详言，姜芩扇妇朴苇间，
葳胶桂黄亦相均，相均端令各相奋，十二减半六分数，柴胡蜣螂表里部，
一分参苈二瞿桃，牡夏芍蟅各分五，方中四分独蜂窠，体本经清质水土，
另取灶下一斗灰，一斛半酒浸另取，纳甲酒内煮如胶，绞汁煎药丸遵古，
空心七丸日三服，老疟得此效桴鼓。

【原文】

《金匮要略》

【4.2】病疟，以月一日发，当以十五日愈；设不差，当月尽解；如其不差，当如何？师曰：此结为癥瘕，名曰疟母，急治之下，宜鳖甲煎丸。

经典引注

《金匮方论衍义》

【4.2】《内经》云：天度者，所以制日月之行也；气数者，所以纪化生之用也。五日为一候，三候为一气。然人之三阴三阳，上奉之而为之应焉。是疟有发于月一日者，至十五日则一气终，人气亦更，故疟气随变而散；设有未愈，则至月尽又历第二气，终其天之月，以应人之血，月再生魄，血亦更新，邪当从其更新而解矣。若又不愈，则是荣气内著，不得流行与日月度数相应，而肝藏血，血并其邪，归之于肝，是以疟母多结左胁下。由是用柴胡行气，鳖甲破血为君，余二十一味，佐之行血、补血、散结、导滞而已。虽然，天人气候之相应者，大法如是。然人之禀质有强弱，邪中有重轻，质弱邪重，虽不内结疟母，亦至连月者有之；质强邪轻，不待一候即瘥者，亦有之。然仲景此论，补《内经》未言耳。

《金匮要略心典》

【4.2】天气十五日一更，人之气亦十五日一更，气更则邪当解也。否则三十日天人之气再更，而邪自不能留矣。设更不愈，其邪必假血依痰，结为癥瘕，僻处胁下，将成负固不服之势，故宜急治。鳖甲煎丸，行气逐血之药颇多，而不嫌其峻；一日三服，不嫌其急，所谓乘其未集而击之也。

2.白虎加桂枝汤

白虎加桂枝汤方

知母六两　甘草二两，炙　石膏一斤　粳米二合（36g）　桂枝去皮，三两
上剉，每五钱，水一盏半，煎至八分，去滓，温服，汗出愈。

《金匮方歌括》

白虎原汤论已详，桂加三两另名方，无寒但热为温疟，骨节烦疼呕又妨。

【原文】

《金匮要略》

【4.4】温疟者，其脉如平，身无寒但热，骨节疼烦，时呕，白虎加桂枝汤主之。

经典引注

《金匮方论衍义》

【4.4】《内经》名温疟，亦有二：一者，谓先伤风，后伤寒。风，阳也，故先热后寒；一者，为冬感风寒，藏于骨髓之中，至春夏，邪与汗出，故病藏于肾，先从内出之外，衰则气复反入，是亦先热后寒。二者之温疟，皆有阴阳往来寒热之证，而此之无寒但热，亦谓之温疟，似与《内经》不侔，然绎其义，一皆以邪热为重而名之。夫阴不与阳争，故无寒；阴阳不相争，寒热不往复，此痹于骨节，不与阳通则骨节痛烦；火气上逆则时呕，用白虎治其阳盛也，加桂疗骨节痹痛，通血脉，散疟邪，和阴阳以取汗也。

《金匮要略心典》

【4.4】此与《内经》论温疟文不同，《内经》言其因，此详其脉与证也。瘅疟、温疟，俱无寒但热，俱呕，而其因不同。瘅疟者，肺素有热，而加外感，为表寒里热之证，缘阴气内虚，不能与阳相争，故不作寒也；温疟者，邪气内藏肾中，至春夏而始发，为伏气外出之证，寒蓄久而变热，故亦不作寒也。脉如平者，病非乍感，故脉如其平时也。骨节烦疼时呕者，热从肾出，外舍于其合，而上并于阳明也。白虎甘寒除热，桂枝则因其势而达之耳。

3.蜀漆散

蜀漆散方

蜀漆_{洗去腥}　云母_{烧二日夜}　龙骨_{等分}

上三味，杵为散，未发前，以浆水服半钱，温疟加蜀漆半分。临发时，服一钱匕。一方云母作云实。

《金匮方歌括》

阳为痰阻伏心间，牝疟阴邪自往还，蜀漆云龙平等杵，先时浆服不逾闲。

【原文】

《金匮要略》

【4.5】疟多寒者，名曰牝疟，蜀漆散主之。

经典引注

《金匮方论衍义》

【4.5】心者，牡脏也，邪在心而成疟，故曰牡疟。何以言之？心肺居上，阳也，而心乃阳中之阳，今邪气结伏心下，则心虚。《内经》曰：心虚者，热收于内。则阳气不行于外，故外寒；积聚津液以成痰，是以牡疟反多寒也。用蜀漆和浆水，以吐所结痰邪，龙骨以疗气伏在心下者，云母安脏补虚，以除内收之热。若夫温疟，亦用是少加蜀漆治者，亦为邪气结伏在心下，致阳气不入于阴，反独盛在外，以成热而不寒，故亦以此去其所结也。

《金匮要略心典》

【4.5】疟多寒者，非真寒也。阳气为痰饮所遏，不得外出肌表，而但内伏心间。心，牡脏也，故名牡疟。蜀漆能吐疟痰，痰去则阴伸而寒愈。取云母、龙骨者，以蜀漆上越之猛，恐并动心中之神与气也。

4.牡蛎汤
（《外台秘要》方）

牡蛎汤方

牡蛎四两，熬　麻黄四两，去节　甘草二两　蜀漆三两

上四味，以水八升，先煮蜀漆、麻黄，去上沫，得六升，内诸药，煮取二升，温服一升。若吐，则勿更服。

《金匮方歌括》

先煎三漆四麻黄，四蛎二甘后煮良，邪郁胸中须吐越，驱寒散结并通阳。

【原文】

《金匮要略》

【4.附方】附《外台秘要》方

牡蛎汤　治牡疟。

经典引注

《金匮方论衍义》

【4.附方】此与前牡疟名同，故治亦同，略以有初感寒邪为异。牡蛎者，能软坚消结，除滞血，今更佐之蜀漆，以理心下所结之邪，而甘草佐麻黄，非独散寒，且可发越阳气而通于外，阳通结去，其病即瘥。

《金匮要略心典》

【4.附方】此系宋·孙奇等所附，盖亦蜀漆散之意，而外攻之力较猛矣。赵氏云：牡蛎软坚消结，麻黄非独散寒，且可发越阳气，使通于外，结散阳通，其病自愈。

5.柴胡去半夏加栝楼汤

（《外台秘要》方）

柴胡去半夏加栝楼汤方

柴胡八两　人参　黄芩　甘草各三两　栝楼根四两　生姜二两　大枣十二枚
上七味，以水一斗二升，煮取六升，去滓，再煎取三升，温服一升，日二服。

《金匮方歌括》

柴胡去夏为伤阴，加入楼根四两珍，疟病渴因邪灼液，楼根润燥可生津。

【原文】

《金匮要略》

【4.附方】柴胡去半夏加栝楼汤。治疟病发渴者，亦治劳疟。

经典引注

《金匮方论衍义》

【4.附方】《内经》谓渴者，刺足少阳。此证胃土被木火之伤，则津液涸而燥渴，故

用柴胡、黄芩治木火，人参、甘草补胃，栝楼生津益燥，姜、枣发越荣卫。若劳疟由木火盛，荣卫衰，津液竭者，亦治以此。

6.柴胡姜桂汤

（《外台秘要》方）

柴胡桂姜汤方

柴胡半斤　桂枝三两，去皮　干姜二两　栝楼根四两　黄芩三两　牡蛎三两，熬　甘草二两，炙

上七味，以水一斗二升，煮取六升，去滓，再煎服三升，温服一升，日三服。初服微烦，复服汗出便愈。

《金匮方歌括》

八柴二草蛎干姜，芩桂宜三栝四尝，不呕渴烦头汗出，少阳枢病要精详。

【原文】

《金匮要略》

【4.附方】柴胡桂姜汤。治疟寒多微有热，或但寒不热。服一剂如神。

经典引注

《金匮方论衍义》

【4.附方】是疟也，以寒多言之。若与牡疟相类，以药论之，则非也。牡疟邪客心下，此风寒湿痹于肌表，肌表，行阳以温分肉，痹则阳气不得通于外，遂郁伏于荣血之间，半表半里之分也。阳化气热，血滞成瘀，著于其处，遇卫气行度，及之则病作。其肌表之邪，并之于里，故多寒；里气由表之痹胜，不出与阳争，故少热。是用柴胡为君，发其郁伏之阳，佐以桂枝、干姜，散其肌表之痹，栝楼根、牡蛎为臣，除留热，消瘀血，佐以黄芩助柴胡，治半表半里，甘草以和诸药，调阴阳也。得汗则痹邪散，血热行而病瘥耳。

《金匮要略心典》

【4.附方】赵氏曰：此与牡疟相类而实非，牡疟邪客心下，此风寒湿痹于肌表。肌表既痹，阳气不得通于外，遂郁伏于荣血之中。阳气化热，血滞成瘀，着于其处，遇卫气行

阳二十五度及之，则病作。其邪之入荣者，既无外出之势，而荣之素痹者，亦不出而与阳争，故少热或无热也。是用柴胡为君，发其郁伏之阳；黄芩为佐，清其半里之热；桂枝、干姜，所以通肌表之痹；栝楼根、牡蛎，除留热，消瘀血；甘草和诸药，调阴阳也。得汗则痹邪散，血热行，而病愈矣。

三、小结

含义		感受疟邪，以寒热往来，战寒壮热，发作有时为特征		
病因病机		感受疟邪，邪扰少阳		
脉证		疟病自弦，寒热往来，战寒壮热，发作有时		
分类	瘅疟	阴液不足，阳热过剩，但热不寒消瘦		
	温疟	阳热亢盛，无寒但热兼表证		
	牡疟	寒多热少		
	疟母	疟邪与痰、血相结，胁下痞块		
治则		根据病情变化，偏于表、里、寒、热、虚、实分别施于汗、吐、下、温、清、针灸、饮食调理等		
证治	类型	症状	治法	方剂
	疟母	病疟以月一日发，当十五日愈，设不瘥、当月尽解；如其不瘥、当云何？师曰，此结为征瘕名疟母	行气化瘀除痰消症	鳖甲煎丸
	温疟	温疟者，其脉如平，身无寒但热骨节疼烦、时呕	清热止呕解表	白虎加桂枝汤
	牡疟	疟多寒者	扶阳祛痰绝疟	蜀漆散

第四节　中风历节病脉证并治第五

一、章节概述

本篇论述中风与历节两种病。本篇所论中风分为中经络和中脏腑之别，指突然昏倒，半身不遂，重则昏迷不省人事为主症，或以口眼㖞斜，或肌肤不仁为主证的一类疾患。与《伤寒论》之太阳中风证不同，伤寒太阳中风证是指外感风邪后，出现的发热，汗出、恶风为主的一种外感表证。本篇所论中风以外风立论，唐代以前，多沿袭此种学说，认为系正虚感受风邪引起。金元时代以后，多认为内因为主，提出非外风之说。如刘河间主"心火暴甚"；李东垣认为"正气内虚"；朱丹溪认为系气虚，血虚，痰湿自盛，湿痰生热引起；张景岳则主张"内伤积损颓败而然"，非外风所致；叶天士则指出，本病系"精血衰耗，水不涵木，木少滋荣，故肝阳偏亢"，导致"内风旋动"而成；王清任认为系"气虚血瘀"而成。可见对本病的病因病机的认识，历代不断深入完善。历节病系指遍历周身关节肿痛，甚则关节肿大变形，活动障碍，身体羸瘦为主症的病证。本篇所论历节病之病因病机系肝肾气血不足，风寒湿邪侵袭关节，导致经脉痹阻不通所致。

本篇所涉及方药共计12首，其中经方共计8首：侯氏黑散、风引汤、防己地黄汤、头风摩散、桂枝芍药知母汤、乌头汤、矾石汤、肾气丸（崔氏八味丸）；附方4首：《古今录验》续命汤、《千金》三黄汤、《近效方》术附汤、《千金》越婢加术汤。

二、方证解析

1.侯氏黑散

侯氏黑散方，《外台》治风癫

菊花四十分　白术十分　细辛三分　茯苓三分　牡蛎三分　桔梗八分　防风十分　人参三分
矾石三分　黄芩五分　当归三分　干姜三分　芎劳三分　桂枝三分

上十四味，杵为散，酒服方寸匕，日一服，初服二十日，温酒调服，禁一切鱼肉大蒜，常宜冷食，六十日止，即药积在腹中不下也。热食即下矣，冷食自能助药力。

《金匮方歌括》

黑散辛苓归桂芎，参姜矾蛎各三同，菊宜四十术防十，桔八芩须五分通。

【原文】

《金匮要略》

【5.2】寸口脉浮而紧，紧则为寒，浮则为虚，寒虚相搏，邪在皮肤；浮者血虚，络脉空虚；贼邪不泻，或左或右；邪气反缓，正气即急，正气引邪，喎僻不遂。

邪在于络，肌肤不仁；邪在于经，即重不胜；邪入于腑，即不识人；邪入于脏，舌即难言，口吐涎。

侯氏黑散。治大风，四肢烦重，心中恶寒不足者。

经典引注

《金匮方论衍义》

【5.2】心主血，阳脏也。荣卫不布，内无所养，则心中恶寒，不足生焉。是以菊花为君，治风兼治湿；治风以防风佐，治湿以白术佐；桔梗亦能治风痹，通膈气，舟楫诸药；细辛、桂枝助防风，矾石、茯苓助白术；黄芩、干姜、牡蛎开利内外寒热痹气；参、归更与干姜、牡蛎治心中恶寒不足者。初治欲开其痹著，则用温酒以行药势；禁诸热物、宜冷食者，为矾石能固涩诸药，助其久效。而矾石性得冷即止，得热即下故也。

《金匮要略心典》

【5.2】此方亦孙奇等所附，而去风除热补虚下痰之法具备。以为中风之病，莫不由是数者所致云尔，学者得其意，毋泥其迹可也。

2.风引汤

风引汤方

大黄 干姜 龙骨各四两　桂枝三两　甘草 牡蛎各二两　寒水石 滑石 赤石脂 白石脂 紫石英 石膏各六两

上十二味，杵，粗筛，以韦囊盛之，取三指撮，井花水三升，煮三沸，温服一升。治大人风引，少小惊痫瘛疭，日数十发，医所不疗，除热方。巢氏云：脚气宜风引汤。

《金匮方歌括》

四两大黄二牡甘，龙姜四两桂枝三，滑寒赤白紫膏六，瘫痫诸风个中探。

【原文】

《金匮要略》

【5.3】寸口脉迟而缓，迟则为寒，缓则为虚。营缓则为亡血，卫缓则为中风。邪气中经则身痒而瘾疹；心气不足，邪气入中，则胸满而短气。

风引汤。除热癫痫。

经典引注

《金匮方论衍义》

【5.3】风者，外司厥阴，内属肝木，上隶手经，下隶足经，中见少阳相火，所以风自内发者，由火热而生也。风生必害中土，土主四肢，土病则四末不用，聚液成痰；瘫痪者，以风邪挟痰注于四肢故也；痫者，以风热急其筋脉，内应于心主故也。由是二者，尽可用此汤治之：首用大黄之寒，走而不止者泻之，俾火退风息，凝痰扫去矣；复用干姜之热，止而不走者，何哉？前哲有云：大黄之推陈致新，如将军之戡定祸乱，然使将无监军，兵无向导，能独成其功乎？夫一阴一阳之为道，故寒与热相济，行与止相须，然后寒者不惨，热者不酷，行者不疾，止者不停。所以大黄逐热行滞，以通荣卫而利关节，则必以干姜安之、桂枝导之，佐大黄之达四肢脏腑而不肆其峻快，不然，将从诸药石而下走矣。桂枝又散风木，干姜又能治血、祛风湿痹、去风毒，二者因得以相制相使。为是热瘫痫，犹虑干姜之热中，更以石膏、滑石制之，非惟中上免有寒热之患，其石膏、滑石又禀清肃之金性，以制木救土，泻阳明胃热，解肌肉风痹也。阴水不足，火因妄动而生风，满招损，反自制其心，精神不守，非镇重之剂，则不能安其神，益其水，故以寒水石补阴水，紫石英、白石脂、赤石脂、牡蛎、龙骨敛精神，定魂魄，固根本也。

《金匮要略心典》

【5.3】此下热清热之剂，孙奇以为中风多从热起，故特附于此欤。中有姜桂石脂龙蛎者，盖以涩驭泄，以热监寒也。然亦猛剂，用者审之。

3.防己地黄汤

防己地黄汤方

防己一分　桂枝三分　防风三分　甘草二分

上四味，以酒一杯，渍之一宿，绞取汁，生地黄二斤，㕮咀，蒸之如斗米饭久，以铜器盛其汁，更绞地黄汁，和分再服。

《金匮方歌括》

妄行独语病如狂，一分己甘三桂防，杯酒淋来取清汁，二斤蒸地绞和尝。

【原文】

《金匮要略》

【5.3】寸口脉迟而缓，迟则为寒，缓则为虚。营缓则为亡血，卫缓则为中风。邪气中经则身痒而瘾疹；心气不足，邪气入中，则胸满而短气。

防己地黄汤。治病如狂状，妄行，独语不休，无寒热，其脉浮。

经典引注

《金匮方论衍义》

【5.3】狂走谵语，有热，脉长者，则阳明；若此无寒热，其脉浮者，非其证也。然脉浮者，血虚从邪并于阳而然也。《内经》曰：邪入于阳则狂。此狂者，谓五脏阴血虚乏，魂魄不清，昏乱而动，故狂妄而言走不休也。桂枝、防风、防己、甘草，酒浸其汁，用是轻清，归之于阳，以散其邪；用生地黄之凉血补阴，熟蒸以归五脏，益精养神也。盖药生则散表，熟则补衰，此煎煮法也，又降阴法也。阴之不降者，须少升以提其阳，然后降之方可下，不然，则气之相并，不得分解矣。

《金匮要略心典》

【5.3】狂走谵语，身热脉大者，属阳明也，此无寒热，其脉浮者，乃血虚生热，邪并于阳而然。桂枝、防风、防己、甘草，酒浸取汁，用是轻清，归之于阳，以散其邪；用生地黄之甘寒，熟蒸使归于阴，以养血除热，盖药生则散表，熟则补衰，此煎煮法，亦表里法也。赵氏

4.头风摩散

头风摩散方

大附子一枚，炮　盐等分

上二味，为散，沐了，以方寸匕，已摩疢上，令药力行。

《金匮方歌括》

头风偏痛治如何，附子和盐等分摩，驱壳病生须外治，马膏桑引亦同科。

【原文】

《金匮要略》

【5.3】寸口脉迟而缓，迟则为寒，缓则为虚。营缓则为亡血，卫缓则为中风。邪气中经则身痒而瘾疹；心气不足，邪气入中，则胸满而短气。头风摩散方。

经典引注

《金匮方论衍义》

【5.3】头者，诸阳之所会，太阳为之长。若风寒湿客之，诸阳不得流通，与邪壅塞于巅而作痛，故用附子性之走者，于疾处散其邪；以盐味之润下，从太阳膀胱水性者佐之，用以引诸阳下降，则壅通而病愈矣。

5.桂枝芍药知母汤

桂枝芍药知母汤方

桂枝四两　芍药三两　甘草二两　麻黄二两　生姜五两　白术五两　知母四两　防风四两　附子二枚（40g），炮

上九味，以水七升，煮取二升，温服七合，日三服。

《金匮方歌括》

脚肿身羸欲吐形，芍三姜五是前型，知防术桂均须四，附子麻甘二两停。

【原文】

《金匮要略》

【5.8】诸肢节疼痛，身体魁（一作尪）羸，脚肿如脱，头眩短气，温温欲吐，桂枝芍药知母汤主之。

经典引注

《金匮方论衍义》

【5.8】此风寒湿痹其荣卫、三焦之病。头眩短气，上焦痹也；温温欲吐，中焦痹也；

脚肿如脱，下焦痹也；诸肢节疼痛，身体尪羸，筋骨痹也。韵书以尪为火，以羸为筋结也。然湿多则肿，寒多则痛，风多则动，故用桂枝治风，麻黄治寒，白术治湿；防风佐桂，附子佐麻黄、白术，其芍药、生姜、甘草，亦和发其荣卫，如桂枝汤例也；知母治脚肿，引诸药祛邪益气力，附子行药势，为开痹大剂。然分两多而水分少，恐分其服，而非一剂也。《三因方》云：每服四钱。

《金匮要略心典》

【5.8】诸肢节疼痛，即历节也。身体尪羸，脚肿如脱，形气不足，而湿热下甚也；头眩短气，温温欲吐，湿热且从下而上冲矣，与脚气冲心之候颇同。桂枝、麻黄、防风，散湿于表；芍药、知母、甘草，除热于中；白术、附子，驱湿热于下；而用生姜最多，以止呕降逆，为湿热外伤肢节，而复上冲心胃之治法也。

6.乌头汤

乌头汤方

麻黄　芍药　黄芪各三两　　甘草三两，炙　　川乌五枚（25g），咬咀，以蜜二升，煎取一升，即出乌头

上五味，咬咀四味，以水三升，煮取一升，去滓，内蜜煎中更煎之，服七合。不知，尽服之。

《金匮方歌括》

历节疼来不屈伸，或加脚气痛为均，芍芪麻草皆三两，五粒乌头煮蜜匀。

【原文】

《金匮要略》

【5.10】治脚气疼痛，不可屈伸。

经典引注

《金匮方论衍义》

【5.10】此汤概治历节不可屈伸疼痛，于方下又复言治脚气疼痛，必仲景书历节条下有方而无药石，见脚气中方名同而有药，集书者遂两出之，且二病皆因风寒伤于筋，麻黄

开玄府，通腠理，散寒邪，解气痹；芍药以理血痹；甘草通经脉而和药；黄芪益卫气，气壮则邪退；乌头善走，入肝经逐风寒；蜜煎以缓其性，使之留连筋骨，以利其屈伸，且蜜之润，又可益血养筋，并制乌头燥热之毒也。

《金匮要略心典》

【5.10】此治寒湿历节之正法也。寒湿之邪，非麻黄、乌头不能去，而病在筋节，又非如皮毛之邪，可一汗而散者。故以黄芪之补，白芍之收，甘草之缓，牵制二物，俾得深入而去留邪。如卫瓘监钟邓入蜀，使其成功而不及于乱，乃制方之要妙也。

7.矾石汤

矾石汤方

矾石_{二两}

矾石二两
上一味，以浆水一斗五升，煎三五沸，浸脚良。

《金匮方歌括》

脚气冲心矾石汤，煮须浆水浸之良，湿收毒解兼除热，补却灵枢外法彰。

【原文】

《金匮要略》
【5.10】矾石汤。治脚气冲心。

经典引注

《金匮方论衍义》

【5.10】脚气病者，古人谓感水湿之邪，即《内经》痿痹厥逆证也。东垣有饮乳酪之说。予思：足六经起于足五指间，若天之六淫，饮食寒热，劳逸之气，凡留滞于下者，皆足以致其肿痹不仁，屈伸不利，气逆上冲也，岂独水湿之邪？白矾味酸涩，性燥，可去湿消肿，收敛逆气。然脚气冲心，水克火也，岂细故哉。

《金匮要略心典》

【5.10】脚气之病，湿伤于下，而气冲于上。矾石味酸涩，性燥，能却水收湿解毒，毒解湿收，上冲自止。

8.《古今录验》续命汤

《古今录验》续命汤方

麻黄 桂枝 当归 人参 石膏 干姜 甘草各三两　芎劳一两　杏仁四十枚（16g）

上九味，以水一斗，煮取四升，温服一升，当小汗，薄覆脊，凭几坐，汗出则愈；不汗更服。无所禁，勿当风。并治但伏不得卧，咳逆上气，面目浮肿。

《金匮方歌括》

姜归参桂草膏麻，三两均匀切莫差，四十杏仁芎两半，古今录验主风邪。

【原文】

《金匮要略》

【5.附方】《古今录验》续命汤　治中风痱，身体不能自收，口不能言，冒昧不知痛处，或拘急不得转侧。姚云：与大续命同，并治妇人产后去血者及老人小儿。

经典引注

《金匮方论衍义》

【5.附方】痱病者，荣卫气血不养于内外，故身体不用，机关不利，精神不治。然是证有虚有实，虚者，自饮食、房劳、七情得之，《内经》谓：内夺而厥，则为喑痱是也。实者，是风寒暑湿感之。虚以实治，则气血愈散，此方乃治实邪也，故麻黄为君，佐干姜开寒痹，石膏解风痹，当归和血，人参益气，芎劳行血散风也。其并治咳逆上气，面浮者，亦为风寒所致也。

《金匮要略心典》

【5.附方】痱者，废也。精神不持，筋骨不用，非特邪气之扰，亦真气之衰也。麻黄、桂枝所以散邪；人参、当归所以养正；石膏合杏仁助散邪之力；甘草合干姜为复气之虚。乃攻补兼行之法也。

9.《千金》三黄汤

《千金》三黄汤方

麻黄五分　独活四分　细辛二分　黄芪二分　黄芩三分

上五味，以水六升，煮取二升，分温三服，一服小汗，二服大汗。心热加大黄二分，腹满加枳实一枚，气逆加人参三分，悸加牡蛎三分，渴加栝楼根三分，先有寒加附子一枚。

《金匮方歌括》

风乘火势乱心中，节痛肢拘络不通，二分芪辛四分独，黄芩三分五麻攻。

二分黄加心热端，消除腹满枳枚单，虚而气逆宜参补，牡蛎潜阳悸可安，

增入楼根能止渴，各加三分效堪观，病前先有寒邪在，附子一枚仔细看。

【原文】

《金匮要略》

【5.附方】《千金》三黄汤。治中风，手足拘急，百节疼痛，烦热心乱，恶寒，经日不欲饮食。

10.《近效方》术附汤

《近效方》术附汤

白术二两　附子一枚半（25g），炮，去皮　甘草一两，炙

上三味，剉，每五钱匕，姜五片，枣一枚，水盏半，煎七分，去滓，温服。

一剂分服五钱匕，五片生姜一枣饵，枚半附子镇风虚，二术一草君须记。

【原文】

《金匮要略》

【5.附方】《近效方》术附子汤。治风虚头重眩，苦极，不知食味，暖肌补中，益精气。

11.肾气丸

（崔氏八味丸）

崔氏八味丸方

干地黄八两　山茱萸 薯蓣各四两　泽泻 茯苓 牡丹皮各三两　桂枝 附子炮，各一两

上八味，末之，炼蜜和丸梧子大。酒下十五丸，加至二十五丸，日再服。

《金匮方歌括》

温经暖肾整胞宫，丹泽苓三地八融，四两萸薯桂附一，端教系正肾元充。

【原文】

《金匮要略》

【5.附方】崔氏八味丸。治脚气上入，少腹不仁。

【6.15】虚劳腰痛，少腹拘急，小便不利者，八味肾气丸主之（方见脚气中）。

【12.17】夫短气有微饮，当从小便去之，苓桂术甘汤主之，肾气丸亦主之。

【13.3】男子消渴，小便反多，以饮一斗，小便一斗，肾气丸主之。

【22.19】问曰：妇人病，饮食如故，烦热不得卧而反倚息者，何也？师曰：此名转胞，不得溺也，以胞系了戾，故致此病。但利小便则愈，宜肾气丸主之。

经典引注

《金匮方论衍义》

【12.17】微饮而短气，由水饮停蓄，致三焦之气升降呼吸不前也。二方各有所主：苓桂术甘汤主饮在阳，呼气之短；肾气丸主饮在阴，吸气之短。盖呼者出心肺，吸者出肾肝。茯苓入手太阴，桂枝入手少阴，皆轻清之剂，治其阳也；地黄入足少阴，山茰入足厥阴，皆重浊之剂，治其阴也。一证二方，岂无故哉？

【13.3】医和云：女子，阳物也。晦淫则生内热惑蛊之疾，仲景独称男子，倘亦此意？肾者主水，主志，藏精以施化。若惑女色以丧志，则泄精无度，火扇不已，所主之水，所藏之精无几，水无几，何以敌相火？精无几，何以承君火？二火乌得不炽而为内热惑蛊之疾耶？二火炽则肺金伤，肺金伤则气燥液竭，内外腠理因之干涩而思饮也。且肾乃胃之关，通调水道，肺病则水不复上归下输，肾病则不复关键，不能调布五经，岂不饮一斗而出一斗乎？用八味丸补肾之精，救其本也。不避桂附之热，为非辛不能开腠理，致五脏精输之于肾，与其施化四布以润燥也。每恨古今论消渴者，多集其证而不举其所自者有之，举其端而不明其源者有之。仲景因当时失第六卷论六气之详，故止就经气而言病，不及乎火。惟张子和论君相二火，可补仲景之手足。相火游行五脏间，火主动，动之和者，则助本脏气生化之用；动之不和者，即为害之火也。妄动之火势盛，必挟本脏气同起，当时脏气，有虚有实，有阴有阳，主气主血，升降浮沉，各一体用。是故治火之中，必当先审脏气，虚则补之，实则泻之；在阳则调其气，在阴则理其血；当升而反降者必举之，当降而反升者必抑之；须兼五脏金、木、水、火、土之性，从而治之，使无扞格之患，则火有所归宿而安矣。肾气丸内有桂、附，治消渴恐有水未生而火反盛之患？不思《内经》王注：火自肾起为龙火，当以火逐火，则火可灭；以水治之，则火愈炽？如是，则桂、附亦可用作从治者矣。

【22.19】此方在虚劳中，治腰痛，小便不利，小腹拘急。此亦用之何也？盖因肾虚用之，若饮而短气者，亦用此利小便，则可见其转胞之病，为胞居膀胱之室，因下焦气衰，惟内水湿在中，不得气化而出，遂至鼓急，其胞因转动不止，了戾其溺之宗，水既不出，经气遂逆，上冲于肺，肺所主之荣卫，不得入于阴，蓄积于上，故烦热不得卧而倚息也。用此补肾则气化，气化则水行，水行则逆者降而愈矣。然转胞之病，岂尽由下焦肾虚致耶？或中焦气虚土湿，下干害其胞，与上焦肺气壅塞，不化于下焦，或胎重压其胞，或忍溺入房，皆足成此病，必求所因以治之也。

《金匮玉函经二注》

【6.15】腰者肾之府，腰痛为肾气之虚寒可知矣。惟虚寒，故少腹拘急，而膀胱之气亦不化也。苟非益火以助真阳以消阴翳，恐无以生土而水得泛溢，不至上凌君火不止矣。

主以八味，固补益先天之至要者也。

《金匮要略心典》

【5.附方】肾之脉，起于足而入于腹，肾气不治，湿寒之气，随经上入，聚于少腹，为之不仁，是非驱湿散寒之剂所可治者，须以肾气丸补肾中之气，以为生阳化湿之用也。

【6.15】下焦之分，少阴主之。少阴虽为阴脏，而中有元阳，所以温经脏，行阴阳，司开阖者也。虚劳之人，损伤少阴肾气，是以腰痛，少腹拘急，小便不利，程氏所谓肾间动气已损者是矣。八味肾气丸补阴之虚，可以生气，助阳之弱可以化水，乃补下治下之良剂也。

【12.17】气为饮抑则短，欲引其气，必蠲其饮。饮，水类也。治水必自小便去之，苓桂术甘益土气以行水，肾气丸养阳气以化阴，虽所主不同，而利小便则一也。

【13.3】男子以肾为事，肾中有气，所以主气化，行津液，而润心肺者也。此气既虚，则不能上至，气不至，则水亦不至，而心肺失其润矣。盖水液属阴，非气不至，气虽属阳，中实含水，水之与气，未尝相离也。肾气丸中有桂、附，所以斡旋肾中颓堕之气，而使上行心肺之分，故名曰肾气。不然，则滋阴润燥之品，同于饮水无济，但益下趋之势而已。驯至阳气全消，有降无升，饮一溲二而死不治。夫岂知饮入于胃，非得肾中真阳，焉能游溢精气，而上输脾肺耶。按：消渴证有太阴、厥阴、阳明、少阴之异。系太阴者，心热移肺也；系厥阴者，风胜则干，抑火从木出也；系阳明者，火燔而土燥也；系少阴者，水虚不能制火也。然此不言水虚不能制火，而言火虚不能化水，则法之变而论之精也。惟火不化水，故饮一斗，水亦一斗，不然，未有不为火所消者矣。推而言之，厥阴内热之渴，水为热所消，其小便必不多；阳明内坚之渴，水入不能内润而从旁转，其小便虽数，而出亦必少也。

【22.19】饮食如故，病不由中焦也。了戾与缭戾同，胞系缭戾而不顺，则胞为之转，胞转则不得溺也。由是下气上逆而倚息，上气不能下通而烦热不得卧。治以肾气者，上焦之气肾主之，肾气得理，庶缭者顺，戾者平，而闭乃通耳。

12.《千金》越婢加术汤

《千金方》越婢加术汤方

麻黄六两　石膏半斤　生姜三两　甘草二两　白术四两　大枣十五枚
上六味，以水六升，先煮麻黄，去上沫，内诸药，煮取三升，分温三服。恶风加附子一枚，炮。

《金匮方歌括》

里水脉沉面目黄，水风相搏湿为殃，专需越婢平风水，四两术司去湿良。

【原文】

《金匮要略》

【5.附方】《千金》越婢加术汤，治肉极热，则身体津脱，腠理开，汗大泄，厉风气，下焦脚弱。

三、小结

中风病

含义	猝然昏倒，然后出现半身不遂，口眼㖞邪，重则昏迷不识人的一种病证			
病因病机	正气亏虚，偶受外邪诱发而致经脉之气痹阻，脏腑功能紊乱			
疾病鉴别	中风	中风——半身不遂		
	痹证	痹证——但臂不遂		
病位鉴别	中络	中络——肌肤不仁		
	中经	中经——即重不胜		
	入脏	入脏——即不识人		
	入腑	入脏——舌即难言，口吐涎		
证治	证型	脉证	治法	方剂
	阳虚血虚风邪侵袭	治大风，四肢烦重，心中恶寒不足者（《外台》治风癫）	补气养血祛风散邪	候氏黑散
	热盛生风	除热瘫痫	清热息风镇静缓急	风引汤
	阴血不足感受外风	治病如狂状，妄行，独语不休，天寒热，其脉浮	养血驱风清热	防己地黄汤
	头风病	发作性的头眩头痛	祛风散寒通络	头风摩散

历节病

含义	以遍历周身关节疼痛为脉证，甚则肿大变形的一种病症			
病因病机	肝肾气血不足，感受风寒湿之邪			
脉证	遍历关节疼痛			
疾病鉴别	历节——关节痛剧，独足肿大，脚肿如脱，两胫热，关节出黄汗 黄汗——关节时痛，肿及四肢头面，全身出黄汗			
治疗	分类	症状	治疗	方剂
	风湿历节	诸肢节疼痛，身体魁羸，脚肿如脱，头眩短气，温温欲吐（风寒湿外袭，渐次化热伤阴）	祛风除湿 温经散寒 消肿	桂枝芍药知母汤
	寒湿历节	病历节不可屈伸疼痛（寒湿留于关节，经脉痹阻不通，气血运行不畅）	温经祛寒 除湿止痛	乌头汤
	脚气冲心	下肢痿弱，伴心肌、气喘、呕恶等症	导湿下行 收敛心气	矾石汤

第五节 血痹虚劳病脉证并治第六

一、章节概述

本篇论述血痹与虚劳两种疾病的辨治规律。血痹是一种因气血不足，感受风邪，血行阻滞引起的，轻者以肢体局部麻木不仁为主，重者可有轻度疼痛的一类疾病，相当于现代医学的雷诺氏病。虚劳，是一种因多种原因引起脏腑阴阳气血虚弱的一种慢性虚弱性疾病。其中《诸病源候论》用五劳、七伤、六极概括虚劳病的病因。

本篇所涉及方药共计 11 首，其中经方共计 9 首：黄芪桂枝五物汤、桂枝加龙骨牡蛎汤、天雄散、小建中汤、黄芪建中汤、肾气丸、薯蓣丸、酸枣仁汤、大黄䗪虫丸；附方 2首：《千金翼》炙甘草汤、《肘后》獭肝散。其中黄芪桂枝五物汤主治血痹重证，其余 10首方药主治虚劳病。

二、方证解析

1.黄芪桂枝五物汤

黄芪桂枝五物汤方

黄芪三两　芍药三两　桂枝三两　生姜六两　大枣十二枚

上五味，以水六升，煮取二升，温服七合，日三服。一方有人参。

《金匮方歌括》

> 血痹如风体不仁，桂枝三两芍芪均，枣枚十二生姜六，须令阳通效自神。

【原文】

《金匮要略》

【6.2】血痹阴阳俱微，寸口关上微，尺中小紧，外证身体不仁，如风痹状，黄芪桂枝五物汤主之。

经典引注

《金匮玉函经二注》

【6.2】此条是由上条既痹之后，未能针引以愈，遂令寸口微者，今则阴阳俱微，且寸关俱微矣，且尺中小紧矣。夫小紧既见于尺，则邪之入也愈深而愈不得出，何也？正虚之处，便是容邪之处也。《脉经》内外谓之阴阳，上下亦谓之阴阳。今尺既小紧，则微属内外也明矣。若言证以不仁概之，盖身为我身，则体为我体，而或为疼痛，或为麻木，每与我相阻，其为不仁甚矣，故以风痹象之，非真风痹也。经曰：风寒湿三者合而成痹。然何以单言风痹也？邪有兼中，人之受者必有所偏，如多于风者，则其痛流行，不常淫于四末。盖血以养筋，血不通行，则筋节为之阻塞，且血藏于肝，肝为肾子，肾既受邪，则血无不壅滞，于是以黄芪固卫，芍药养荣，桂枝调和荣卫，托实表里，驱邪外出；佐以生姜宣胃，大枣益脾，岂非至当不易者乎？

【6.2】阴阳俱微,该人迎、趺阳、太溪为言。寸口关上微,尺中小紧,即阳不足而阴为痹之象。不仁者,肌体顽痹,痛痒不觉,如风痹状,而实非风也。黄芪、桂枝五物和荣之滞,助卫之行,亦针引阳气之意。以脉阴阳俱微,故不可针而可药,经所谓阴阳形气俱不足者,勿刺以针而调以甘药也。

2.桂枝加龙骨牡蛎汤

桂枝加龙骨牡蛎汤方

《小品》云:虚羸浮热汗出者除桂,加白薇、附子各三分,故曰二加龙骨汤。

桂枝　芍药　生姜各三两　甘草二两　大枣十二枚　龙骨　牡蛎各三两

上七味,以水七升,煮取三升,分温三服。

《金匮方歌括》

男子失精女梦交,坎离救治在中爻,桂枝汤内加龙牡,三两相匀要细敲。

【原文】

《金匮要略》

【6.8】夫失精家少腹弦急,阴头寒,目眩(一作目眶痛,)发落,脉极虚芤迟,为清谷,亡血,失精。脉得诸芤动微紧,男子失精,女子梦交,桂枝加龙骨牡蛎汤主之。

经典引注

《金匮玉函经二注》

【6.8】经曰:肾主水,受五脏六腑之精而藏之。又曰:厥气接于阴器,则梦接内。盖阴器,宗筋之所系也,而脾胃肝胆之筋亦皆聚焉,故厥阴主筋,则诸筋统于肝也。肾为阴,主藏精;肝为阳,主疏泄。故肾之阴虚则精不藏,肝之阳强则气不固,若遇阴邪客之,与所强之阳相感,则或梦或不梦而精脱矣。是肾虚则无有不虚者也,膀胱与肾为表里,故少腹弦急为阴结,而气不化者可知。水不生木,则血不养筋,致宗筋愈而阴头寒,以致虚风生则目眩,血不会则发脱。种种虚状,悉本诸此。而其脉则为虚、为芤、为迟,可想而知

也。夫阳虚则水谷不化，阴虚则亡血失精，故芤为阴虚，复阴阳相搏而为动；微则阳微，又微紧相搏而为邪，皆《脉经》所云至虚者也。然则男子失精，女子梦交，何能已哉？此病之原，皆起于肾之不固，遂令三焦皆底于极虚矣，斯于法必以固精为主治也。于是以桂枝和荣卫，芍药收阴，生姜散寒，甘草、胶、枣益脾补气，更用龙骨以涩其阳，牡蛎以涩其阴，庶肾肝既固，荣卫调和，而诸证自愈尔。

《金匮要略心典》

【6.8】脉极虚芤迟者，精失而虚及其气也，故少腹弦急，阴头寒而目眩；脉得诸芤动微紧者，阴阳并乖而伤及其神与精也，故男子失精，女子梦交。沈氏所谓劳伤心气，火浮不敛，则为心肾不交，阳泛于上，精孤于下，火不摄水，不交自泄，故病失精，或精虚心相内浮，扰精而出，则成梦交者是也。徐氏曰：桂枝汤外证得之，能解肌去邪气，内证得之，能补虚调阴阳，加龙骨、牡蛎者，以失精梦交为神精间病，非此不足以收敛其浮越也。

3.天雄散

天雄散方

天雄三两，炮　白术八两　桂枝六两　龙骨三两
上四味，杵为散，酒服半钱匕，日三服，不知，稍增之。

《金匮方歌括》

阴精不固本之阳，龙骨天雄三两匡，六两桂枝八两术，酒调钱匕日三尝。

【原文】

《金匮要略》（参考《桂林古书伤寒杂病论》）

【6.8】夫失精家，少腹弦急，阴头寒，目眩（一作目眶痛），发落，脉极虚芤迟，为清谷、亡血、失精。脉得诸芤动微紧，男子失精，女子梦交，桂枝加龙骨牡蛎汤主之。天雄散并主之。

经典引注

《金匮要略心典》

【6.8】此疑亦后人所附，为补阳摄阴之用也。

4.小建中汤
（重复方药）

小建中汤方（金匮方）

桂枝三两，去皮　甘草三两，炙　大枣十二枚　芍药六两　生姜二两　胶饴一升（200ml）

上六味，以水七升，煮取三升，去滓，内胶饴，更上微火消解，温服一升，日三服。呕家不可用建中汤，以甜故也。

《千金》疗男女因积冷气滞，或大病后不复常，苦四肢沉重，骨肉酸疼，吸吸少气，行动喘乏，胸满气急，腰背强痛，心中虚悸，咽干唇燥，面体少色，或饮食无味，胁肋腹胀，头重不举，多卧少起，甚者积年，轻者百日，渐至瘦弱，五脏气竭，则难可复常，六脉俱不足，虚寒乏气，少腹拘急，羸瘠百病，名曰黄芪建中汤，又有人参二两。

小建中汤方（伤寒方）

桂枝三两，去皮　甘草二两，炙　大枣十二枚，擘　芍药六两　生姜三两，切　胶饴一升（200ml）

上六味，以水七升，煮取三升，去滓，内饴，更上微火消解，温服一升，日三服。呕家不可用建中汤，以甜故也。

《金匮方歌括》

建中即是桂枝汤，倍芍加饴绝妙方，饴取一升六两芍，悸烦腹痛有奇长。

【原文】

《金匮要略》

【6.13】虚劳里急，悸，衄，腹中痛，梦失精，四肢酸疼，手足烦热，咽干口燥，小建中汤主之。

【15.22】男子黄，小便自利，当与虚劳小建中汤。

【22.18】妇人腹中痛，小建中汤主之。

《伤寒论》

【100】伤寒，阳脉涩，阴脉弦，法当腹中急痛，先与小建中汤，不差者，小柴胡汤主之。

【102】伤寒二三日，心中悸而烦者，小建中汤主之。

经典引注

《金匮方论衍义》

【15.22】杂病中虚，致脾胃不化，湿热蓄积而为黄，虽小便不利，亦当补泻兼施。男子黄者，必由入内，虚热而致也；反见小便自利，为中下无实热，惟虚阳浮泛为黄耳。故与治虚劳之剂补正气，正气旺，则荣卫阴阳和，而黄自愈矣。

《金匮玉函经二注》

【6.13】经云：形气不足，病气不足，此阴阳俱不足也。不可刺之，刺之为重虚。盖气不足者，如中气不健，频欲更衣，心下悸，或阳明内热而血外溢，或腹中痛，或梦接内而遗，种种悉气之不足为之也。形不足者，即如四肢不但不强健而疼，甚至手足烦热，津液少而干燥，种种皆形之不足为之也。经谓不可刺，以重虚者，宜补之以甘药。此其意惟仲景遵之，培中央以灌输腑脏百脉，主以小建中，正稼穑作甘之意也。然观此证，则肾虚为多，水亏当壮水之主，以镇阳光，火衰则益火之源，以消阴翳，独仲景不屑于此，而惟以树立中气为第一义者何居？圣人曰：精，谷气也。可见肾为藏精之处，伎巧出焉，苟非有五谷之养，五味之调，则亦从何而生。然经又曰：精不足者，补之以味。假使胃不能纳，脾不能运，又如之何？故圣人以建中主治，使中州之土，已坏复起，将饮食入胃者，游溢精气，上输于脾，脾气散精，上归于肺，如经所云者，则五脏百脉自裕矣，岂但已病乎哉？

【15.22】伤寒论中云：小便利者，不能发黄，以热从小便去故也。今便利而黄自若，则其黄亦必色淡气虚，非诚有大热也，故从补。不然，便即利矣，黄胡为乎来哉？与瘀血在脾者不侔也；与热积膀胱者不侔也。此明系虚黄上泛，从中下二焦虚得之。然仲景微示房劳之意，而仍补中焦者，正以黄终归土色也。

《金匮要略心典》

【6.13】此和阴阳调营卫之法也。夫人生之道，曰阴曰阳，阴阳和平，百疾不生。若阳病不能与阴和，则阴以其寒独行，为里急，为腹中痛，而实非阴之盛也；阴病不能与阳和，则阳以其热独行，为手足烦热，为咽干、口燥，而实非阳之炽也。昧者以寒攻热，以热攻寒，寒热内贼，其病益甚，惟以甘酸辛药，和合成剂，调之使和，则阳就于阴，而寒

以温，阴就于阳，而热以和，医之所以贵识其大要也。岂徒云寒可治热，热可治寒而已哉。或问和阴阳调营卫是矣，而必以建中者，何也？曰：中者，脾胃也，营卫生成于水谷，而水谷转输于脾胃，故中气立，则营卫流行而不失其和；又中者，四运之轴，而阴阳之机也，故中气立，则阴阳相循，如环无端，而不极于偏。是方甘与辛合而生阳，酸得甘助而生阴，阴阳相生，中气自立，是故求阴阳之和者，必于中气，求中气之立，必以建中也。

【15.22】小便利者，不能发黄，以热从小便去也。今小便利而黄不去，知非热病，乃土虚而色外见，宜补中而不可除热者也，夫黄疸之病，湿热所郁也，故在表者汗而发之，在里者攻而去之，此大法也。乃亦有不湿而燥者，则变清利为润导，如猪膏发煎之治也；不热而寒、不实而虚者，则变攻为补、变寒为温，如小建中之法也；其有兼证错出者，则先治兼证而后治本证，如小半夏及小柴胡之治也，仲景论黄疸一证，而于正、变、虚、实之法，详尽如此，其心可谓尽矣。

【22.18】营不足则脉急，卫不足则里寒，虚寒里急，腹中则痛。是必以甘药补中缓急为主，而合辛以生阳，合酸以生阴，阴阳和而营卫行，何腹痛之有哉。

5.黄芪建中汤

黄芪建中汤方

黄芪_{一两半} 桂枝（去皮）三两 甘草（炙）三两 大枣_{十二枚} 芍药_{六两} 生姜_{二两} 胶饴_{一升}（200ml）

《金匮方歌括》

小建汤加两半芪，诸虚里急治无遗，急当甘缓虚当补，愈信长沙百世师。
气短胸满生姜好，三两相加六两讨，如逢腹满胀难消，加茯两半除去枣，
及疗肺虚损不足，补气还须开窍早，三两半夏法宜加，蠲除痰饮为至宝。

【原文】

《金匮要略》

【6.14】虚劳里急，诸不足，黄芪建中汤主之。于小建中汤内，加黄芪一两半，余依上法。气短胸满者加生姜；腹满者去枣，加茯苓一两半；及疗肺虚损不足，补气加半夏三两。

经典引注

《金匮玉函经二注》

【6.14】不足之证不一，未有不因于气虚者。夫阳生阴长，气苟不充，则日就于损矣，故曰：卫气者，所以温分肉，充皮肤，肥腠理，司开阖者也。开阖损其常度，则里急见焉，于是为证之不足者，且不可以概述矣。主以黄芪建中，正于补益中土者，兼足以托实肌表矣。

《金匮要略心典》

【6.14】里急者，里虚脉急，腹中当引痛也；诸不足者，阴阳诸脉，并俱不足，而眩、悸、喘、喝、失精、亡血等证，相因而至也。急者缓之必以甘，不足者补之必以温，而充虚塞空，则黄芪尤有专长也。

6.肾气丸

参见"【5.附方】肾气丸（崔氏八味丸）"条。

7.薯蓣丸

薯蓣丸方

薯蓣三十分　当归　桂枝　曲　干地黄　豆黄卷各十分　甘草二十八分　人参七分　芎䓖　芍药　白术　麦门冬　杏仁各六分　柴胡　桔梗　茯苓各五分　阿胶七分　干姜三分　白敛二分　防风六分　大枣百枚，为膏。

上二十一味，末之，炼蜜和丸，如弹子大，空腹酒服一丸，一百丸为剂。

《金匮方歌括》

三十薯蓣二十草，三姜二蔹百枚枣，桔茯柴胡五分匀，人参阿胶七分讨，
更有六分不参差，芎芍杏防麦术好，豆卷地归曲桂枝，均宜十分和药捣，
蜜丸弹大酒服之，尽一百九功可造，风气百疾并诸虚，调剂阴阳为至宝。

【原文】

《金匮要略》

【6.16】虚劳诸不足，风气百疾，薯蓣丸主之。

经典引注

《金匮玉函经二注》

【6.16】虚劳不足之证，最易生风，倘不为调摄，必致火气日见不足，则所以善行数变者，不益流连而不息耶？故于手足太阴、少阴上下分补，不仍以中土为主，务令三焦并益，荣卫和谐，而诸风自息矣。如桂枝、柴胡、防风，借以固表升阳，为力颇多，非谓以此驱风，转燥津液也。

《金匮要略心典》

【6.16】虚劳证多有挟风气者，正不可独补其虚，亦不可着意去风气。仲景以参、地、芎、归、苓、术补其气血，胶、麦、姜、枣、甘、芍益其营卫，而以桔梗、杏仁、桂枝、防风、柴胡、白蔹、黄卷、神曲去风行气，其用薯蓣最多者，以其不寒不热，不燥不滑，兼擅补虚去风之长，故以为君，谓必得正气理而后风气可去耳。

8.酸枣仁汤

酸枣仁汤方

酸枣仁二升（220g）　甘草一两　知母二两　茯苓二两　芎劳二两《深师》有生姜二两
上五味，以水八升，煮酸枣仁，得六升，内诸药，煮取三升，分温三服。

《金匮方歌括》

酸枣二升先煮汤，茯知二两佐之良，芎甘各一相调剂，服后恬然足睡乡。

【原文】

《金匮要略》

【6.17】虚劳虚烦不得眠，酸枣仁汤主之。

经典引注

《金匮玉函经二注》

【6.17】按嘉言论此方云：《素问》谓阳气者，烦劳则张，精绝，辟积于夏。使人煎厥。可见虚劳虚烦为心肾不交之病。肾水不上交于心火，心火无制，故烦而不得眠，不独夏月为然矣。方用枣仁为君，而兼知母之滋肾为佐，茯苓、甘草调和其间，芎入血分而解心火之燥烦也。

《金匮要略心典》

【6.17】人寤则魂寓于目，寐则魂藏于肝，虚劳之人，肝气不荣，则魂不得藏，魂不藏，故不得眠。酸枣仁补肝敛气，宜以为君。而魂既不归容，必有浊痰燥火乘间而袭其舍者，烦之所由作也。故以知母、甘草清热滋燥，茯苓、川芎行气除痰。皆所以求肝之治，而宅其魂也。

9.大黄䗪虫丸

大黄䗪虫丸方

大黄十分（蒸）　黄芩二两　甘草三两　桃仁一升（100g）　杏仁一升（120g）　芍药四两　干地黄十两　干漆一两　虻虫一升（16g）　水蛭百枚（150g）　蛴螬一升（100g）　䗪虫半升（25g）

上十二味，末之，炼蜜和丸小豆大，酒饮服五丸，日三服。

《金匮方歌括》

> 干血至劳穷源委，缓中补虚治大旨，螬蛭百个䗪半升，桃杏虻虫一升止，
> 一两干漆十地黄，更用大黄十分已，三甘四芍二黄芩，五劳要证须用此，
> 此方世医勿惊疑，起死回生大可恃。

【原文】

《金匮要略》

【6.18】五劳虚极羸瘦，腹满不能饮食，食伤、忧伤、饮伤、房室伤、饥伤、劳伤、经络营卫气伤，内有干血，肌肤甲错，两目黯黑。缓中补虚，大黄䗪虫丸主之。（18）

经典引注

《金匮玉函经二注》

【6.18】嘉言云：七伤，《金匮》明谓食伤、忧伤、饮伤、房室伤、饥伤、劳伤、经络营卫气伤。及房劳伤，但居其一，后人不知何见。谓七者：阴寒、阴痿、里急、精速、精少、阴下湿、精滑、小便苦数，临事不举，似乎专主肾伤为言。岂有五劳分主五脏，而七伤独主一脏之理？虽人身恣逞伤肾者恒多，要不可为一定之名也，故虚劳证，凡本之内伤者，有此七者之分，而虚劳发热，未有不由瘀血者。若无内伤，则营卫运行，不失其次，瘀从何起？是必饮食起居，过时失节，营卫凝泣，先成内伤，然后随其气所阻塞之处，血为瘀积，积之久，牢不可拔，新生之血，不得周灌，与日俱积，其人尚有生理乎？仲景施活人手眼，以润剂润其血之干，以蠕动啖血之物，行死血，名之曰缓中补血，岂非以行血去瘀，为安中补虚上着乎？然此特世称干血劳之良法也。血结在内，手足脉相失者宜之，兼入琼玉膏润补之药同用尤妙。试为细参其证：肌肤甲错，面目黯黑，及羸瘦不能饮食，全是营血瘀积胃中，而发见于肌肤面目，所以五脏失中土之灌溉而虚极也。此与五脏之本病不同，故可用其方而导其胃中之血，以内谷而通流营卫耳。许州陈大夫传仲景百劳丸方云：治一切劳瘵积滞，不经药坏证者，宜服。大夫其长于谋国者欤！方用当归、乳香、没药各一钱，虻虫十四个，人参二钱，水蛭十四个，桃仁十四个，浸去皮尖为细末，炼蜜丸如桐子大，都作一服可百丸。五更用百劳水下，取恶物为度，服白粥十日。百劳水即甘澜水，以杓扬百遍者也。

《金匮要略心典》

【6.18】虚劳症有挟外邪者，如上所谓风气百疾是也。有挟瘀郁者，则此所谓五劳诸伤，内有干血者是也。夫风气不去，则足以贼正气而生长不荣；干血不去，则足以留新血而渗灌不周，故去之不可不早也。此方润以濡其干，虫以动其瘀，通以去其闭，而仍以地黄、芍药、甘草和养其虚，攻血而不专主瘀血，一如薯蓣丸之去风而不着意于风也。喻氏曰：此世俗所称干血劳之良治也。血瘀于内，手足脉相失者宜之，兼入琼玉膏补润之剂尤妙。

10.《千金翼》炙甘草汤

（重复方药）

《千金翼》炙甘草汤方（金匮方）

甘草四两，炙　桂枝　生姜各三两　麦门冬半升（60g）　麻仁半升（55g）　人参　阿胶各二两　大枣三十枚　生地黄一升

上九味，以酒七升，水八升，先煮八味，取三升，去滓，内胶消尽，温服一升，日三服。

《千金翼》炙甘草汤方（伤寒方）

甘草四两，炙　生姜三两，切　人参二两　生地黄一斤　桂枝三两，去皮　阿胶二两　麦门冬半升（60g），去心　麻仁半升（55g）　大枣三十枚，擘

上九味，以清酒七升，水八升，先煮八味，取三升，去滓，内胶，烊消尽，温服一升，日三服。一名复脉汤。

《金匮方歌括》

结代脉须四两甘，枣枚三十桂姜三，半升麻麦一斤地，二两参胶酒水涵。

【原文】

《金匮要略》

【6.附方】《千金翼》炙甘草汤（一云复脉汤）治虚劳不足，汗出而闷，脉结悸，行动如常，不出百日，危急者十一日死。

《伤寒论》

【177】伤寒脉结代，心动悸，炙甘草汤主之。

经典引注

《金匮要略心典》

【7.附方】脉结是荣气不行，悸则血亏而心无所养，营滞血亏，而更出汗，岂不立槁乎？故虽行动如常，断云不出百日，知其阴亡而阳绝也。人参、桂枝、甘草、生姜行身之

阳，胶、麦、麻、地行身之阴，盖欲使阳得复行阴中而脉自复也。后人只喜用胶、地等而畏姜、桂，岂知阴凝燥气，非阳不能化耶（徐氏）。

11.《肘后》獭肝散

《肘后》獭肝散方

獭肝一具

炙干末之，水服方寸匕，日三服

《金匮方歌括》

獭肝变化少人知，一月能生一叶奇，鬼疰冷劳宜此物，传尸虫蛊是专司。

【原文】

《金匮要略》

【6.附方】《肘后》獭肝散。治冷劳，又主鬼疰一门相染。

三、小结

血痹病

含义		气血不足，感受风邪所致，以肢体局部或末梢麻木、不仁，甚或疼痛为脉证的一种病证			
病因病机		气血不足，感受风邪，阳气闭阻，血行不畅			
证治		症状		治法	方剂
	轻证	脉自微涩，在寸口、关上小紧，局部麻木		针引阳气	无
	重证	寸口关上微，尺中小紧，外证身体不仁，如风痹状		温阳行痹	黄芪桂枝五物汤

含义		因劳伤过度、病久正衰而致脏腑阴阳气血亏损的多种慢性、衰弱性疾患			
病因病机		1.先天禀赋薄弱 2.起居、饮食、七情失常，色欲过度，劳倦，疾病误治、失治、病后、产后失于调理而致脏腑阴阳气血亏损。			
脉象总纲		脉大、极虚			
辨证	阳虚	人年五六十，其病脉大者，痹侠背行，若肠鸣，马刀侠瘿			
		脉沉小迟，其人疾行则喘喝，手足逆寒，腹满，甚则溏泄，食不消化也			
	阴虚	男子面色薄者，主渴及之血，卒喘悸，脉浮者			
		劳为病，其脉大，手足烦，春夏剧，秋冬瘥，阴寒精自出，酸削不能行			
	阴阳两虚	男子脉虚沉弦，无寒热，短气里急，小便不利，面色白，时目瞑，兼衄，少腹满			
		男子脉浮弱而涩，为无子，精气清冷			
		男子平人，脉虚弱细微者，喜盗汗也			
		脉弦而大，妇人则半产漏下，男子则亡血失精			
证治	证型	症状		治法	方剂
	虚劳失精	失精家，少腹弦急，阴头寒，目眩发落，脉极虚芤迟，或芤动微紧。		调补阴阳 潜阳固涩	桂枝加龙骨牡蛎汤
	虚劳失精兼腰膝痛	阳虚失精，腰膝冷痛		温补脾肾 固涩止遗	天雄散
	虚劳里急	虚劳里急，悸衄，腹中疼，梦失精，四肢酸痛，手足烦热，咽干口燥		甘温建中	小建中汤
	虚劳不足	虚劳里急，诸不足		建中补虚	黄芪建中汤
	风气百疾	虚劳诸不足，风气百疾		扶正祛邪	薯蓣丸
	虚劳虚烦	虚劳，虚烦不得眠		滋阴清热 养血安神	酸枣仁汤
	虚劳腰痛	虚劳，腰痛，少腹拘急，小便不利		温阳化气	八味肾气丸
	干血痨	五劳虚极羸瘦，腹满不能饮食，肌肤甲错，两目黯黑		缓中补虚	大黄䗪虫丸

第六节　肺痿肺痈咳嗽上气病脉证第七

一、章节概述

本篇论述肺痿、肺痈、咳嗽上气三病的病因病机与辨证治疗。肺痿，即肺气痿弱不用之病。肺痿病名始于《金匮要略》，以"口中反有浊唾涎沫"及"息张口短气"为特征。本篇之肺痿属于慢性虚弱性疾病，无论是重伤津液致虚热肺痿，还是肺中虚冷成虚寒肺痿，其咎皆在肺气痿弱不用。肺痈是肺脏发生痈脓的疾病。肺痈系邪实为主的疾病，乃由风热犯肺，内郁不解，热塞血瘀，发展到蓄结痈脓。咳嗽上气，是指以咳嗽、气逆作喘为主症的病证。咳嗽上气有虚实之别，虚者多由肺肾两虚，气失摄纳；实者常因内外合邪，肺气壅阻。

本篇所涉及方药共计 17 首，其中经方共计 11 首：甘草干姜汤、射干麻黄汤、皂荚丸、厚朴麻黄汤、泽漆汤、麦门冬汤、葶苈大枣泻肺汤、桔梗汤、越婢加半夏汤、小青龙加石膏汤、小青龙汤；附方 6 首：《外台》炙甘草汤、《千金》甘草汤、《千金》生姜甘草汤、《千金》桂枝去芍药加皂荚汤、《外台》桔梗白散、《千金》苇茎汤。其中甘草干姜汤专治虚寒肺痿，《外台》炙甘草汤、《千金》甘草汤、《千金》生姜甘草汤、《千金》桂枝去芍药加皂荚汤亦治肺痿；射干麻黄汤、皂荚丸、厚朴麻黄汤、泽漆汤、麦门冬汤治疗咳嗽上气；葶苈大枣泻肺汤、桔梗汤治疗肺痈，《外台》桔梗白散、《千金》苇茎汤亦治肺痈；越婢加半夏汤、小青龙加石膏汤治疗肺胀。而麦门冬汤按着行文应该专治咳嗽上气，但由于其主治病机于虚热肺痿对应，因此后世医家多将其归类为专治虚热肺痿的方药。

二、方证解析

1.甘草干姜汤

（重复方药）

甘草干姜汤方（金匮方）

甘草四两，炙　干姜二两，炮
上㕮咀，以水三升，煮取一升五合，去滓，分温再服。

甘草干姜汤方（伤寒方）

甘草四两，炙　干姜二两
上两味，以水三升，煮取一升五合，去滓，分温再服。

《金匮方歌括》

二两干姜四炙甘，姜须炮透旨须探，肺中津涸方成痿，气到津随得指南。

【原文】

《金匮要略》

【7.50】肺痿吐涎沫而不咳者，其人不渴，必遗尿，小便数。所以然者，以上虚不能制下故也。此为肺中冷，必眩，多涎唾，甘草干姜汤以温之。若服汤已渴者，属消渴。

《伤寒论》

【29】伤寒脉浮，自汗出，小便数，心烦，微恶寒，脚挛急，反与桂枝，欲攻其表，此误也，得之便厥。咽中干，烦躁，吐逆者，作甘草干姜汤与之，以复其阳。若厥愈足温者，更作芍药甘草汤与之，其脚即伸。若胃气不和谵语者，少与调胃承气汤。若重发汗，复加烧针者，四逆汤主之。

经典引注

《金匮玉函经二注》

【7.50】嘉言云：肺热，则膀胱之气化亦热，小便必赤涩而不能多。若肺痿之候，但吐涎沫而不咳，复不渴，反遗尿而小便数者，何其与本病相反也？必其人上虚不能制下，以故小便无所收摄尔。此为肺中冷，阴气上巅，侮其阳气，故必眩。阴寒之气，凝滞津液，故多涎唾。若始先不渴，服温药即转渴者，明是消渴饮一溲二之证，更当消息之矣。

愚按：肺寒，上虚也；便数，下虚也。圣人只温其中，岂非以补其母则子自安？总司之地温，而膀胱亦温，下泉无洌彼之患矣。

《金匮要略心典》

【7.50】此举肺痿之属虚冷者，以见病变之不同。盖肺为娇脏，热则气烁，故不用而痿；冷则气沮，故亦不用而痿也。遗尿、小便数者，肺金不用而气化无权，斯膀胱无制而津液不藏也。头眩、多涎唾者，《经》云上虚则眩，又云上焦有寒，其口多涎也。甘草、干姜，甘辛合用，为温肺复气之剂。服后病不去而加渴者，则属消渴，盖小便数而渴者为消，不渴者，非下虚即肺冷也。

2.射干麻黄汤

射干麻黄汤方

射干十三枚，一法三两　麻黄四两　生姜四两　细辛　紫菀　款冬花各三两　五味子半升　大枣七枚　半夏大者，洗，八枚（5.6g），一法半升

上九味，以水一斗二升，先煮麻黄两沸，去上沫，内诸药，煮取三升，分温三服。

《金匮方歌括》

喉中咳逆水鸡声，三两干辛款菀行，夏味半升枣七粒，姜麻四两破坚城。

【原文】

《金匮要略》

【7.6】咳而上气，喉中水鸡声，射干麻黄汤主之。

经典引注

《金匮要略心典》

【7.6】咳而上气，肺有邪，则气不降而反逆也。肺中寒饮，上入喉间，为呼吸之气所激，则作声如水鸡。射干、紫菀、款冬降逆气，麻黄、细辛、生姜发邪气，半夏消饮气，而以大枣安中，五味敛肺，恐劫散之药，并伤及其正气也。

3.皂荚丸

皂荚丸方

皂荚八两，刮去皮，用酥炙
上一味，末之，蜜丸梧子大，以枣膏和汤服三丸，日三夜一服。

《金匮方歌括》

浊痰上气坐难眠，痛势将成壅又坚，皂荚蜜丸调枣下，绸缪须在雨之前。

【原文】

《金匮要略》

【7.7】咳逆上气，时时吐唾浊，但坐不得眠，皂荚丸主之。

经典引注

《金匮玉函经二注》

【7.7】经谓上气者，阴气在下，阳气在上，诸阳气浮，无所根据从也。今咳逆上气，是浊气上干，清虚之位，反为浊阴所据，故虽时时唾，而浊不为唾减也。皂荚性能驱浊，其刺又能攻坚，且得直达患处，用意神巧，诚不可思议者。嘉言云：大热之毒，聚结于肺，表之温之，曾不少应。坚而不可攻者，用此丸豆大三粒，朝三服，暮一服，吞适病所，如棘针遍刺，四面还攻，如是多日，庶几无坚不入，聿成荡涤之功，不可以药之微贱而少之也。胸中手不可入，即谓为代针丸可矣。

《金匮要略心典》

【7.7】浊，浊痰也。时时吐浊者，肺中之痰，随上气而时出也。然痰虽出而满不减，则其本有固而不拔之势，不迅而扫之，不去也。皂荚味辛入肺，除痰之力最猛，饮以枣膏，安其正也。

4.厚朴麻黄汤

厚朴麻黄汤方

厚朴五两　麻黄四两　石膏如鸡子大（45g）　杏仁半升（60g）　半夏半升（65g）　干姜二两　细辛二两　小麦一升（150g）　五味子半升（40g）

上九味，以水一斗二升，先煮小麦熟，去滓，内诸药，煮取三升，温服一升，日三服。

《金匮方歌括》

杏仁夏味半升量，升麦四麻五朴良，二两姜辛膏蛋大，脉浮咳喘此方当。

【原文】

《金匮要略》

【7.8】咳而脉浮者，厚朴麻黄汤主之。

经典引注

《金匮玉函经二注》

【7.8】嘉言云：上气声如水鸡，明系痰阻其气尔。阻之务在去之。而仲景不专于去痰者，以肺受风寒，主气之司，已为邪困而不能自持。莫若主于发表，而佐以润燥下气开痰四法，聚于一方内，以分解其邪，不使之合。此因证定药之大法也。

5.泽漆汤

泽漆汤方

半夏半升（65g）　紫参五两，一作紫菀　泽漆三斤，以东流水五斗，煮取一斗五升　生姜五两　白前五两　甘草　黄芩　人参　桂枝各三两

上九味，㕮咀，内泽漆汁中，煮取五升，温服五合，至夜尽。

《金匮方歌括》

五两紫参姜白前，三升泽漆法分煎，桂芩参草同三两，半夏半升涤饮专。

【原文】

《金匮要略》

【7.9】脉沉者，泽漆汤主之。

经典引注

《金匮玉函经二注》

【7.9】浮为在表，沉为在里。表里二字，与伤寒之表里大殊。表者邪在卫，即肺之表也；里者邪在荣，即肺之里也。热过于荣，吸而不出，其血必结，血结则痰气必为外裹，故用泽漆之破血为君，加入开痰下气，清热和荣诸药，俾坚垒一空，元气不损，制方之妙若此。

【7.9】此不详见证，而但以脉之浮沉为辨而异其治。按：厚朴麻黄汤与小青龙加石膏汤大同，则散邪蠲饮之力居多。而厚朴辛温，亦能助表，小麦甘平，则同五味敛安正气者也。泽漆汤以泽漆为主，而以白前、黄芩、半夏佐之，则下趋之力较猛，虽生姜、桂枝之辛，亦只为下气降逆之用而已，不能发表也。仲景之意，盖以咳皆肺邪，而脉浮者气多居表，故驱之使从外出为易；脉沉者气多居里，故驱之使从下出为易，亦因势利导之法也。

6.麦门冬汤

麦门冬汤方

麦门冬七升（840g）　半夏一升（130g）　人参二两　甘草二两　粳米三合（54g）　大枣十二枚

上六味，以水一斗二升，煮取六升，温服一升，日三夜一服。

【原文】

《金匮要略》

【7.10】大逆上气，咽喉不利，止逆下气者，麦门冬汤主之。（10）

《金匮方歌括》

火逆原来气上冲，一升半夏七升冬，参甘二两粳三合，枣十二枚是正宗。

经典引注

《金匮玉函经二注》

【7.10】嘉言云：此胃中津液枯燥，虚火上炎之证，治本之良法也。夫用降火之药而火反升；用寒凉之药而热转炽者，徒知与火热相争，未思及必不可得之数，不惟无益，而反害之。凡肺病有胃气则生，无胃气即死。胃气者，肺之母气也。本草有知母之名者，谓肺藉其清凉，知清凉为肺之母也；有贝母之名者，谓肺藉其豁痰，实豁痰为肺之母也。然屡施于火逆上气，咽喉不利之证而屡不应，名不称矣。孰知仲景有此妙法，于麦冬、人参、甘草、粳米大补中气，大生津液队中，增入半夏之辛温一味，其利咽下气，非半夏之功，实善用半夏之功，擅古今未有之奇矣。

【7.10】火热挟饮致逆，为上气，为咽喉不利，与表寒挟饮上逆者悬殊矣。故以麦冬之寒治火逆，半夏之辛治饮气，人参、甘草之甘以补益中气。盖从外来者，其气多实，故以攻发为急；从内生者，其气多虚，则以补养为主也。

7.葶苈大枣泻肺汤

葶苈大枣泻肺汤方

葶苈_{熬令黄色，捣丸如弹丸大}　大枣_{十二枚}

上先以水三升，煮枣取二升，去枣，内葶苈，煮取一升，顿服。

《金匮方歌括》

喘而不卧肺成痈，口燥胸痛数实呈，葶苈一九十二枣，雄军直入夺初萌。

【原文】

《金匮要略》

【7.11】肺痈，喘不得卧，葶苈大枣泻肺汤主之。

【7.15】肺痈胸满胀，一身面目浮肿，鼻塞清涕出，不闻香臭酸辛，咳逆上气，喘鸣迫塞，葶苈大枣泻肺汤主之（方见上，三日一剂，可至三四剂，此先服小青龙汤一剂乃进。小青龙方见咳嗽门中。）。

【12.27】支饮不得息，葶苈大枣泻肺汤主之。

经典引注

《金匮玉函经二注》

【7.11】此治肺痈吃紧之方也。肺中生痈，不泻何待？恐日久痈脓已成，泻之无益。日久肺气已索，泻之转伤。惟血结而脓未成，当急以泻肺之法夺之。况喘不得卧，不云甚乎？

【7.15】经云，是动则病肺胀满，膨膨然而喘咳。胃气不升，大肠之气亦不降，则鼻塞不闻香臭，遂使周身肿浮。有种种之证也。然此表证尚多，岂可专泻？不知肺痈始因邪由外入，及其成痈，则证复自内显出。故论其常，当升散开提者，且未可下夺，论其亟当

下夺者，倘牵制于外，反昧脓成则死之大戒，安得不审所轻重哉。

【12.27】支饮留结，气塞胸中，故不得息。葶苈能破结、利饮，大枣通肺气、补中。此虽与肺痈异，而方相通者，盖支饮之与气未尝相离，支饮以津液所聚，气行则液行，气停则液聚，而气亦结。气，阳也；结亦化热，所以与肺痈热结者同治。

《金匮要略心典》

【7.11】肺痈喘不得卧，肺气被迫，亦已甚矣，故须峻药顿服，以逐其邪。葶苈苦寒，入肺泄气闭，加大枣甘温以和药力，亦犹皂荚丸之饮以枣膏也。

【7.15】此方原治肺痈喘不得卧，此兼面目浮，鼻塞清涕，则肺有表邪宜散，故先服小青龙一剂乃进。又按：肺痈诸方，其于治效，各有专长，如葶苈大枣用治痈之始萌而未成者，所谓乘其未集而击之也。其苇茎汤则因其乱而逐之者耳，桔梗汤则抚兼行，而意在于抚。洵为王者之师。桔梗白散则捣坚之锐师也。比而观之，审而行之，庶几各当而无误矣。

【12.27】不得息，肺满而气闭也。葶苈入肺，通闭泻满，用大枣者，不使伤正也。

8.桔梗汤

（重复方药）

桔梗汤方　亦治血痹（金匮方）

桔梗一两　甘草二两
上二味，以水三升，煮取一升，分温再服，则吐脓血也。

桔梗汤方（伤寒方）

桔梗一两　甘草二两
上二味，以水三升，煮取一升，去滓，温分再服。

《金匮方歌括》

脓如米粥肺须清，毒溃难支药要轻，甘草二分桔一两，土金合化得生生。

【原文】

《金匮要略》

【7.12】咳而胸满，振寒脉数，咽干不渴，时出浊唾腥臭，久久吐脓如米粥者，为肺

痈，桔梗汤主之。

《伤寒论》

【311】少阴病，二三日，咽痛者，可与甘草汤；不差，与桔梗汤。

经典引注

《金匮玉函经二注》

【7.12】肺痈由热结而成。其浊唾腥臭，因热瘀而致，故咳而胸满，是肺不利也；振寒，阴郁于里也；咽干不渴，阻滞津液也。彼邪热搏聚，固结难散之势，用桔梗开之，以散其毒；甘草解之，以消其毒，庶几可图。无使滋蔓；即至久久吐脓之时，亦仍可用此汤者，一以桔梗可开之，使下行，亦可托之，俾吐出；一以甘草可以长血肉，更可以益金母也。

《金匮要略心典》

【7.12】此条见证，具如前第二条所云，乃肺痈之的证也。此病为风热所壅，故以苦梗开之；热聚则成毒，故以甘草解之。而甘倍于苦，其力似乎太缓，意者痈脓已成，正伤毒溃之时，有非峻剂所可排击者，故药不嫌轻耳，后附《外台》桔梗白散，治证与此正同，方中桔梗、贝母同用，而无甘草之甘缓，且有巴豆之毒热，似亦以毒攻毒之意。然非病盛气实，非峻药不能为功者，不可侥幸一试也，是在审其形之肥瘠与病之缓急而善其用焉

9.越婢加半夏汤

越婢加半夏汤方

麻黄六两　石膏半斤　生姜三两　大枣十五枚　甘草二两　半夏半升
上六味，以水六升，先煮麻黄，去上沫，内诸药，煮取三升，分温三服。

《金匮方歌括》

风水多兮气亦多，水风相搏浪滔滔，全凭越婢平风水，加夏半升莫巨波。

【原文】

《金匮要略》

【7.13】咳而上气，此为肺胀，其人喘，目如脱状，脉浮大者，越婢加半夏汤主之。

经典引注

《金匮玉函经二注》

【7.13】咳而上气，则其气之有冲而不下可知矣，其咳之相连而不已可知矣。此皆属肺之胀使之也。邪入于肺，则气壅，肺壅则欲不喘不可得，惟喘极，故目如脱，所以状胀与喘之至也。脉浮，邪也；兼大则邪实，而所以遗害于肺，正未有已，故必以辛热发之，亦兼以甘寒佐之，使久合之邪，涣然冰释，岂不快乎？然久蓄之饮，何由得泄？故特加半夏于越婢汤中，一定之法也。

《金匮要略心典》

【7.13】外邪内饮，填塞肺中，为胀，为喘，为咳而上气。越婢汤散邪之力多，而蠲饮之力少，故以半夏辅其未逮。不用小青龙者，以脉浮且大，病属阳热，故利辛寒，不利辛热也。目如脱状者，目睛胀突，如欲脱落之状，壅气使然也。

10.小青龙加石膏汤

小青龙加石膏汤方

麻黄　芍药　桂枝　细辛　甘草　干姜各三两　五味子半升（40g）　半夏半升（65g）　石膏二两

上九味，以水一斗，先煮麻黄，去上沫，内诸药，煮取三升。强人服一升，羸者减之，日三服，小儿服四合。

《金匮方歌括》

小龙分两照原方，二两膏加仔细详，水饮得温方可散，欲除烦燥籍辛凉。

【原文】

《金匮要略》

【7.14】肺胀，咳而上气，烦躁而喘，脉浮者，心下有水，小青龙加石膏汤主之。

经典引注

《金匮玉函经二注》

【7.14】此条证与上条无异；所异者，加躁、脉但浮尔。然前条躁者，欲作风水；此条躁者，心下有水，可见躁为阴躁，而水为阴之至也。君主之地，水气上凌，岂细故耶？故前方于麻黄以杏仁易石膏，加姜、枣，发散之力微且缓；此于麻、桂药中加石膏，其力转猛。然监以芍药、五味、干姜，其势下趋水道，不至过汗也。然后知小青龙亦能翻江倒海，引水潜藏，不若大青龙之腾云致雨也。夫越婢汤有石膏，无半夏；小青龙方有半夏，无石膏。观二方所加之意，全重此二物协力建功：石膏清热，藉辛温亦能豁痰；半夏豁痰，藉辛凉亦能清热。不然石膏可无虑，半夏不在所禁乎？仲景加减一味，已见因心化裁矣。

《金匮要略心典》

【7.14】此亦外邪内饮相搏之证，而兼烦躁，则挟有热邪。麻、桂药中必用石膏，如大青龙之例也。又此条见证与上条颇同，而心下寒饮则非温药不能开而去之，故不用越婢加半夏，而用小青龙加石膏，温寒并进，水热俱捐，于法尤为密矣。

11.《外台》炙甘草汤

炙甘草汤方

【原文】

《金匮要略》

【7.附方】《外台》炙甘草汤。治肺痿涎唾多，心中温温液液者。方见虚劳中。

12.《千金》甘草汤

（重复方药）

《千金》甘草汤方（金匮方）

甘草

上一味，以水三升，煮减半，分温三服。

甘草汤方（伤寒方）

甘草二两
上一味，以水三升，煮取一升半，去滓，温服七合，日二服。

《金匮方歌括》

　　甘草名汤咽痛求，方教二两不多收，后人只认中焦药，谁识少阴主治忧。

【原文】

《金匮要略》
【7.附方】《千金》甘草汤。
《伤寒论》
【311】少阴病，二三日，咽痛者，可与甘草汤；不差，与桔梗汤。

13.《千金》生姜甘草汤

《千金》生姜甘草汤方

生姜五两　人参二两　甘草四两　大枣十五枚
上四味，以水七升，煮取三升，分温三服。

《金匮方歌括》

　　肺痿唾涎咽燥殃，甘须四两五生姜，枣枚十五参三两，补土生津润肺肠。

【原文】

《金匮要略》
【7.附方】
《千金》生姜甘草汤。治肺痿咳唾涎沫不止，咽燥而渴。

14.《千金》桂枝去芍药加皂荚汤

《千金》桂枝去芍药加皂荚汤方

桂枝　生姜各三两　甘草二两　大枣十枚　皂荚一枚，去皮子，炙焦
上五味，以水七升，微微火煮，取三升，分温三服。

《金匮方歌括》

桂枝去芍本消阴，痰饮挟邪迫肺金，一个皂驱粘腻浊，桂枝运气是良箴。

【原文】

《金匮要略》

【7.附方】《千金》桂枝去芍药加皂荚汤：治肺痿吐涎沫。

经典引注

《金匮要略心典》

【7.附方】以上诸方，俱用辛甘温药，以肺既枯痿，非湿剂可滋者，必生气行气以致其津，盖津生于气，气至则津亦至也。又方下俱云：吐涎沫多不止，则非无津液也，乃有津液而不能收摄分布也，故非辛甘温药不可，加皂荚者，兼有浊痰也。

15.《外台》桔梗白散

（重复方药）

《外台》桔梗白散方（金匮方）

桔梗　贝母各三分（11.25g）　巴豆一分去皮，熬，研如脂
上三味，为散，强人饮服半钱匕，羸者减之。病在膈上者吐脓血，膈下者泻出，若下多不止，饮冷水一杯则定。

白散方（伤寒方）

桔梗三分（11.25g）　巴豆一分，去皮心，熬黑研如脂　贝母三分（11.25g）

上三味为散，内巴豆，更于臼中杵之，以白饮和服，强人半钱匕，羸者减之。病在膈上必吐，在膈下必利，不利，进热粥一杯，利过不止，进冷粥一杯。身热皮粟不解，欲引衣自覆，若以水溃之、洗之，益令热却不得出，当汗而不汗则烦。假令汗出已，腹中痛，与芍药三两如上法。

《金匮方歌括》

巴豆熬来研似脂，只须一分守成规，更加桔贝均三分，寒实结胸细辨医。

【原文】

《金匮要略》

【7.附方】《外台》桔梗白散。治咳而胸满，振寒脉数，咽干不渴，时出浊唾腥臭，久久吐脓如米粥者，为肺痈。

《伤寒论》

【141】病在阳，应以汗解之，反以冷水溃之若灌之，其热被劫不得去，弥更益烦，肉上粟起，意欲饮水，反不渴者，服文蛤散；若不差者，与五苓散。寒实结胸，无热证者，与三物小陷胸汤。白散亦可服（一云三物小白散）。

16.《千金》苇茎汤

《千金》苇茎汤方

苇茎二升（50g）　薏苡仁半升（70g）　桃仁五十枚（15g）　瓜瓣半升（30g）

上四味，以水一斗，先煮苇茎，得五升，去滓，内诸药，煮取二升，服一升，再服当吐如脓。

《金匮方歌括》

胸中甲错肺痈成，烦满咳痰数实呈，苡瓣半升桃五十，方中先煮二升茎。

【原文】

《金匮要略》

【7.附方】《千金》苇茎汤。治咳有微热，烦满，胸中甲错，是为肺痈。

经典引注

《金匮要略心典》

【7.附方】此方具下热散结通瘀之力，而重不伤峻，缓不伤懈，可以补桔梗汤、桔梗白散二方之偏，亦良法也。

17.葶苈大枣泻肺汤

参见"【7.11】葶苈大枣泻肺汤"条。

三、小结

肺痿病

含义			肺气萎弱不振，以口中多唾涎沫为主的一种病证	
分类	虚热	脉证	咳嗽，吐涎沫，脉虚数（或短气）	
		病因病机	重亡津液，热在上焦，肺金被灼，肺阴日耗，渐至萎弱成肺痿	
		证治	治法	清养肺胃，止逆下气
			方剂	麦门冬汤
	虚寒	病因病机	误治或失治，病程日久而转变成的或素体阳虚，受邪后从寒化，以致肺中虚冷	
		脉证	吐涎沫而不咳，遗尿，头眩等	
		证治	治法	温肺复气
			方剂	甘草干姜汤

肺痈病

含义	肺痈是肺部患痈疡的一种病证，属内痈一种			
病因病机	风热毒邪，郁阻于肺，不能外解，营血被热熏灼，凝滞不通，蓄结成痈脓			
脉证	咳嗽、胸痛、吐脓血腥臭，初起脉浮数，继则滑数			
证治	分类	症状	治法	方剂
	脓未成	喘不得卧，或胸满胀，一以身面目浮肿，鼻塞清涕出，不闻香臭酸辛，咳逆上气，喘鸣迫塞	逐痰下气 泻肺开闭	葶苈大枣泻肺汤
	脓已成	咳而胸满，振寒脉数，咽干不渴，时出浊唾腥臭，久久吐脓如米粥	排脓解毒	桔梗汤
		咳有微热，烦满，胸中甲错	清热化瘀 消痈排脓	苇茎汤

咳嗽上气

含义	以咳嗽、肺气上逆为主的病证。			
病因	外感风寒或风热，内夹水饮、痰浊、郁热或肾气不足、肺胃阴虚有关			
病机	或内外合邪，肺气不宣，宣发肃降失司，气逆于上；或肾不纳气，气不归元；或虚火上炎，肺气上逆；或痰浊壅闭，或水饮内结，或水饮夹热上迫，肺气上庸			
证治	证型	症状	治法	方剂
	寒饮郁肺	咳而上气，喉中水鸡声	祛寒化饮 温肺止咳	射干麻黄汤
	痰浊壅塞	咳逆上气，时时吐浊但坐不得眠	荡涤痰浊	皂荚丸
	饮郁化热	咳嗽上气，脉浮	化饮降逆 兼以清热	厚朴麻黄汤
	水饮内结	咳嗽上气，脉沉	逐水通阳 止咳平喘	泽漆汤
	阴虚肺燥	咳嗽上气，咽喉不利（咽痒、咽干等）	清养肺胃 止逆下气	麦门冬汤
	肺气郁闭	咳喘而烦，目如脱状，脉浮大	宣肺泄热 化饮降逆	越婢加半夏汤
	寒饮挟热	咳而上气，烦躁而喘，脉浮	解表化饮 清热除烦	小青龙加石膏汤

108

第七节　奔豚气病脉证治第八

一、章节概述

本篇专论奔豚气。奔即"贲"，快跑，急驰之意。豚，《说文解字》"豚，小豕也。"即指小猪。奔豚即奔跑的小猪。而小猪奔跑之时，以正弦型运动轨迹，上下蹦跳式奔跑。而奔豚气发作时，病者自觉有气从少腹上冲至胸或咽，令人痛苦不堪，当气返于下，其痛苦亦解。上冲之气的发病特点正与奔豚相似，故命名奔豚气。本篇论述奔豚气的病因主要与情志刺激有关。此外，素体阳虚或素有水饮者，误汗之后也可导致奔豚气病。

本篇所涉及方药共计3首：奔豚汤、桂枝加桂汤、茯苓桂枝甘草大枣汤，其中奔豚汤以专病专药专方的形式专治奔豚气，而桂枝加桂汤、茯苓桂枝甘草大枣汤治疗发汗之坏病。

二、方证解析

1.奔豚汤

奔豚汤方

甘草　芎䓖　当归各二两　半夏四两　黄芩二两　生葛五两　芍药二两　生姜四两　甘李根白皮一升（50g）

上九味，以水二斗，煮取五升，温服一升，日三夜一服。

《金匮方歌括》

气冲腹痛号奔豚，四两夏姜五葛根，归芍芎苓甘二两，李皮须到一升论。

【原文】

《金匮要略》

【8.2】奔豚气上冲胸，腹痛，往来寒热，奔豚汤主之。

经典引注

《金匮玉函经二注》

【8.2】气上冲胸，较冲咽喉稍缓。然腹痛明系木来乘土，若往来寒热，少阳本病，以厥阴与少阳相表里也。故以作甘者益土为制水，半夏、生姜消散积滞，以辛温去寒，以苦寒解热，当归益营，芍药止痛。凡发于惊者，皆以本汤主治，即以病名汤。

《金匮要略心典》

【8.2】此奔豚气之发于肝邪者，往来寒热，肝脏有邪而气通于少阳也。肝欲散，以姜、夏、生葛散之；肝苦急，以甘草缓之；芎、归、芍药理其血；黄芩、李根下其气。桂、苓为奔豚主药，而不用者，病不由肾发也。

2.桂枝加桂汤

（重复方药）

桂枝加桂汤方（金匮方）

桂枝五两　芍药三两　甘草二两（炙）　生姜三两　大枣十二枚
上五味，以水七升，微火煮取三升，去滓，温服一升。

桂枝加桂汤方（伤寒方）

桂枝五两，去皮　芍药三两　生姜三两，切　甘草二两，炙　大枣十二枚，擘
上五味，以水七升，煮取三升，去滓。温服一升。本云桂枝汤，今加桂满五两，所以加桂者，以能泄奔豚气也。

《金匮方歌括》

气从脐逆号奔豚，汗为烧针启病源，只取桂枝汤本味，再加二两桂枝论。

【原文】

《金匮要略》

【8.3】发汗后，烧针令其汗，针处被寒，核起而赤者，必发贲豚，气从小腹上至心，灸其核上各一壮，与桂枝加桂汤主之。

《伤寒论》

【117】烧针令其汗，针处被寒，核起而赤者，必发奔豚，气从少腹上冲心者，灸其核上各一壮，与桂枝加桂汤，更加桂二两也。

经典引注

《金匮玉函经二注》

【8.3】奔豚，北方肾邪也，烧针令汗，纵不合法与少阴，何与而作奔豚？盖太阳相与表里也。针处被寒，核起而赤，吾知前此之邪未散，而后此之邪复入矣。惟桂能伐肾邪，所以用桂加入桂枝汤中，一以外解风邪，一以内泄阴气也。各灸核上者，因寒而肿，惟灸消之也。

《金匮要略心典》

【8.3】此肾气乘外寒而动，发为奔豚者。发汗后，烧针复汗，阳气重伤，于是外寒从针孔而入通于肾，肾气乘外寒而上冲于心，故须灸其核上，以杜再入之邪，而以桂枝汤外解寒邪，加桂内泄肾气也。

3.茯苓桂枝甘草大枣汤

（重复方药）

茯苓桂枝甘草大枣汤方（金匮方）

茯苓半斤　甘草二两，炙　大枣十五枚　桂枝四两

上四味，以甘澜水一斗，先煮茯苓，减二升，内诸药，煮取三升，去滓，温服一升，日三服。甘澜水法：取水二斗，置大盆内，以杓扬之，水上有珠子五六千颗相逐，取用之。

茯苓桂枝甘草大枣汤方（伤寒方）

茯苓半斤　桂枝四两，去皮　甘草二两，炙　大枣十五枚，擘

上四味，以甘烂水一斗，先煮茯苓，减二升，内诸药，煮取三升，去滓，温服一升，日三服。

作甘烂水法：取水二斗，置大盆内，以杓扬之，水上有珠子五六千颗相逐，取用之。

《金匮方歌括》

八两茯苓四桂枝，炙甘四两悸堪治，枣推十五扶中土，煮取甘澜两度施。

【原文】

《金匮要略》

【8.4】发汗后，脐下悸者，欲作奔豚，茯苓桂枝甘草大枣汤主之。

《伤寒论》

【65】发汗后，其人脐下悸者，欲作奔豚，茯苓桂枝甘草大枣汤主之。

经典引注

《金匮玉函经二注》

【8.4】汗本心之液，发汗而脐下痛悸者，心气虚而肾气动也。肾邪欲上凌心，故脐下先悸。取用茯苓直趋肾界，以泄其水气，故真武汤以此为君。尚能摄外散之水，坐收北方，况于少阴藏中欲作未作者耶。

《金匮要略心典》

【8.4】此发汗后心气不足，而后肾气乘之，发为奔豚者。脐下先悸，此其兆也。桂枝能伐肾邪，茯苓能泄水气。然欲治其水，必益其土，故又以甘草、大枣补其脾气。甘澜水者，扬之令轻，使不益肾邪也。

三、小结

奔豚气病

含义	患者自觉气自从少腹上冲胸咽，如豚奔跑，时发时止，发则痛苦欲死，复如常人的一种病证			
病因病机	七情所伤，气机上逆，肝气郁气，气循冲脉上逆；阴寒（寒气或寒水）内盛，寒气上逆			
脉证	从少腹起，上冲咽喉，发作欲死，复还止			
证治	证型	症状	治法	方剂
	肝郁奔豚	气上冲胸，腹痛，往来寒热	疏肝养血，降逆止冲	奔豚汤
	寒气内盛	发汗后，气从少腹上至心	1.外用灸法；温经散寒 2.调和阴阳降逆气	桂枝加桂汤
	阳虚饮动	脐下悸，欲作奔豚	培土制水	苓桂甘枣汤

第八节　胸痹心痛短气病脉证治第九

一、章节概述

本篇论述胸痹、心痛和短气三种病证的病因病机和证治规律。篇名虽标为胸痹、心痛、短气三病，但主要是讨论胸痹和心痛，其中又以讨论胸痹为主。"痹"即闭塞不通的意思，不通则痛。胸痹即胸膺部痞塞不通，不通则痛，因而发生胸痹。病机主要是阳微阴弦：上焦阳虚，阴寒邪气上干阳位，痹阻清阳，致胸阳痞寒不通。心痛是指正当心窝部位（胃脘部）的疼痛病证。心痛以病位和症状命名，其病情比较复杂。其病机主要是"阳微阴弦"，本虚标实。短气指呼吸急促，是一种呼吸困难的表现。本篇之短气仅作为胸痹的一种伴发症状。

本篇所涉及经方共计10首：栝楼薤白白酒汤、栝楼薤白半夏汤、枳实薤白桂枝汤、人参汤、茯苓杏仁甘草汤、橘枳姜汤、薏苡附子散、桂枝生姜枳实汤、乌头赤石脂丸、九痛丸。其中栝楼薤白白酒汤、栝楼薤白半夏汤、枳实薤白桂枝汤、人参汤、茯苓杏仁甘草汤、橘枳姜汤、薏苡附子散主治胸痹病。桂枝生姜枳实汤、乌头赤石脂丸、九痛丸主治心痛病。

二、方证解析

1.栝楼薤白白酒汤

栝楼薤白白酒汤方

栝楼实一枚（45g），捣　薤白半升　白酒七升（1400ml）

上三味，同煮，取二升，分温再服。

《金匮方歌括》

胸为阳位似天空，阴气弥沦痹不通，薤白半升楼一个，七升白酒奏奇功。

【原文】

《金匮要略》

【9.3】胸痹之病，喘息咳唾，胸背痛，短气，寸口脉沉而迟，关上小紧数，栝楼薤白白酒汤主之。

经典引注

《金匮玉函经二注》

【9.3】寒浊之邪，滞于上焦，则阻其上下往来之气，塞其前后阴阳之位，遂令为喘息、为咳唾、为痛、为短气也。阴寒凝泣，阳气不复自舒，故沉迟见于寸口，理自然也。乃小紧数复显于关上者，何耶？邪之所聚，自见小紧，而阴寒所积，正足以遏抑阳气，故反形数。然阳遏则从而通之，栝楼实最足开结豁痰，得薤白、白酒佐之，既辛散而复下达，则所痹之阳自通矣。

《金匮要略心典》

【9.3】胸中，阳也，而反痹，则阳不用矣；阳不用，则气之上下不相顺接，前后不能贯通，而喘息、咳唾、胸背痛、短气等证见矣。更审其脉，寸口亦阳也，而沉迟，则等于微矣；关上小紧，亦阴弦之意，而反数者，阳气失位，阴反得而主之。《易》所谓"阴凝于阳"，《书》所谓"牝鸡司晨"也。是当以通胸中之阳为主。薤白、白酒，辛以开

痹，温以行阳；栝楼实者，以阳痹之处，必有痰浊阻其间耳。

2.栝楼薤白半夏汤

栝楼薤白半夏汤方

栝楼实一枚（45g）　薤白三两　半夏半斤（65g）　白酒一斗（2000毫升）

上四味，同煮，取四升，温服一升，日三服。

《金匮方歌括》

胸背牵痛不卧时，半升半夏一楼施，薤因性湿惟三两，斗酒同煎涤饮奇。

【原文】

《金匮要略》

【9.4】胸痹不得卧，心痛彻背者，栝楼薤白半夏汤主之。

经典引注

《金匮玉函经二注》

【9.4】胸痹痹在气，气在上焦，故即不言脉，而与上条无异，即证亦不甚相异也。所异者，止不得卧耳。经云：昼行于阳则寤，夜行于阴则寐。然则不得卧，以气之行于阳而不行于阴故也。经以小半夏汤覆杯即卧，非半夏为得寐药也，特以草生于夏，夏半为一阴初生，由阳入阴，使气归于肝，而血亦入焉。故于本汤增此一味，而能事毕矣，可不谓神乎？

《金匮要略心典》

【9.4】胸痹不得卧，是肺气上而不下也；心痛彻背，是心气塞而不和也。其痹为尤甚矣。所以然者，有痰饮以为之援也，故于胸痹药中，加半夏以逐痰饮。

3.枳实薤白桂枝汤

枳实薤白桂枝汤方

枳实四枚（60g）　厚朴四两　薤白半斤（50g）　桂枝一两　栝楼实一枚（45g），捣

上五味，以水五升，先煮枳实、厚朴，取二升，去滓，内诸药，煮数沸，分温三服。

《金匮方歌括》

痞连胸胁逆攻心，薤白半升四朴寻，一个栝楼一两桂，四枚枳实撒浮阴。

【原文】

《金匮要略》

【9.5】胸痹心中痞，留气结在胸，胸满，胁下逆抢心，枳实薤白桂枝汤主之。人参汤亦主之。

经典引注

参见"人参汤方"条。

4.人参汤方

（重复方药）

人参汤方（金匮方）

人参　甘草　干姜　白术各三两

上四味，以水八升，煮取三升，温服一升，日三服。

理中丸方（伤寒方）

人参　甘草　干姜　白术各三两

上四味，捣筛，蜜和为丸，如鸡子黄许大。以沸汤数合，和一丸，研碎，温服之，日三四，夜二服。腹中未热，益至三四丸，然不及汤。汤法，以四物，依两数切，用水八升，煮取三升，去滓，温服一升，日三服。

若脐上筑者，肾气动也，去术，加桂四两。吐多者，去术，加生姜三两。下多者，还

用术。悸者，加茯苓二两。渴欲得水者，加术，足前成四两半。腹中痛者，加人参，足前成四两半。寒者，加干姜，足前成四两半。腹满者，去术，加附子一枚。服汤后如食顷，饮热粥一升许，微自温，勿发揭衣被。

《金匮方歌括》

理中加桂人参汤，阳复阴邪不散藏，休讶补攻分两道，道消道长细推详。

【原文】

《金匮要略》

【9.5】胸痹心中痞，留气结在胸，胸满，胁下逆抢心，枳实薤白桂枝汤主之。人参汤亦主之。

《伤寒论》

【386】霍乱，头痛发热，身疼痛，热多欲饮水者，五苓散主之，寒多不用水者，理中丸主之。

【396】大病差后，喜唾，久不了了，胸上有寒，当以丸药温之，宜理中丸。

经典引注

《金匮玉函经二注》

【9.5】同一病也，一用通痞去满之药，一用辛散补中之味，全不相谋，谓治一证，岂仲景自为矛盾耶？不知证有久暂，病有虚实也。假如气果有滞，上焦痞满，下气亦上逆，不得不于通痹药中加降气消满、调和荣卫之药也；若夫病久而中气大虚，宗气不利，时时满，或从胁下抢心，不用甘温，必不足以益中州之气；不用辛散，且不足以破凝滞之阴。气足而清者自升，浊者自降，将结去而抢消矣，又何痞之有焉？

《金匮要略心典》

【9.5】心中痞气，气痹而成痞也；胁下逆抢心，气逆不降，将为中之害也。是宜急通其痞结之气，否则速复其不振之阳。盖去邪之实，即以安正；养阳之虚，即以逐阴。是在审其病之久暂，与气之虚实而决之。

5.茯苓杏仁甘草汤

茯苓杏仁甘草汤方

茯苓三两　杏仁五十个（20g）　甘草一两

上三味，以水一斗，煮取五升，温服一升，日三服。不差，更服。

《金匮方歌括》

痹而短气孰堪医，甘一苓三淡泄之，更有杏仁五十粒，水行气顺不求奇。

【原文】

《金匮要略》

【9.6】胸痹，胸中气塞，短气，茯苓杏仁甘草汤主之，橘枳姜汤亦主之。

经典引注

参见"橘枳姜汤"条。

6.橘枳姜汤

橘枳姜汤方

橘皮一斤　枳实三两　生姜半斤

上三味，以水五升，煮取二升，分温再服。《肘后》、《千金》云：治胸痹愊愊如满，噎塞习习如痒，喉中涩燥，唾沫。

《金匮方歌括》

痹而气塞又何施，枳实辛香三两宜，橘用一斤姜减半，气开结散勿迟疑。

【原文】

《金匮要略》

【9.6】胸痹，胸中气塞，短气，茯苓杏仁甘草汤主之。橘枳姜汤亦主之。

经典引注

《金匮玉函经二注》

【9.6】胸痹既有虚实，又有轻重。故痹之重者，必彻背彻心者也；轻者不然。然而何以亦言痹？以其气塞而不舒，短而弗畅也。然一属手太阴肺，肺有饮，则气每壅而不利，故以茯苓逐水，杏仁散结，用之当矣。又何取于甘草？盖以短气则中土不足也，土为金之母也。一属足阳明胃，胃中实，故君橘皮以理气，枳实以消满，且使积滞去而机窍通；更加生姜之辛，无处不宣，靡有遏抑，庶邪去而正自快。此同一实证中，而又有脏腑之别也。

《金匮要略心典》

【9.6】此亦气闭、气逆之证，视前条为稍缓矣。二方皆下气散结之剂，而有甘淡苦辛之异，亦在酌其强弱而用之。

7.薏苡附子散

薏苡附子散方

薏苡仁十五两　大附子十枚（300g），炮
上二味，杵为散，服方寸匕，日三服。

《金匮方歌括》

痹来缓急属阳微，附子十枚切莫违，更有薏仁十五两，筋资阴养得阳归。

【原文】

《金匮要略》

【9.7】胸痹缓急者，薏苡附子散主之。.

经典引注

《金匮玉函经二注》

【9.7】胸痹缓急者，痹之急证也。寒饮上聚心膈，使阳气不达，危急为何如乎？故取薏苡逐水为君，附子之辛热为佐，驱除寒结，席卷而下，又乌能不胜任而愉快耶？

【9.7】阳气者，精则养神，柔则养筋，阳痹不用，则筋失养而或缓或急，所谓大筋软短，小筋弛长者是也。故以薏苡仁舒筋脉，附子通阳痹。

8.桂枝生姜枳实汤

桂枝生姜枳实汤方

桂枝三两　生姜三两　枳实五枚（75g）
上三味，以水六升，煮取三升，分温三服。

《金匮方歌括》

心悬而痛痞相连，痰饮上弥客气填，三两桂姜五两枳，祛寒散逆并攻坚。

【原文】

《金匮要略》
【9.8】心中痞，诸逆，心悬痛，桂枝生姜枳实汤主之。

经典引注

《金匮玉函经二注》

【9.8】枳实、生姜，原以治气塞，况于痞乎？故较前条稍减轻分两，使痞者下其气以开之。悬痛属饮者，得生姜以散之，既足建功矣；乃去橘皮而用桂枝者，以所逆非一，或肾气上冲，正未可知，桂伐肾邪，正其能事，不但调和荣卫，为去痞臣也。

《金匮要略心典》

【9.8】诸逆，该痰饮、客气而言。心悬痛，谓如悬物动摇而痛，逆气使然也。桂枝、枳实、生姜，辛以散逆，苦以泄痞，温以祛寒也。

9.乌头赤石脂丸

乌头赤石脂丸方

蜀椒一两，一法二分　乌头一分，炮　附子半两，炮，一法一分　干姜一两，一法一分　赤石脂一两，一法二分

上五味，末之，蜜丸如梧子大，先食服一丸，日三服。不知，稍加服。

《金匮方歌括》

彻背彻胸痛不休，阳光欲熄实堪忧，乌头一分五钱附，赤石椒姜一两求。

【原文】

《金匮要略》

【9.9】心痛彻背，背痛彻心，乌头赤石脂丸主之。

经典引注

《金匮玉函经二注》

【9.9】心痛彻背，背痛彻心，乃阴寒之气厥逆而上干者，横格于胸背经脉之间，牵连痛楚，乱其气血，紊其疆界。此而用气分诸药，则转益其痛，势必危殆。仲景用蜀椒、乌头，一派辛辣，以温散其阴邪。然恐胸背既乱之气难安，而即于温药队中，取用干姜之泥，赤石脂之涩，以填塞厥气所横冲之新队，俾胸之气自行于胸，背之气自行于背，各不相犯，其患乃除。此炼石补天之精义也。今人知有温气、补气、行气、散气诸法矣，亦知有堵塞邪气攻冲之窦，令胸背阴阳二气并行不悖者哉。

《金匮要略心典》

【9.9】心背彻痛，阴寒之气，遍满阳位，故前后牵引作痛。沈氏云：邪感心包，气应外俞，则心痛彻背；邪袭背俞，气从内走，则背痛彻心。俞脏相通，内外之气相引，则心痛彻背，背痛彻心。即《经》所谓"寒气客于背俞之脉，其俞注于心，故相引而痛是也"。乌、附、椒、姜同力协济，以振阳气而逐阴邪，取赤石脂者，所以安心气也。

10.九痛丸

九痛丸方

附子三两，炮　生狼牙一两，炙香　巴豆一两，去皮心，熬，研如脂　人参　干姜　吴茱萸各一两

上六味，末之，炼蜜丸，如梧子大，酒下。强人初服三丸，日三服，弱者二丸。兼治卒中恶，腹胀痛，口不能言；又治连年积冷，流注心胸痛，并冷肿上气，落马坠车血疾等，皆主之。忌口如常法。

《金匮方歌括》

九种心疼治不难，狼萸姜豆附参安，附须三两余皆一，攻补同行仔细看。

【原文】

《金匮要略》
【9.九痛丸】九痛丸。治九种心痛。

经典引注

《金匮玉函经二注》

【9.九痛丸】丸以九名，能治九种心痛，吾不知其治何者为九也。且兼治卒中恶腹胀痛，口不能言，又治连年积冷，流注心胸痛，并冷冲上气，落马堕车血疾等，皆主之。由此言之，则知热以去冷，辛以开郁，降以治逆，香以散结，甘以补正，毒以攻毒，萃群力于一方，合诸毒而罔顾。用力少而成功多者，正以君主之地，无使窃发，故无礼于侧。鹰鹯逐之，况于胞络受害，不啻震惊辇毂者乎？此宁速无宁缓者也。然则火痛亦可治欤？曰：可。何也？此从治之法也。观落马堕车以及血疾，则皆因伤而滞，或素有瘀，所痛即不关于心者，无不可治也，明矣。

《金匮要略心典》

【9.九痛丸】九痛者，一虫、二注、三风、四悸、五食、六饮、七冷、八热、九去来痛是也。而并以一药治之者，岂痛虽有九，其因于积冷结气所致者多耶。

三、小结

胸痹病

含义	胸中痞塞不通所致胸膺部痞闷，甚或疼痛为脉证的疾患			
病因病机	阳微阴弦：上焦阳虚，下焦阴邪乘虚上犯，搏结胸中，胸阳闭塞，阳气不通			
脉证	喘息咳唾，胸背痛，短气，寸口脉沉而迟，关上小紧数			
证治	证型	主症	治法	方剂
	痰浊壅滞本证	胸痹，喘息咳唾，胸背痛，短气，寸口脉沉而迟，关上小紧数	通阳散结 豁痰下气	栝楼薤白白酒汤
	痰浊壅盛重证	胸痹不得卧，心痛彻背	通阳散结 涤痰降逆	栝楼薤白半夏汤
	胸中气结 痰浊壅塞	心中痞气，胸满，胁下逆抢心。（腹胀大便不畅、苔腻、脉弦紧）	通阳散结 泄满降逆	枳实薤白桂枝汤
	胸中气结 中焦虚寒	心中痞气，胸满，胁下逆抢心。（四肢不温倦怠少气，语言低微大便溏，舌淡白，脉弱而迟。）	温中助阳	人参汤
	饮邪内停 停于肺	胸中气塞，短气（短气为主）	宣肺化饮	茯苓杏仁甘草汤
	饮邪内停 犯于胃	胸中气塞，短气（气塞为主）	行气化饮 和胃降逆	橘枳姜汤
	寒湿痹阻 （胸痹急症）	疼痛剧烈，时缓、时急	温阳散寒 除湿止痛	薏苡附子散

心痛

含义	心窝部（心下或上腹部）疼痛为主的疾患。			
病机	上焦阳虚，阴邪乘虚上犯，搏结胸中，胸阳闭塞。			
证治	证型	症状	治法	方剂
	寒饮气逆	心中痞，诸逆心悬痛	温化水饮，降逆消痞止痛	桂枝生姜枳实汤
	阴寒痼结	心痛彻背，背痛彻心	温阳散寒，峻逐阴邪	乌头赤石脂丸

第九节　腹满寒疝宿食脉证治第十

一、章节概述

本篇讨论腹满、寒疝和宿食三种病证的病因病机和证治规律。腹满即腹部胀满，既可以是一种症状，亦可以单独是一种病，本篇所举的腹满病证，是以腹部胀满为主，常伴有腹部疼痛的一种病证。《说文解字》"疝，腹痛也。"寒疝即以腹中拘急疼痛为主症，由寒邪凝滞而作，故名寒疝，寒疝即寒性腹痛之谓。寒疝不同于疝气，《素问·骨空论》有"男子内结七疝"之说，具体为冲、狐、癫、厥、瘕、癃等，主要表现为男子阴囊或睾丸的肿大、冷痛等。此与本篇所述的寒疝有异，而与后世所谓疝气病证相近。宿食是指因饮食积滞而引起的腹部胀闷嗳腐吞酸，或伴有吐利、腹痛等表现的病证，亦称为伤食或食积。由饮食失节，脾胃运化功能失常，食物停积，经宿不化，故名宿食。

　　本篇所涉及方药共计 15 首，其中经方 12 首，附方 3 首。其中 4 方主治腹满：厚朴七物汤、大承气汤、厚朴三物汤、大柴胡汤；10 方主治寒疝：附子粳米汤、大建中汤、大黄附子汤、赤丸、乌头煎、当归生姜羊肉汤、乌头桂枝汤、《外台》乌头汤、《外台》柴胡桂枝汤、《外台》走马汤；2 方主治宿食：大承气汤、瓜蒂散。

二、方证解析

1.厚朴七物汤

厚朴七物汤方

厚朴半斤　甘草　大黄各三两　大枣十枚　枳实五枚（75g）　桂枝二两　生姜五两

　　上七味，以水一斗，煮取四升，温服八合，日三服。呕者加半夏五合；下利去大黄；寒多者加生姜至半斤。

《金匮方歌括》

满而便闭脉兼浮，三两甘黄八朴投，二桂五姜十个枣，五枚枳实效优优。

【原文】

《金匮要略》

【10.9】病腹满，发热十日，脉浮而数，饮食如故，厚朴七物汤主之。

经典引注

《金匮玉函经二注》

【10.9】此有里复有表之证也。腹满而能饮食，亦热邪杀谷之义；发热脉浮数，此表邪正炽之时。故以小承气治其里，桂枝去芍药以解其表。内外两解，涣然冰释，即大柴胡汤之意也。以表见太阳，故用桂枝耳。

124

《金匮要略心典》

【10.9】腹满，里有实也；发热脉浮数，表有邪也。而饮食如故，则当乘其胃气未病而攻之。枳、朴、大黄所以攻里，桂枝、生姜所以攻表，甘草、大枣则以其内外并攻，故以之安脏气，抑以和药气也。

2.附子粳米汤

附子粳米汤方

附子一枚，炮　半夏半升（65g）　甘草一两　大枣十枚　粳米半升（90g）

上五味，以水八升，煮米熟，汤成，去滓，温服一升，日三服。

《金匮方歌括》

腹中切痛作雷鸣，胸胁皆膨呕吐成，附子一枚枣十个，半升粳夏一甘烹。

【原文】

《金匮要略》

【10.10】腹中寒气，雷鸣切痛，胸胁逆满，呕吐，附子粳米汤主之。

经典引注

《金匮玉函经二注》

【10.10】嘉言云：腹中阴寒，奔迫上攻胸胁，以及于胃，而增呕逆。顷之，胃气空虚，邪无所隔，彻入阳位，则殆矣。是其除患之机，所重全在胃气。乘其邪初犯胃，尚自能食，而用附子、粳米之法，温饱其胃。胃气温饱，则土浓而邪难上越，胸胁逆满之浊阴，得温无敢留恋，必还从下窍而出，旷然无余。此持危扶颠之手眼也。

愚按：人之生，阳气为之耳。阳气生于下焦，盛于中，而会于上，岂得复有寒乘之？于是阴阳通，清浊分，而上下因以位，由是清气上升，遂不致于下陷；浊气下降，亦不至于上僭也。若使腹中有寒，则入者已不化，承者已不生，又何能生克不瘳，腑脏相安乎？于是为雷鸣、为切痛、为胸胁间逆满，势必至于呕吐不已者，无他，地气之寒为之也。试观气寒者，于天时则为严寒，于王事则为兵刑，去生不几远乎。故圣人以附子回阳汤，阳回而寒气去矣；以半夏散满，满散而呕吐止矣。若论养胃，何如粳米？安脾何如甘味？此言痛之因于寒，寒则未有不本于虚者也。

《金匮要略心典》

【10.10】下焦浊阴之气，不特肆于阴部，而且逆于阳位，中土虚而堤防撤矣，故以附子辅阳驱阴，半夏降逆止呕，而尤赖粳米、甘、枣培令土厚，而使敛阴气也。

3.厚朴三物汤

厚朴三物汤方

厚朴_{八两}　大黄_{四两}　枳实_{五枚}（75g）

上三味，以水一斗二升，先煮二味，取五升，内大黄，煮取三升，温服一升。以利为度。

《金匮方歌括》

痛而便闭下无疑，四两大黄朴倍之，枳用五枚先后煮，小承变法更神奇。

【原文】

《金匮要略》

【10.11】痛而闭者，厚朴三物汤主之。

经典引注

《金匮玉函经二注》

【10.11】此又言痛之实证也。闭者，气已滞也，经曰：塞也。通因塞用，此之谓也。于是以小承气通之，乃易其名为三物汤者，盖小承君大黄以一倍，三物汤君浓朴以一倍者，知承气之行，行在中下也；三物之行，因其闭在中上也。绎此可启悟于无穷矣。

《金匮要略心典》

【10.11】痛而闭，六腑之气不行矣。厚朴三物汤，与小承气同。但承气意在荡实，故君大黄；三物意在行气，故君厚朴。

4.大柴胡汤

（重复方药）

大柴胡汤方（金匮方）

柴胡半斤　黄芩三两　芍药三两　半夏半升(65g)，洗　枳实四枚，炙　大黄二两　大枣十二枚　生姜五两

上八味，以水一斗二升，煮取六升，去滓，再煎，温服一升，日三服。

大柴胡汤方（伤寒方）

柴胡半斤　黄芩三两　芍药三两　半夏半升(65g)，洗　生姜五两，切　枳实四枚(60g)，炙　大枣十二枚，擘

上七味，以水一斗二升，煮取六升，去滓再煎，温服一升，日三服。一方加大黄二两。若不加，恐不为大柴胡汤。

《金匮方歌括》

八柴四枳五生姜，芩芍三分二大黄，半夏半升十二枣，少阳实证下之良。

【原文】

《金匮要略》

【10.12】按之心下满痛者，此为实也，当下之，宜大柴胡汤。

《伤寒论》

【94】太阳病未解，脉阴阳俱停（一作微），必先振栗汗出而解。但阳脉微者，先汗出而解；但阴脉微者（一作尺脉实），下之而解。若欲下之，宜调胃承气汤（一云，用大柴胡汤）。

【103】太阳病，过经十余日，反二三下之，后四五日，柴胡证仍在者，先与小柴胡；呕不止，心下急（一云：呕止小安），郁郁微烦者，为未解也，与大柴胡汤，下之则愈。

【136】伤寒十余日，热结在里，复往来寒热者，与大柴胡汤；但结胸，无大热者，此为水结在胸胁也。但头微汗出者，大陷胸汤主之。

【165】伤寒发热，汗出不解，心中痞硬，呕吐而下利者，大柴胡汤主之。

【217】汗（汗一作卧）出谵语者，以有燥屎在胃中，此为风也。须下者，过经乃可下之。下之若早，语言必乱，以表虚里实故也。下之愈，宜大承气汤。（一云大柴胡汤）

【253】阳明病，发热汗多者，急下之，宜大承气汤。

【321】少阴病，自利清水，色纯青，心下必痛，口干燥者，可下之，宜大承气汤。（一法用大柴胡）

经典引注

《金匮玉函经二注》

【10.12】心下者，胸也。满且痛，不属有形乎？故曰实，实则当去。然何取于大柴胡汤？柴胡，表药也，非有外邪，无取两解，乃必出于此者，正以实则必满，按则必痛，以至内发热，津液耗而元气下陷，势所必至也，故仲景以柴胡升清阳为主治；而散满者、去热者、收阴者、下结者、各有分治；且兼姜枣以益脾液，取意岂浅鲜哉。

《金匮要略心典》

【10.12】按之而满痛者，为有形之实邪。实则可下，而心下满痛，则结处尚高，与腹中满痛不同，故不宜大承气而宜大柴胡。承气独主里实，柴胡兼通阳痹也。

5.大承气汤

详见"【2.13】大承气汤（重复方药）"

6.大建中汤

大建中汤方

蜀椒二合（10g），去汗　干姜四两　　人参二两

上三味，以水四升，煮取二升，去滓，内胶饴一升，微火煎取一升半，分温再服；如一炊顷，可饮粥二升，后更服，当一日食糜，温覆之。

《金匮方歌括》

痛呕食难属大寒，腹冲头足触之难，干姜四两椒二合，参二饴升食粥安。

【原文】

《金匮要略》

【10.14】心胸中大寒痛，呕不能饮食，腹中寒，上冲皮起，出见有头足，上下痛而不可触近，大建中汤主之。

经典引注

《金匮玉函经二注》

【10.14】上中二焦所以受寒邪者，皆由于中气素虚也。虚则阳气不布，而所积者为寒饮，所冲者为寒气，所湿者有影无形。为寒痛，故取辛热之品以散其邪，甘温之味以培其土，则中州已圮而复立矣。故名曰大建中。

《金匮要略心典》

【10.14】心腹寒痛，呕不能食者，阴寒气盛，而中土无权也；上冲皮起，出见有头足，上下痛而不可触近者，阴凝成象，腹中虫物乘之而动也。是宜大建中脏之阳，以胜上逆之阴。故以蜀椒、干姜温胃下虫，人参、饴糖安中益气也。

7.大黄附子汤

大黄附子汤方

大黄三两　附子三枚，炮　细辛二两

上三味，以水五升，煮取二升，分温三服；若强人煮二升半，分温三服。服后如人行四五里，进一服。

《金匮方歌括》

胁下偏疼脉紧弦，若非温下恐迁延，大黄三两三枚附，二两细辛可补天。

【原文】

《金匮要略》

【10.15】胁下偏痛，发热，其脉紧弦，此寒也，以温药下之，宜大黄附子汤。

经典引注

《金匮玉函经二注》

【10.15】此寒邪之在中下二焦也。胁下属厥阴之部分，于此偏痛，必有所积，积而至于发热，其为实可知也。乃视其脉不滑数而紧弦，洵为阴脉，果是阴邪结于阴位矣。且紧属痛，固因寒而痛；弦为实，亦因寒而实，故非下则实不去，非温则寒不开。然肝肾同一治也，厥阴之实，系少阴之寒而实，苟不大用附子之热，可独用大黄之寒乎？入细辛者，通少阴之经气也，以寒实于内而逼阳于外也；或里有寒，表有热，俱未可定也。仲景于附子泻心汤中，既用三黄，复用附子，以畏寒汗出，阳气之虚在于外也。此大黄附子汤，阴气之结深于内也。然则痞证用三黄，固正治之法；偏痛用大黄，岂非从治之法乎？合观之，知有至理存焉矣。

《金匮要略心典》

【10.15】胁下偏痛而脉紧弦，阴寒成聚，偏着一处，虽有发热，亦是阳气被郁所致。是以非温不能已其寒，非下不能去其结，故曰宜以温药下之。程氏曰："大黄苦寒，走而不守，得附子、细辛之大热，则寒性散而走泄之性存是也。"

8.赤丸

赤丸方

茯苓四两　乌头二两，炮　半夏四两，洗，一方用桂　细辛一两，《千金》作人参

上四味，末之，内真朱为色，炼蜜丸如麻子大，先食酒饮下三丸，日再夜一服；不知，稍增之，以知为度。

《金匮方歌括》

寒而厥逆孰为珍，四两夏苓一两辛，中有乌头二两炮，蜜丸朱色妙通神。

【原文】

《金匮要略》

【10.16】寒气厥逆，赤丸主之。

经典引注

《金匮玉函经二注》

【10.16】寒气厥逆，下传于上，明系君火既衰，而肾家之真阳亦不足。故上逆者，兼有水泛以凌君火之意，为害不浅；况阴霾僭乘，浊流为患，于是以大热大猛之力，始有补天浴日之量，兼用摄水气，通阳气，散阴气，而不敢后也。然犹恐寒逆特甚，复以朱砂之赤色者，可以镇君火；性重者，可以坠浊阴。名曰赤丸，殆畏水寒之侮火也。

《金匮要略心典》

【10.16】寒气厥逆，下焦阴寒之气厥而上逆也。茯苓、半夏降其逆，乌头、细辛散其寒，真朱体重色正，内之以破阴去逆也。

9.乌头煎

乌头煎方

乌头大者五枚（25g），熬，去皮，不㕮咀

上以水三升，煮取一升，去滓，内蜜二升，煎令水气尽，取二升，强人服七合，弱人服五合。不差，明日更服，不可一日再服。

《金匮方歌括》

> 沉紧而弦痛绕脐，白津厥逆冷凄凄，乌头五个煮添蜜，顷刻颠危快挈提。

【原文】

《金匮要略》

【10.17】腹痛，脉弦而紧，弦则卫气不行，即恶寒，紧则不欲食，邪正相搏，即为寒疝，绕脐痛，若发则白汗出，手足厥冷，其脉沉弦者（有版本为沉紧），大乌头煎主之。

经典引注

《金匮玉函经二注》

【10.17】寒入既深，则阳气闭而为痛。阴气内凝，无冲和之度，使卫外者不固，而不耐寒；中脏者既虚，而不欲食。于是邪正两不服，搏结于脐之偏旁而为疝也。所积既久，有所触动，即复发作。然必自汗者，何也？伤寒中卫，则不能有汗，谓邪自外入，蔽其气也；若寒之在腹者，则自不令阳固乎外矣。又必手足厥冷者，何也？寒邪中阴，则必至于厥逆，谓阴气内深，遏其阳也；况痛并绕脐，则脾属四肢，而真阳大衰矣。非用大热大力，何以建驱除之功？于是思天下之热且雄猛者，莫过乌头，更非多用不可也；佐以蜜者，热则必燥，益之以润也。

《金匮要略心典》

【10.17】弦紧脉皆阴也。而弦之阴从内生，紧之阴从外得。弦则卫气不行而恶寒者，阴出而痹其外之阳也；紧则不欲食者，阴入而痹其胃之阳也。卫阳与胃阳并衰，而外寒与内寒交盛，由是阴反无畏而上冲，阳反不治而下伏，所谓邪正相搏，即为寒疝者也。绕脐痛，发则白津出，手足厥冷，其脉沉紧，皆寒疝之的证。白津，汗之淡而不咸者，为虚汗也，一作自汗，亦通。大乌头煎大辛大热，为复阳散阴之峻剂，故云不可一日更服。

10.当归生姜羊肉汤

当归生姜羊肉汤方

当归三两　生姜五两　羊肉一斤

上三味，以水八升，煮取三升，温服七合，日三服。若寒多者，加生姜成一斤；痛多而呕者，加橘皮二两、白术一两。加生姜者，亦加水五升，煮取三升二合，服之。

《金匮方歌括》

腹痛胁疼急不堪，羊斤姜五并归三，于今豆蔻香砂法，可笑依盲授指南。

【原文】

《金匮要略》

【10.18】寒疝腹中痛，及胁痛里急者，当归生姜羊肉汤主之。

【21.4】产后腹中疞痛，当归生姜羊肉汤主之，并治腹中寒疝，虚劳不足。

经典引注

《金匮玉函经二注》

【10.18】疝主寒气入里，腹与胁，不言定左右也。故但言冲脉者，为非。何者？冲为肝之幕，但言冲，岂疝必偏于左而不属于右耶？故不分指之，即是统言之。乃以当归走血，生姜散邪，羊肉补中，有发屡试屡验，亦已神矣。

【21.4】产后本虚，则寒易入，今腹中为肝之幕，为脾之统，痛非正虚而邪实耶？此汤原治寒疝，取以治产后，未常不可，即以治虚劳，又谁曰不宜？

《金匮要略心典》

【10.18】此治寒多而血虚者之法。血虚则脉不荣。寒多则脉绌急。故腹胁痛而里急也；当归、生姜温血散寒，羊肉补虚益血也。

【21.4】产后腹中疞痛，与妊娠腹中疞痛不同，彼为血虚而湿扰于内，此为血虚而寒动于中也。当归、生姜温血散寒。孙思邈云：羊肉止痛利产妇。

11.乌头桂枝汤

（抵挡乌头桂枝汤）

乌头桂枝汤方

乌头五枚（25g）

上一味，以蜜二斤，煎减半，去滓，以桂枝汤五合解之。得一升后，初服二合，不知，即服三合，又不知，复加之五合。其知者，如醉状，得吐者，为中病。

桂枝汤方

桂枝三两（去皮）　　芍药三两　　甘草二两（炙）　　生姜三两　　大枣十二枚

上五味，剉，以水七升，微火煮取三升，去滓。

腹痛身疼肢不仁，药攻刺灸治非真，桂枝汤照原方煮，蜜煮乌头合用神。

【原文】

《金匮要略》

【10.19】寒疝腹中痛，逆冷，手足不仁，若身疼痛，灸刺诸药不能治，抵当乌头桂枝汤主之。

经典引注

《金匮玉函经二注》

【10.19】寒气非乌头不治。此则全以蜜熬，熬成即膏矣。乃复以桂枝汤解之者，正以桂枝主手足也。况味甘正以扶脾；蜜与桂合，又得建中之意软，以逆冷不仁、身痛，及诸治不效者，似皆中州之惫为之也。

《金匮要略心典》

【10.19】腹中痛，逆冷，阳绝于里也；手足不仁或身疼痛，阳痹于外也。此为寒邪兼伤表里，故当表里并治。乌头温里，桂枝解外也。徐氏曰：灸刺诸药不能治者，是或攻其内，或攻其外，邪气牵制不服也。如醉状则荣卫得温而气胜，故曰知，得吐则阴邪不为阳所容而上出，故为中病。

12.《外台》乌头汤

乌头汤方

麻黄　芍药　黄芪各三两　甘草三两，炙　川乌五枚（15g），咬咀，以蜜二升，煎取一升，即出乌头

上五味，咬咀四味，以水三升，煮取一升，去滓，内蜜煎中，更煎之，服七合。不知，尽服之。

《金匮方歌括》

沉紧而弦痛绕脐，白津厥逆冷凄凄，乌头五个煮添蜜，顷刻颠危快挈提。

【原文】

《金匮要略》

【10.20.附方】治寒疝腹中绞痛，贼风入攻五脏，拘急不得转侧，发作有时，使人阴缩，手足厥逆。

13.《外台》柴胡桂枝汤

（重复方药）

《外台》柴胡桂枝汤方（金匮方）

柴胡四两 黄芩 人参 芍药 桂枝 生姜各一两半 甘草一两 半夏二合半（32.5g） 大枣六枚

上九味，以水六升，煮取三升，温服一升，日三服。

《外台》柴胡桂枝汤方（伤寒方）

桂枝（去皮）一两半 黄芩一两半 人参一两半 甘草一两，炙 半夏二合半（32.5g），洗 芍药一两半 大枣六枚，擘 生姜一两半，切 柴胡四两

上九味，以水七升，煮取三升，去滓，温服一升，本云人参汤，作如桂枝法，加半夏、柴胡、黄芩，复如柴胡法，今用人参作半剂。

《金匮方歌括》

小柴原方取半煎，桂枝汤入复方全，阳中太小相因病，偏重柴胡作仔肩。

【原文】

《金匮要略》

【10.20.附方】治心腹卒中痛者。

《伤寒论》

【146】伤寒六七日，发热，微恶寒，支节烦疼，微呕，心下支结，外证未去者，柴胡桂枝汤主之。

14.《外台》走马汤

《外台》走马汤方

巴豆二枚，去皮心，熬　杏仁二枚（0.8g）

上二味，以绵缠，捶令碎，热汤二合，捻取白汁饮之，当下。老小量之。通治飞尸鬼击病。

《金匮方歌括》

外来异气伤人多，腹胀心疼走马搓，巴杏二枚同捣细，冲汤捻汁好驱邪。

【原文】

《金匮要略》

【10.20.附方】治中恶心痛腹胀，大便不通。

15.瓜蒂散

（重复方药）

瓜蒂散（金匮方）

瓜蒂一枚，熬黄　赤小豆一分（3.75g），煮

上二味，杵为散，以香豉七合煮取汁，和散一钱匕，温服之。不吐者，少加之，以快吐为度而止。亡血及虚者不可与之。

瓜蒂散（伤寒方）

瓜蒂一分（3.75g），熬黄　赤小豆一分（3.75g）

上二味，各别捣筛，为散已，合治之，取一钱匕，以香豉一合，用热汤七合，煮作稀糜，去滓，取汁和散，温顿服之。不吐者，少少加，得快吐乃止。诸亡血虚家，不可与瓜蒂散。

《金匮方歌括》

病在胸中气分乖，咽喉息碍痞难排，平行瓜豆还调豉，寸脉微浮涌吐佳。

【原文】

《金匮要略》

【10.24】宿食在上脘，当吐之，宜瓜蒂散。

《伤寒论》

【166】病如桂枝证，头不痛，项不强，寸脉微浮，胸中痞硬，气上冲喉咽，不得息者，此为胸有寒也。当吐之。宜瓜蒂散。

【355】病人手足厥冷，脉乍紧者，邪结在胸中；心下满而烦，饥不能食者，病在胸中；当须吐之，宜瓜蒂散。

经典引注

《金匮玉函经二注》

【10.24】食既云宿，决非上脘。既非上脘，何以用吐？今言上脘，又言宿食，则必有痰载物，不使得下，则为喘为满，不能具见，故一吐而痰与食俱出矣。

《金匮要略心典》

【10.24】食在下脘者，当下；食在上脘者，则不当下而当吐。《经》云："其高者，因而越之"也。

三、小结

腹满

含义	腹满是指以腹部胀满为脉证的疾病				
脉证	脾胃虚寒，气机阻滞或热结在里，腑气不通；实热证多与胃肠有关，虚寒证多与脾肾有关				
证治		分类	症状	治法	方剂
	实热	腹满兼表	腹满，发热十日，饮食如故，脉浮而数	解表攻里	厚朴七物汤
		气滞腹满	痛而闭（腹部胀满疼痛大便秘结）	行气通下	厚朴三物汤
		少阳阳明证	按之心下满痛（旁及两胁）	表里两解	大柴胡汤
		积胀俱重，里实腹满	腹满不减，减不足言	攻下里实	大承气汤
	虚寒	脾胃虚寒水湿内停	腹中寒气，雷鸣切痛，胸胁逆满，呕吐	散寒降逆温中止痛	附子粳米汤

<h3 style="text-align:center">寒疝</h3>

含义	寒疝是一种阴寒性的腹中剧痛的一类病症			
病因病机	内因阳虚寒盛，阴寒内结，外因风冷邪气，邪正相搏而成			
脉证	绕脐痛，脉沉紧			
证治	病机分类	症状	治法	方剂
	中焦虚寒，阴寒内盛	心胸中大寒痛，呕不能饮食，腹中寒，上冲皮起，出见有头足，上下痛不可触近	温中散寒	大建中汤
	寒实内结	胁下偏痛，发热，其脉紧弦	温下寒积	大黄附子汤
	脾肾虚寒、水饮上逆	寒气厥逆	散寒止痛 化饮降逆	赤丸
	阴寒内盛，寒气内结	寒疝绕脐痛，发则自汗出，手足厥冷，脉沉紧	破积散寒止痛	大乌头煎
	精血不足，阴寒内盛	寒疝腹中痛，及胁痛里急者	温补气血 散寒止痛	当归生姜羊肉汤
	表里俱寒	寒疝腹中痛，逆冷，手足不仁，身疼痛	解表散寒 温中止痛	乌头桂枝汤

<h3 style="text-align:center">宿食</h3>

含义	宿食是指食物停积于胃肠，经宿不消，又称伤食或食积			
病因病机	宿食是由于饮食不节，脾胃功能失常、食物经宿不消，停积于胃肠所致			
脉证	脘痞腹胀痛，胸闷，嗳腐吐酸或泛泛欲吐，便秘或下利酸臭			
证治	病机分类	脉证	治法	方剂
	宿食在上	脘腹胀满，泛恶欲吐，脉滑	涌吐宿食	瓜蒂散
	宿食在下	脘腹胀满，不欲饮食，大便秘结，或下利酸臭，脉数而滑，或涩	攻下食积	大承气汤

第十节　五脏风寒积聚病脉证并治第十一

一、章节概述

本篇论述五脏病证及五脏死脉，兼及积、聚、谷气的脉证特点与三焦死脉、三焦各部病证。其中五脏一些独特的病证，如"肝着""脾约""肾着"等。肝着者，肝经受邪，邪气结聚肝经，导致肝经气血瘀阻，表现为其人常欲蹈其胸上，先未苦时，但欲饮热为主证的一类疾患。脾约者，胃强脾弱，脾脏不能为胃行散津液，致小便数、大便坚为主证的一类疾患。肾着者，寒湿之邪附着于肾经（腰部：肾之外腑）而见腰部冷重为主证的一类病证。

本篇涉及经方 3 首：旋覆花汤、麻子仁丸、甘草干姜茯苓白术汤，分别治疗肝着、脾约、肾着病。

二、方证解析

1.旋覆花汤

旋覆花汤方

旋覆花三两　葱十四茎　新绛少许

上三味，以水三升，煮取一升，顿服之。

《金匮方歌括》

肝著之人欲蹈胸，热汤一饮便轻松，复花三两葱十四，新绛通行少许从。

【原文】

《金匮要略》

【11.7】肝着，其人常欲蹈其胸上，先未苦时，但欲饮热，旋覆花汤主之。

【22.11】寸口脉弦而大，弦则为减，大则为芤，减则为寒，芤则为虚，寒虚相搏，此名曰革，妇人则半产漏下，旋覆花汤主之。

经典引注

《金匮方论衍义》

【22.11】本文之注见前。方药，《本草》谓旋覆花主结气，胁下满，通血脉，去脏家热；葱管亦主寒热，安胎，除肝邪，且更能主血；新绛疑是绯帛也，凡糸帛皆理血，血色红，用绛尤切于活血。肝为藏血，主生化，故冲任之脉成月事及胞胎者，皆统属之。三味入肝理血，除邪散结，岂非以气阳也。血，阴也。气少则无阳，无阳则寒，血虚则无阴，无阴则热，两虚相搏，以害其肝之生化欤？所以用是汤先解其结聚之邪也，而温补其虚寒者，必另有法矣。

《金匮玉函经二注》

【11.7】肝主疏泄，言其用也。倘郁抑不舒，势必下乘中土，土必弱而时满，气必结而不开，故喜人之按之、揉之也；肝气之弱，言着之心胸之间也，先欲饮热者，木沈在水，喜其生已，热则能行，乐其散结，以此消息，病情斯得矣。故以旋复为君，主结气、胁下满，消胸上痰；而以葱通阳气也。使徒治肝气而不及血，似与所着不宣，故取有色无质者，能入藏血之地而不着耳。

《金匮要略心典》

【11.7】肝脏气血郁滞，着而不行，故名肝着。然肝虽着，而气反注于肺，所谓横之病也，故其人常欲蹈其胸上。胸者肺之位，蹈之欲使气内鼓而出肝邪，以肺犹橐龠，抑之则气反出也。先未苦时，但欲饮热者，欲着之气，得热则行，迨既着则亦无益矣。旋覆花咸温下气散结，新绛和其血，葱叶通其阳，结散阳通，气血以和，而肝着愈，肝愈而肺亦和矣。

【22.11】本文已见《虚劳篇》中。此去男子亡血失精句，而益之曰旋覆花汤主之，盖专为妇人立法也。详《本草》旋覆花治结气，去五脏间寒热，通血脉；葱主寒热，除肝邪；绛帛入肝理血，殊与虚寒之旨不合。然而肝以阴脏而舍少阳之气，以生化为事，以流行为用，是以虚不可补；解其郁聚，即所以补；寒不可温，行其血气，即所以温；固不可专补其血，以伤其气；亦非必先散结聚，而后温补，如赵氏、魏氏之说也。

2.麻子仁丸

（重复方药）

麻子仁丸（金匮方）

麻子仁二升（220g）　芍药半斤　枳实一斤　大黄一斤　厚朴一尺（30g）　杏仁一升（120g）
上六味，末之，炼蜜和丸如桐子大，饮服十丸，日三服，以知为度。

麻子仁丸（伤寒方）

麻子仁二升（220g）　芍药半斤　枳实半斤，炙　大黄一斤，去皮　厚朴一尺（30g），炙，去皮　杏仁一升（120g），去皮尖，熬，别作脂
上六味，蜜和丸如梧桐子大，饮服十丸，日三服，渐加，以知为度。

《金匮方歌括》

一升杏子二升麻，枳芍半斤效可夸，黄朴一斤丸饮下，缓通脾约是专家。

【原文】

《金匮要略》

【11.15】趺阳脉浮而涩，浮则胃气强，涩则小便数，浮涩相抟，大便则坚，其脾为约，麻子仁丸主之。

《伤寒论》

【247】趺阳脉浮而涩，浮则胃气强，涩则小便数。浮涩相抟，大便则硬，其脾为约。麻子仁丸主之。

经典引注

《金匮玉函经二注》

【11.15】趺阳脉，土也。浮为阳，涩为阴，故浮之见阳，沉之见阴也。夫阳有余，则胃气强；阴不足，则太阴不固，故小便数。然则脾正为胃行津液者也，脏涩而不能约束水津，则留于胃者甚少，而胃自失所润；然则胃之不润，脾为之也，故曰为约。于是以大黄、枳实去实，先以麻仁润燥，芍药养阴；且用浓朴佐杏仁以利肺气，兼补益阴气之用，斯得之矣。

《金匮要略心典》

【11.15】浮者阳气多，涩者阴气少，而趺阳见之，是为胃强而脾弱。约，约束也，犹弱者受强之约束而气馁也；又约，小也，胃不输精于脾，脾乃干涩而小也。大黄、枳实、厚朴所以下令胃弱，麻仁、杏仁、芍药所以滋令脾厚，用蜜丸者，恐速下而伤及脾也。

3.甘草干姜茯苓白术汤

甘草干姜茯苓白术汤方

甘草　白术各二两　干姜　茯苓各四两
上四味，以水五升，煮取三升，分温三服，腰中即温。

《金匮方歌括》

腰冷溶溶坐水泉，腹中如带五千钱，术甘二两姜苓四，寒湿同驱岂偶然。

【原文】

《金匮要略》

【11.16】肾着之病，其人身体重，腰中冷，如坐水中，形如水状，反不渴，小便自利，饮食如故，病属下焦。身劳汗出，衣（一作表）。里冷湿，久久得之。腰以下冷痛，腹重如带五千钱，甘姜苓术汤主之。

经典引注

《金匮玉函经二注》

【11.16】肾为水脏而真阳伏焉。肾着之病，肾气本衰，故水火俱虚，而后湿气得以着之。何也？水与水为类，故易召也。其人身重，湿也；腰如坐冷水，有水状，湿气胜也；不渴者，阳明未尝热也；小便利，膀胱未尝病也；饮食如故，中焦亦不病也。故曰病在下焦。而又申明所致病之由，言身劳则阳气张而汗出，湿入则阴气久而不散，以致冷痛、腹重，有如彼也。然论病，固下焦症也，而立方皆中焦药，岂无故哉？人之阳气，原于下而盛于中，今因中州无恙之时，再一浓培脾土，使土旺可以制湿，阳壮足以发越。故取干姜之辛热，茯苓之淡渗，加于补中味内，三服可令腰温。全不及下焦药者，恐补肾则反助水益火，无由去湿也。仲景明言下焦，药反出中焦者，不令人想见微旨耶。

《金匮要略心典》

【11.16】肾受冷湿，着而不去，则为肾着。身重，腰中冷，如坐水中，腰下冷痛，腹重如带五千钱，皆冷湿着肾，而阳气不化之征也。不渴，上无热也；小便自利，寒在下也；饮食如故，胃无病也；故曰病属下焦，身劳汗出，衣里冷湿，久久得之。盖所谓清湿袭虚，病起于下者也。然其病不在肾之中脏，而在肾之外腑。故其治法，不在温肾以散寒，而在燠土以胜水。甘、姜、苓、术，辛温甘淡，本非肾药，名肾着者，原其病也。

三、小结

肝着

含义	肝脏受邪而疏泄失职，其经脉气血郁滞，着而不行所致			
病因病机	肝脏气血郁滞，阳气痹结			
证治	病机	症状	治法	方剂
	肝脏气血郁滞阳气痹结	其人欲蹈其胸上，先未苦时，但欲饮热	行气活血，通阳散结	旋覆花汤

脾约

含义	胃热气盛，脾阴不足所致以便秘为脉证的病证			
病因病机	胃热气盛，脾阴不足，肠中燥结			
证治	病机	症状	治法	方剂
	胃热气盛，脾阴不足	小便数，大便坚，趺阳脉浮涩	泄热润躁，缓通大便	麻子仁丸

肾着

含义	寒湿痹着腰部所致，以腰部冷痛沉重为脉证的病证			
病因病机	寒湿痹着腰部，阳气痹阻不行			
证治	病机	症状	治法	方剂
	寒湿痹着腰部，阳气痹阻不行	身体重，腰中冷，如坐水中，腰以下冷痛，腹重如带五千钱	健脾除湿温中散寒	甘姜苓术汤

第十一节　痰饮咳嗽病脉证并治第十二

一、章节概述

本篇论述痰饮病的证治规律，咳嗽只是作为痰饮病的常见症状。《金匮要略》中"痰饮"是重在论饮，后世的"痰饮"则痰、饮并重。本篇根据水液流走停蓄的部位不同可分为狭义痰饮（水饮走胃肠）、悬饮（水饮流胁下）、溢饮（水饮归四肢）、支饮（水饮聚胸膈）四病。其中痰饮病的形成，主要与脾虚不运有关。其常见的症状有呕、咳、喘、满、痛、肿、悸、眩等。"温药和之"为痰饮病的治疗大法。

本篇涉计经方 20 首：苓桂术甘汤、肾气丸、甘遂半夏汤、十枣汤方、大青龙汤、小青龙汤、木防己汤、木防己去石膏加茯苓芒硝汤、泽泻汤、厚朴大黄汤、葶苈大枣泻肺汤、小半夏汤、己椒苈黄丸、小半夏加茯苓汤、五苓散、桂苓五味甘草汤、苓甘五味姜辛汤、桂苓五味甘草去桂加干姜细辛半夏汤、苓甘五味加姜辛半夏杏仁汤、苓甘五味加姜辛半杏大黄汤；附方1首：《外台》茯苓饮。其中，治疗狭义痰饮病5方：苓桂术甘汤、肾气丸、甘遂半夏汤、己椒苈黄丸、五苓散；治疗悬饮病1方：十枣汤；治疗溢饮病2方：大青龙汤、小青龙汤；治疗支饮病9方：木防己汤、木防己汤去石膏加茯苓芒硝汤、泽泻汤、厚朴大黄汤、小半夏汤、小半夏加茯苓汤、葶苈大枣泻肺汤、小青龙汤、十枣汤；另外6方以一例6诊案例的形式体现了中医经典临床思维治疗痰饮病的完整过程：桂苓五味甘草汤、苓甘五味姜辛汤、桂苓五味甘草去桂加姜辛夏汤、苓甘五味加姜辛半夏杏仁汤、苓甘五味加姜辛半杏大黄汤、小半夏加茯苓汤。

二、方证解析

1.苓桂术甘汤

（重复方药）

苓桂术甘汤方（金匮方）

茯苓四两　桂枝　白术各三两　甘草二两
上四味，以水六升，煮取三升，分温三服，小便则利。

苓桂术甘汤方（伤寒方）

茯苓四两　桂枝三两，去皮　白术　甘草各二两，炙
上四味，以水六升，煮取三升，去滓，分温三服。

《金匮方歌括》

病因吐下气冲胸，起则头眩身振从，茯四桂三术草二，温中降逆效从容。

【原文】

《金匮要略》
【12.16】心下有痰饮，胸胁支满，目眩，苓桂术甘汤主之。
【12.17】夫短气有微饮，当从小便去之，苓桂术甘汤主之。肾气丸亦主之。

《伤寒论》
【67】伤寒若吐、若下后，心下逆满，气上冲胸，起则头眩，脉沉紧，发汗则动经，

身为振振摇者，茯苓桂枝白术甘草汤主之。

经典引注

《金匮方论衍义》

【12.16】心包络脉循胁出胸下，《灵枢》曰：包络是动则胸胁支满。此痰饮积其处而为病也。目者，心之使，心有痰水，精不上注于目，故眩。《本草》茯苓能治痰水，伐肾邪。痰，水类也；治水必自小便出之。然其水淡渗，手太阴引入膀胱，故用为君；桂枝乃手少阴经药，能调阳气，开经络，况痰水得温则行，用之为臣；白术除风眩，燥痰水，除胀满，以佐茯苓；然中满勿食甘，用甘草何也？盖桂枝之辛，得甘则佐其发散，和其热而使不僭也；复益土以制水，甘草有茯苓则不支满而反渗泄。《本草》曰：甘草能下气，除烦满也。

【12.17】微饮而短气，由水饮停蓄，致三焦之气升降呼吸不前也。二方各有所主：苓桂术甘汤主饮在阳，呼气之短；肾气丸主饮在阴，吸气之短。盖呼者出心肺，吸者出肾肝。茯苓入手太阴，桂枝入手少阴，皆轻清之剂，治其阳也；地黄入足少阴，山萸入足厥阴，皆重浊之剂，治其阴也。一证二方，岂无故哉？

《金匮要略心典》

【12.17】气为饮抑则短，欲引其气，必蠲其饮。饮，水类也。治水必自小便去之，苓桂术甘益土气以行水，肾气丸养阳气以化阴，虽所主不同，而利小便则一也。

2.肾气丸

参见"【5.附方】肾气丸（崔氏八味丸）"条。

3.甘遂半夏汤

甘遂半夏汤方

甘遂大者，三枚　半夏十二枚（8.4），以水一升，煮取半升，去滓　芍药五枚　甘草如指大一枚，炙，一本作无

上四味，以水二升，煮取半升，去滓，以蜜半升，和药汁煎取八合，顿服之。

满从利减续还来，甘遂三枚芍五枚，十二夏枚指大草，水煎加蜜法双该。

【原文】

《金匮要略》

【12.18】病者脉伏，其人欲自利，利反快，虽利，心下续坚满，此为留饮欲去故也，甘遂半夏汤主之。

经典引注

《金匮方论衍义》

【12.18】仲景尝谓：天枢开发，胃和脉生。今留饮之塞中焦，以致天真不得流通，胃气不得转输，脉隐伏而不显。留饮必自利，自利而反快者，中焦所塞暂通也。通而复积，续坚满，必更用药尽逐之。然欲其达其积饮，莫若甘遂快利，用之为君；欲和脾胃，除心下坚，又必以半夏佐之；然芍药停湿，何留饮用之乎？甘草相反甘遂，何一方兼用之？盖芍药之酸，以其留饮下行，甘遂泄之，《本草》谓其独去水气也。甘草缓甘遂之性，使不急速，徘徊逐其所留；入蜜亦此意也。然心下者，脾胃部也，脾胃属土，土由木郁其中，而成坚满，非甘草不能补土；非芍药不能伐木，又可佐半夏和胃消坚也。雷公炮炙法有甘草汤浸甘遂者也。

《金匮要略心典》

【12.18】脉伏者，有留饮也；其人欲自利，利反快者，所留之饮从利而减也；虽利，心下续坚满者，未尽之饮，复注心下也。然虽未尽而有欲去之势，故以甘遂、半夏因其势而导之。甘草与甘遂相反，而同用之者，盖欲其一战而留饮尽去，因相激而相成也。芍药、白蜜不特安中，抑缓药毒耳。

4.十枣汤方

（重复方药）

十枣汤方（金匮方）

芫花熬　甘遂　大戟各等分

上三味，捣筛，以水一升五合，先煮肥大枣十枚，取八合，去滓，内药末。强人服一钱匕，羸人服半钱，平旦温服之；不下者，明日更加半钱，得快下后，糜粥自养。

十枣汤方（伤寒方）

芫花（熬）　甘遂　大戟上三味等分

各别捣为散，以水一升半，先煮大枣肥者十枚，取八合，去滓，内药末，强人服一钱匕，羸人服半钱，平旦服。若下少，病不除者，明日更服，加半钱，得快下利后，糜粥自养。

《金匮方歌括》

大戟芫花甘遂平，妙将十枣煮汤行，中风表证全除尽，里气未和此法程。

【原文】

《金匮要略》

【12.22】病悬饮者，十枣汤主之。

【12.32】咳家，其脉弦，为有水，十枣汤主之。

【12.33】夫有支饮家，咳烦，胸中痛者，不卒死，至一百日或一岁，宜十枣汤。

《伤寒论》

【152】太阳中风，下利呕逆，表解者，乃可攻之。其人漐漐汗出，发作有时，头痛，心下痞硬满，引胁下痛，干呕短气，汗出不恶寒者，此表解里未和也。十枣汤主之。

经典引注

《金匮方论衍义》

【12.22】脉沉，病在里也。凡弦者，为痛、为饮、为癖。悬饮结积在内作痛，故脉见沉弦。此条言病脉而不言药，后出一条，言药而不言病脉，可知悬饮之痛不止上条。《伤寒》中悬饮亦用是汤，则知十枣汤之治悬饮之证最多也。予故将下条粘连上条。成注谓：芫花之辛，以散饮；甘遂、大戟之苦，以泄水；大枣之甘，益脾而胜水也。

【12.32】《脉经》以弦为水气、为厥逆、为寒、为饮。风脉亦弦。若咳者，如水气，如厥逆，如寒，如风，皆能致咳。欲于弦脉而分诸邪，不亦难乎？设谓水邪之弦稍异，果何象乎？前条悬饮者沉弦，别论支饮者急弦，二者有沉、急之不同；而咳脉之弦，岂一字可尽？仲景尝论：水蓄之脉曰沉潜，今谓弦为水，其弦将仿佛有沉潜之象乎？将有沉急之象乎？凡遇是证是脉，必察色、闻声、问所苦，灼然合脉之水象，然后用是方下之。独据

脉，恐难凭也。

【12.33】心肺在上，主胸中阳也；支饮乃水类，属阴。今支饮上入于阳，动肺则咳，动心则烦，搏击膈气则痛。若阳虚不禁其阴之所逼者，则荣卫绝而神亡，为之卒死矣。不卒死，犹延岁月，则其阳不甚虚，乃水入于肺，子乘母气所致也。

《金匮要略心典》

【12.22】十枣汤蠲饮破癖，其力颇猛，《三因方》以三味为末，枣肉和丸，名十枣丸，亦良。

【12.32】脉弦为水，咳而脉弦，知为水饮溃入肺也。十枣汤逐水气自大小便去，水去则肺宁而咳愈。按：许仁则论饮气咳者，由所饮之物停滞在胸，水气上冲，肺得此气便成咳嗽。经久不已，渐成水病，其状不限四时昼夜，遇诸动嗽物即剧，乃至双眼突出，气如欲断。汗出，大小便不利，吐痰饮涎沫无限，上气喘急肩息，每旦眼肿，不得平眠，此即咳家有水之证也。著有干枣三味丸方亦佳。大枣六十枚，葶苈一斤，杏仁一升，合捣作丸，桑白皮饮下七八丸，日再，稍稍加之，以大便通利为度。

【12.33】胸中支饮扰乱清道，赵氏所谓动肺则咳，动心则烦，搏击阳气则痛者是也。其甚者荣卫遏绝，神气乃亡，为卒死矣，否则延久不愈，至一百日或一岁，则犹有可治，为其邪差缓而正得持也。然以经久不去之病，而仍与十枣攻击之药者，岂非以支饮不去，则其咳烦胸痛，必无止期。与其事敌以苟安，不如悉力一决之，犹或可图耶，然亦危矣。

5.大青龙汤

（重复方药）

大青龙汤方（金匮方）

麻黄六两，去节　桂枝二两，去皮　甘草二两，炙　杏仁四十个（16g），去皮尖　生姜三两　大枣十二枚　石膏如鸡子大（40g），碎

上七味，以水九升，先煮麻黄，减二升，去上沫，内诸药，煮取三升，去滓，温服一升，取微似汗。汗多者，温粉粉之。

大青龙汤方（伤寒方）

麻黄六两，去节　桂枝二两，去皮　甘草二两，炙　杏仁四十枚（16g），去皮尖　生姜三两，切　大枣十二枚，擘　石膏如鸡子大（40g），碎

上七味，以水九升，先煮麻黄，减二升，去上沫，内诸药，煮取三升，去滓，温服一

升，取微似汗。汗出多者，温粉粉之。一服汗者，停后服。若复服，汗多亡阳遂（一作逆）虚，恶风烦躁，不得眠也。

《金匮方歌括》

二两桂甘三两姜，膏加鸡子六麻黄，枣枚十二五十杏，无汗烦而且躁方。

【原文】

《金匮要略》

【12.23】病溢饮者，当发其汗，大青龙汤主之，小青龙汤亦主之。

《伤寒论》

【38】太阳中风，脉浮紧，发热恶寒，身疼痛，不汗出而烦躁者，大青龙汤主之。若脉微弱，汗出恶风者，不可服之，服之则厥逆，筋惕肉瞤，此为逆也。

【39】伤寒脉浮缓，身不疼，但重，乍有轻时，无少阴证者，大青龙汤发之。

经典引注

参见"小青龙汤"条。

6.小青龙汤

（重复方药）

小青龙汤方（金匮方）

麻黄去节，三两　芍药三两　五味子半升（40g）　干姜三两　甘草三两，炙　细辛三两　桂枝三两，去皮　半夏半升（65g），汤洗

上八味，以水一斗，先煮麻黄，减二升，去上沫，内诸药，煮取三升，去滓，温服一升。

小青龙汤方（伤寒方）

麻黄去节　芍药　细辛　干姜　甘草炙　桂枝各三两，去皮　五味子半升（40g）　半夏半升（65g），洗

上八味，以水一斗，先煮麻黄，减二升，去上沫，内诸药，煮取三升，去滓，温服一升。

若渴，去半夏，加栝楼根三两。若微利，去麻黄，加荛花，如一鸡子，熬令赤色。若噎者，去麻黄，加附子一枚，炮。若小便不利，少腹满者，去麻黄，加茯苓四两。若喘，去麻黄，加杏仁半升，去皮尖。且荛花不治利，麻黄主喘，今此语反之，疑非仲景意。臣

亿等谨按：小青龙汤大要治水。又按《本草》，荛花下十二水，若水去，利则止也。又按《千金》，形肿者应内麻黄，乃内杏仁者，以麻黄发其阳故也。以此证之，岂非仲景意也。

《金匮方歌括》

桂麻姜芍草辛三，夏味半升记要谙，表不解兮心下水，咳而发热句中探。

【原文】

《金匮要略》

【12.23】病溢饮者，当发其汗，大青龙汤主之，小青龙汤亦主之。

【12.35】咳逆，倚息不得卧，小青龙汤主之。

【22.7】妇人吐涎沫，医反下之，心下即痞，当先治其吐涎沫，小青龙汤主之。涎沫止，乃治痞，泻心汤主之。

《伤寒论》

【40】伤寒表不解，心下有水气，干呕发热而咳，或渴，或利，或噎，或小便不利，少腹满，或喘者，小青龙汤主之。

【41】伤寒心下有水气，咳而微喘，发热不渴。服汤已渴者，此寒去欲解也，小青龙汤主之。

经典引注

《金匮方论衍义》

【12.23】《伤寒论》寒邪伤荣，麻黄汤；风邪伤卫，桂枝汤；风寒两伤荣卫者，大青龙汤；稍迫心肺证，小青龙汤。今溢饮，亦从荣卫两伤治之，何也？出方不出证，又何也？盖溢饮之证，已见篇首，故不重出。水饮溢出于表，荣卫尽为不利，犹伤寒荣卫两伤，故必发汗以散水，而后荣卫行，经脉行则四肢之水亦消矣。

【12.35】此首篇支饮之病也。以饮水，水性寒，下应于肾，肾气上逆于肺，肺为之不利，肺主行荣卫，肺不利则荣卫受病，犹外感风寒，心中有水证也，故亦用小青龙汤治。服后首变者，为水停未散，故多唾；津液未行，故口燥；水在膈上，则阳气衰，寸口脉沉；麻黄发阳，则阴血虚，故尺脉微；尺脉微，则肾气不得固守于下，冲、任二脉相挟，从小腹冲逆而起矣。夫冲、任二脉与肾之大络同起肾下，出胞中，主血海；冲脉上行者至胸，下行者并足少阴入阴股，下抵足跗上，是动则厥逆；任脉至咽喉，上颐循面，故气冲胸咽；荣卫之行涩，经络时疏不通，手足不仁而痹，其面翕热如醉状，因复下流阴股，小便难；水在膈间，因火冲逆，阳气不得输上，故时复冒也。《内经》曰：诸逆冲上，皆属于火。

又曰：冲脉为病，气逆里急。故用桂苓五味甘草汤先治冲气与肾燥。桂味辛热，散水寒之逆，开腠理，致津液以润之；茯苓甘淡，行津液，渗蓄水，利小便，伐肾邪，为臣；甘草味甘温，补中土，制肾气之逆；五味酸平，以收肺气；《内经》曰：肺欲收，急食酸以收之。服此汤，冲气即止。因水在膈间不散，故再变而更咳、胸满，即用前方去桂加干姜、细辛散其未消之水寒，通行津液。服汤后咳满即止。三变而更复渴，冲气复发，以细辛、干姜乃热药，服之当遂渴。反不渴，支饮之水蓄积胸中故也。支饮在上，阻遏阳气，不布于头目，故冒；且冲气更逆，必从火炎而呕也。仍用前汤加半夏去水止呕。服汤后水去呕止。四变，水散行出表，表气不利，其人形肿，当用麻黄发汗散水；以其人遂痹，且血虚，麻黄发其阳，逆而内之，必厥，故不内，但加杏仁。杏仁微苦温，肾气上逆者，得之则降下；在表卫气，得之则利于行，故肿可消也。服汤后五变，因胃有热，循脉上冲于面，热如醉，加大黄以泄胃热。盖支饮证，其变始终不离小青龙之加减，足为万世法也。

【22.7】《伤寒论》表不解，心下有水气者，用小青龙汤解表散水也。又曰：表未解，医反下之，阳邪内陷，实则结胸，虚则心下痞。由此观之，吐涎沫者，盖由水气之为病，因反下之为痞；吐涎沫仍在，故先以小青龙治涎沫，然后以泻心汤除心下之热痞也。

《金匮要略心典》

【12.23】水气流行，归于四肢，当汗出而不汗出，身体重痛，谓之溢饮。夫四肢阳也，水在阴者宜利，在阳者宜汗，故以大青龙发汗去水，小青龙则兼内饮而治之者耳。徐氏曰：大青龙合桂、麻而去芍药，加石膏，则水气不甚而挟热者宜之。倘饮多而寒伏，则必小青龙为当也。

【12.35】倚息，倚几而息，能俯而不能仰也。肺居上焦而司呼吸，外寒内饮，壅闭肺气，则咳逆上气，甚则但坐不得卧也。麻黄、桂枝散外入之寒，半夏消内积之饮，细辛、干姜治其咳满，芍药、五味监麻、桂之性，使入饮去邪也。

【22.7】吐涎沫，上焦有寒也，不与温散而反下之，则寒内入而成痞，如伤寒下早例也。然虽痞而犹吐涎沫，则上寒未已，不可治痞，当先治其上寒，而后治其中痞，亦如伤寒例，表解乃可攻痞也。

7.木防己汤

木防己汤方

木防己三两　石膏十二枚，如鸡子大　桂枝二两　人参四两
上四味，以水六升，煮取二升，分温再服。

喘满痞坚面色黧，己三桂二四参施。膏枚二个如鸡子，辛苦寒温各适宜。

【原文】

《金匮要略》

【12.24】膈间支饮，其人喘满，心下痞坚，面色黧黑，其脉沉紧，得之数十日，医吐下之不愈，木防己汤主之。虚者即愈，实者三日复发，复与不愈者，宜木防己汤去石膏加茯苓芒硝汤主之。

经典引注

参见"木防己去石膏加茯苓芒硝汤"条。

8.木防己去石膏加茯苓芒硝汤

木防己去石膏加茯苓芒硝汤方

木防己　桂枝各二两　人参　茯苓各四两　芒硝三合（36g）
上五味，以水六升，煮取二升，去滓，内芒硝，再微煎，分温再服，微利则愈。

四两苓加不用膏，芒硝三合展奇韬。气行复聚知为实，以软磨坚自不劳。

【原文】

《金匮要略》

【12.24】膈间支饮，其人喘满，心下痞坚，面色黧黑，其脉沉紧，得之数十日，医吐下之不愈，木防己汤主之。虚者即愈，实者三日复发，复与不愈者，宜木防己汤去石膏加茯苓芒硝汤主之。

经典引注

《金匮方论衍义》

【12.24】心肺在膈上。肺主气，心主血。今支饮在膈间，气血皆不通利。气为阳，主

动；血为阴，主静。气不利，则与水同逆于肺而为喘满；血不利，则与水杂揉，结于心下而为癥坚。肾气上应水饮，肾气之色黑，血凝之色亦黑，故黧黑之色亦见于面也。脉沉为水，紧为寒，非别有寒邪，即水气之寒也，医虽以吐下之法治，然药不切于病，故不愈。用木防己者，味辛温，能散留饮结气，又主肺气喘满，所以用为主治；石膏味辛甘微寒，主心下逆气，清肺定喘；人参味甘温，治喘，破坚积，消痰饮，补心肺气不足，皆为防己之佐；桂枝味辛热，通血脉，开结气，且支饮得温则行，又宣导诸药，用之为使。若邪之浅，在气分多而虚者，服之即愈；若邪客之深，在血分多而实者，则愈后必再发。故石膏是阳中之治气者，则去之；加芒硝，味咸寒，阴分药也，治痰实结，赖之去坚消血癖；茯苓伐肾邪，治心下坚满，佐芒硝则行水之力益倍。

《金匮要略心典》

【12.24】支饮上为喘满，而下为癥坚，则不特碍其肺，抑且滞其胃矣。面色黧黑者，胃中成聚，营卫不行也。脉浮紧者为外寒，沉紧者为里实。里实可下，而饮气之实，非常法可下；痰饮可吐，而饮之在心下者，非吐可去，宜其得之数十日，医吐下之而不愈也。木防己、桂枝，一苦一辛，并能行水气而散结气，而癥坚之处，必有伏阳，吐下之余，定无完气，书不尽言，而意可会也。故又以石膏治热，人参益虚，于法可谓密矣。其虚者外虽癥坚，而中无结聚，即水去气行而愈；其实者中实有物，气暂行而复聚，故三日复发也。魏氏曰：后方去石膏加芒硝者，以其既散复聚，则有坚定之物，留作包囊，故以坚投坚而不破者，即以软投坚而即破也。加茯苓者，亦引饮下行之用耳。

9.泽泻汤

泽泻汤方

泽泻五两　白术二两
上二味，以水二升，煮取一升，分温再服。

《金匮方歌括》

清阳之位饮邪乘，眩冒频频苦不胜，泽五为君术二两，补脾制水有奇能。

【原文】

《金匮要略》
【12.25】心下有支饮，其人苦冒眩，泽泻汤主之。

《金匮方论衍义》

【12.25】《明理论》眩为眼黑，冒为昏冒。《伤寒》之冒眩以阳虚，中风亦有眩冒，乃风之旋动也。《原病式》以昏冒由气热冲心也；目暗黑亦火热之郁。二论曰虚、曰风、曰火，各一其说。三者相因，未始相离，风火不由阳虚则不旋动；阳虚不由风火则不冒眩。盖伤寒者以寒覆其阳，阳郁化火，火动风生故也。风火之动，散乱其阳，则阳虚。湿饮者亦如伤寒之义。虽然，阳虚风火所致，然必各治其所主，寒者治寒，湿者治湿；察三者之轻重，以药佐之。此乃支饮之在心者，阻其阳之升降，郁而不行，上不充于头目，久则化火，火动风生而作旋运，故苦冒眩也。利小便以泄去支饮，和其中焦，则阳自升而风火自息矣。泽泻能开胃关，去伏水，泄支饮从小便出之；佐以白术和中益气，燥湿息风。药不在品味之多，惟要中病耳。

《金匮要略心典》

【12.25】水饮之邪，上乘清阳之位，则为冒眩。冒者，昏冒而神不清，如有物冒蔽之也；眩者，目眩转而乍见玄黑也。泽泻泻水气，白术补土气以胜水也。高鼓峰云：心下有水饮，格其心火不能下行，而但上冲头目也。亦通。

10.厚朴大黄汤

厚朴大黄汤方

厚朴一尺　大黄六两　枳实四枚
上三味，以水五升，煮取二升，分温再服。

《金匮方歌括》

胸为阳位似天空，支饮填胸满不通，尺朴为君调气分，四枚枳实六黄攻。

【原文】

《金匮要略》

【12.26】支饮胸满者，厚朴大黄汤主之。

经典引注

《金匮方论衍义》

【12.26】凡仲景方，多一味，减一药，与分两之更重轻，则异其名，异其治，有如转丸者，若此三味加芒硝，则谓之大承气，治内热腹实满之甚；无芒硝，则谓之小承气，治内热之微甚；厚朴多，则谓之厚朴三物汤，治热痛而闭。今三味以大黄多，名厚朴大黄汤，而治是证。上三药皆治实热而用之。此支饮胸满，何亦以是治之？倘胸满之外，复有热蓄之病，变迁不一，在上在下，通宜利之耶。胸满者下之，然此水饮也，不有热证，况胸满未为心下实坚，且胸中痞硬，脉浮，气上冲咽喉者，则半表半里和解之；至有医误下，为心下硬痛，名结胸者，以大陷胸汤下之；不甚痛，犹不可下，以小陷胸汤利之。今支饮之胸满，遽用治中焦实热之重剂乎？是必有说，姑阙之。

《金匮要略心典》

【12.26】胸满疑作腹满，支饮多胸满，此何以独用下法？厚朴、大黄与小承气同，设非腹中痛而闭者，未可以此轻试也。

11.葶苈大枣泻肺汤

参见"【7.11】葶苈大枣泻肺汤"条。

12.小半夏汤

小半夏汤方

半夏一升（130g）　生姜半斤
上二味，以水七升，煮取一升半，分温再服。

《金匮方歌括》

呕家见渴饮当除，不渴应知支饮居，半夏一升姜八两，源头探得病根锄。

【原文】

《金匮要略》

【12.28】呕家本渴，渴者为欲解；今反不渴，心下有支饮故也，小半夏汤主之。《千金》云：小半夏加茯苓汤。

【15.20】黄疸病，小便色不变，欲自利，腹满而喘，不可除热，热除必哕。哕者，小半夏汤主之。

【17.12】诸呕吐，谷不得下者，小半夏汤主之。

经典引注

《金匮方论衍义》

【12.28】呕家为有痰饮动中而欲出也；饮去尽而欲解矣。反不渴，是积饮所留。夫支饮者，由气不畅，结聚津液而成耳。半夏之味辛，其性燥；辛可散结，燥可胜湿；用生姜以制其悍。孙真人云：生姜，呕家之圣药。呕为气逆不散，故用生姜以散之。

【15.20】小便不变，欲自利者，内有湿，饮积而热未盛也；脾太阴湿盛，土气不化，则满；脾湿动肺，则喘，有似支饮之状者。故不可除其热，热除则胃中反寒，寒气上逆为哕矣。半夏、生姜，能散逆去湿，消痰止哕。此汤用在除热之后，非治未除热之前者也。

【17.12】呕吐，谷不得下者，有寒有热，不可概论也。属热者，王冰所谓谷不得入，是有火也。此则非热非寒，由中焦停饮，气结而逆，故用小半夏汤。

《金匮要略心典》

【12.28】此为饮多而呕者言。渴者饮从呕去，故欲解；若不渴，则知其支饮仍在，而呕亦未止。半夏味辛性燥，辛可散结，燥能蠲饮，生姜制半夏之悍，且以散逆止呕也。

【15.20】便清自利，内无热征，则腹满非里实，喘非气盛矣。虽有疸热，亦不可以寒药攻之。热气虽除，阳气则伤，必发为哕。哕，呃逆也。魏氏谓胃阳为寒药所坠，欲升而不能者是也。小半夏温胃止哕，哕止然后温理中脏，使气盛而行健，则喘满除、黄病去，非小半夏能治疸也。

【17.12】呕吐谷不得下者，胃中有饮，随气上逆，而阻其谷入之路也。故以半夏消饮，生姜降逆，逆止饮消，谷斯下矣。

13.己椒苈黄丸

己椒苈黄丸方

防己 椒目 葶苈熬 大黄各一两

上四味，末之，蜜丸如梧子大，先食饮服一丸，日三服，稍增，口中有津液。渴者，加芒硝半两。

《金匮方歌括》

肠中有水口带干，腹里为肠按部观，椒己苈黄皆一两，蜜丸饮服日三餐。

【原文】

《金匮要略》

【12.29】腹满，口舌干燥，此肠间有水气，己椒苈黄丸主之。

经典引注

《金匮方论衍义》

【12.29】肺与大肠合为表里，肺本通调水道，下输膀胱，今不输膀胱，仅从其合，积于肠间。水积则金气不宣，膹郁成热为腹满；津液遂不上行，以成口燥舌干。用防己、椒目、葶苈，皆能利水，行积聚结气。而葶苈尤能利小肠。然肠胃受水谷之器，若邪实腹满者，非轻剂所能治，必加芒硝以泻之。

《金匮要略心典》

【12.29】水即聚于下，则无复润于上，是以肠间有水气而口舌反干燥也。后虽有水饮之人，只足以益下趋之势，口燥不除而腹满益甚矣。防己疗水湿，利大小便，椒目治腹满，去十二种水气，葶苈、大黄泄以去其闭也。渴者知胃热甚，故加芒硝。《经》云：热淫于内，治以咸寒也。

14.小半夏加茯苓汤

小半夏加茯苓汤方

半夏一升（130g）　生姜半斤　茯苓三两，一法四两

上三味，以水七升，煮取一升五合，分温再服。

《金匮方歌括》

呕吐悸眩痞又呈，四苓升夏八姜烹，膈间有水金针度，澹渗而辛得病情。

【原文】

《金匮要略》

【12.30】卒呕吐，心下痞，膈间有水，眩悸者，小半夏加茯苓汤主之。

【12.41】先渴后呕，为水停心下，此属饮家，小半夏加茯苓汤主之。

经典引注

《金匮方论衍义》

【12.30】心下痞，膈间有水；胀吐者，阳气必不宣散也。《经》云：以辛散之。半夏、生姜皆味辛。《本草》半夏可治膈上痰、心下坚、呕逆者；眩，亦上焦阳气虚，不能升发，所以半夏、生姜并治之；悸，则心受水凌，非半夏可独治，必加茯苓去水、下肾逆以安神，神安则悸愈也。

《金匮玉函经二注》

【12.41】云渴未有不饮水者。渴饮水，则渴为水解，而水亦为渴消矣。乃复作呕者，何哉？为水不为渴消，而且不得下归于胃，下趋膀胱，致停于心下也。虽然，就下性也，水又何以停？因上脘本有痰饮，阻抑上升之津，故先为渴；然后，知先能为上阻者，亦即后能下阻者也。心下，去上未远，为清华之地，岂得容水少刻？势必呕出。故仍以小半夏茯苓汤主之也。

【12.30】饮气逆于胃则呕吐；滞于气则心下痞；凌于心则悸；蔽于阳则眩。半夏、生姜止呕降逆，加茯苓去其水也。

【12.41】先渴后呕者，本无呕病，因渴饮水，水多不下而反上逆也，故曰此属饮家。小半夏止呕降逆，加茯苓去其停水。盖始虽渴而终为饮，但当治饮，而不必治其渴也。

15.五苓散

（重复方药）

五苓散方（金匮方）

泽泻一两一分（18.75g）　猪苓三分（11.25g），去皮　茯苓三分（11.25g）　白术三分（11.25g）　桂二分（7.50g），去皮

上五味，为末，白饮服方寸匕，日三服，多饮暖水，汗出愈。

五苓散方（伤寒方）

猪苓十八铢（11.25g），去皮　泽泻一两六铢（18.75g）　白术十八铢（11.25g）　茯苓十八铢（11.25g）　桂枝半两（7.50），去皮

上五味，捣为散，以白饮和服方寸匕，日三服，多饮暖水，汗出愈。如法将息。

《金匮方歌括》

猪术茯苓十八铢，泽宜一两六铢符，桂枝半两磨调服，暖水频吞汗出苏。

【原文】

《金匮要略》

【12.31】假令瘦人，脐下有悸，吐涎沫而癫眩，此水也，五苓散主之。

【13.4】脉浮，小便不利，微热消渴者，宜利小便、发汗，五苓散主之。

【13.5】渴欲饮水，水入则吐者，名曰水逆，五苓散主之。

《伤寒论》

【71】太阳病，发汗后，大汗出，胃中干，烦躁不得眠，欲得饮水者，少少与饮之，令胃气和则愈。若脉浮，小便不利，微热消渴者，五苓散主之。

【72】发汗已，脉浮数烦渴者，五苓散主之。

【73】伤寒，汗出而渴者，五苓散主之。不渴者，茯苓甘草汤主之。

【74】中风发热，六七日不解而烦，有表里证，渴欲饮水，水入则吐者，名曰水逆，五苓散主之。

【141】病在阳，应以汗解之，反以冷水潠之若灌之，其热被劫不得去，弥更益烦，肉上粟起，意欲饮水，反不渴者，服文蛤散；若不差者，与五苓散。寒实结胸，无热证者，与三物小陷胸汤。白散亦可服（一云与三物小白散）。

【156】本以下之，故心下痞，与泻心汤。痞不解，其人渴而口燥烦，小便不利者，五苓散主之。（一方云，忍之一日乃愈。）

【244】太阳病，寸缓、关浮、尺弱，其人发热汗出，复恶寒，不呕，但心下痞者，此以医下之也。如其不下者，病人不恶寒而渴者，此转属阳明也。小便数者，大便必硬，不更衣十日，无所苦也。渴欲饮水，少少与之，但以法救之。渴者，宜五苓散。

【386】霍乱，头痛发热，身疼痛，热多欲饮水者，五苓散主之，寒多不用水者，理中丸主之。

经典引注

《金匮方论衍义》

【12.31】人瘦有禀形，有因病瘦者。金、土、水形之人肥，火、木形之人瘦。今云瘦人者，必非病瘦，乃禀形也。朱丹溪云：肥人多虚，瘦人多热。盖肥人由气不充于形，故虚多；瘦人由气实，故热多。肥人不耐热者，为热复伤气；瘦人不耐寒者，为寒复伤形。各损其不足故也。《巢氏病源》谓：邪入于阴则癫。瘦人火、木之盛，为水邪抑郁在阴，不得升发，鼓于脐下作悸；及至郁发，转入于阳，与正气相击，在头为眩；在筋脉为癫、为神昏；肾液上逆为涎沫吐出。故用五苓散治之。茯苓味甘，淡渗，泄水饮内蓄，故为君；猪苓味甘平，用为臣；白术味甘温，脾恶湿，水饮内蓄，则脾气不治，益脾胜湿，故为佐；泽泻味咸寒，为阴，泄泻导溺，必以咸为助，故为使；桂味辛热，肾恶燥，水蓄不利，则肾气燥，以辛润之，故亦为使；多饮暖水，令汗出愈者，以辛散水气，外泄得汗而解也。

【13.4】《伤寒论》太阳病，发汗后，大汗出，胃中干，烦躁不得眠，欲得饮水者，少少与之，令胃气和则愈；若脉浮，小便不利，微热消渴者，五苓散主之。注曰：若脉浮者，表未解也；饮水多而小便少者，谓之消渴，里热甚实也；微热消渴者，热未成实，上焦燥也。与是药生津液，和表里。

【13.5】《伤寒论》中风发热，六七日不解而烦，有表里证，渴欲饮水，水入吐，名曰水逆。注曰：六七日发热不解，烦者，邪在表也；渴欲饮水，邪传里也。里热盛则能消水，水入则不吐；里热少则不能消水，停积不散，饮而吐也。与此药和表里，散停水。

《金匮要略心典》

【12.31】瘦人不应有水，而脐下悸，则水动于下矣，吐涎沫则水逆于中矣，甚而颠眩，则水且犯于上矣。形体虽瘦，而病实为水，乃病机之变也。颠眩即头眩。苓、术、猪、泽甘淡渗泄，使肠间之水从小便出；用桂者，下焦水气非阳不化也。曰多服暖水汗出者，盖欲使表里分消其水，非挟有表邪而欲两解之谓。

【13.4】热渴饮水，水入不能已其热，而热亦不能消其水，于是水与热结，而热浮水外，故小便不利，而微热消渴也。五苓散利其与热俱结之水，兼多饮暖水取汗，以去其水外浮溢之热，热除水去，渴当自止。

【13.5】热渴饮水。热已消而水不行，则逆而成呕，乃消渴之变证。曰水逆者，明非消渴而为水逆也，故亦宜五苓散去其停水。

16.《外台》茯苓饮

《外台》茯苓饮方

茯苓　人参　白术各三两　枳实二两　橘皮二两半　生姜四两
上六味，水六升，煮取一升八合，分温三服，如人行八九里进之。

《金匮方歌括》

中虚不运聚成痰，枳二参苓术各三，姜四橘皮二两半，补虚消满此中探。

【原文】

《金匮要略》

【12.31.附方】《外台》茯苓饮。治心胸中有停痰宿水，自吐出水后，心胸间虚气，满不能食，消痰气，令能食。

经典引注

《金匮方论衍义》

【12.31.附方】此由上中二焦气弱，水饮入胃，脾不能转归于肺，肺不能通调水道，以致停积，为痰、为水。吐之则下气因而上逆，积于心胸，是谓虚，气满不能食。当先补益中气，以人参、白术下逆气，行停水；以茯苓逐积，消气满；以枳实调诸气，开脾胃；

而宣扬推布上焦，发散凝滞，赖陈皮、生姜为使也。

17.桂苓五味甘草汤

桂苓五味甘草汤方

茯苓四两　桂枝四两，去皮　甘草炙，三两　五味子半升（40g）

上四味，以水八升，煮取三升，去滓，分三温服。

《金匮方歌括》

青龙却碍肾元亏，上逆下流又冒时，味用半升苓桂四，甘三扶土镇冲宜。

【原文】

《金匮要略》

【12.36】青龙汤下已，多唾口燥，寸脉沉，尺脉微，手足厥逆，气从小腹上冲胸咽，手足痹，其面翕热如醉状，因复下流阴股，小便难，时复冒者，与茯苓桂枝五味子甘草汤，治其气冲。

经典引注

《金匮方论衍义》

参见"苓甘五味加姜辛半杏大黄汤"条。

《金匮要略心典》

【12.36】服青龙汤已，设其人下实不虚，则邪解而病除；若虚则麻黄、细辛辛甘温散之品，虽能发越外邪，亦易动人冲气。冲气，冲脉之气也。冲脉起于下焦，挟肾脉上行至喉咙。多唾口燥，气冲胸咽，面热如醉，皆冲气上入之候也。寸沉尺微，手足厥而痹者，厥气上行，而阳气不治也。下流阴股，小便难，时复冒者，冲气不归，而仍上逆也。茯苓、桂枝能抑冲气使之下行，然逆气非敛不降，故以五味之酸敛其气，土厚则阴火自伏，故以甘草之甘补其中也。

18.苓甘五味姜辛汤

苓甘五味姜辛汤方

茯苓四两　甘草　干姜　细辛各三两　五味子半升（40g）

上五味，以水八升，煮取三升，去滓，温服半升，日三服。

《金匮方歌括》

冲气低时咳满频，前方去桂益姜辛，姜辛三两依原法，原法通微便出新。

【原文】

《金匮要略》

【12.36】青龙汤下已，多唾口燥，寸脉沉，尺脉微，手足厥逆，气从小腹上冲胸咽，手足痹，其面翕热如醉状，因复下流阴股，小便难，时复冒者，与茯苓桂枝五味子甘草汤，治其气冲。

【12.37】冲气即低，而反更咳，胸满者，用桂苓五味甘草汤，去桂加干姜、细辛，以治其咳满。

经典引注

《金匮方论衍义》

参见"苓甘五味加姜辛半杏大黄汤"条。

《金匮要略心典》

【12.37】服前汤已，冲气即低，而反更咳胸满者，下焦冲逆之气既伏，而肺中伏匿之寒饮续出也。故去桂枝之辛而导气，加干姜、细辛之辛而入肺者，合茯苓、五味、甘草消饮驱寒，以泄满止咳也。

19.桂苓五味甘草去桂加干姜细辛半夏汤

桂苓五味甘草去桂加干姜细辛半夏汤方

茯苓四两　甘草　细辛　干姜各二两　五味子半升（40g）　半夏半升（65g）

上六味，以水八升，煮取三升，去滓，温服半升，日三服。

《金匮方歌括》

咳满平时渴又加，旋而不渴饮余邪，冒而必呕半升夏，增入前方效可夸。

【原文】

《金匮要略》

【12.36】青龙汤下已，多唾口燥，寸脉沉，尺脉微，手足厥逆，气从小腹上冲胸咽，手足痹，其面翕热如醉状，因复下流阴股，小便难，时复冒者，与茯苓桂枝五味子甘草汤，治其气冲。

【12.37】冲气即低，而反更咳，胸满者，用桂苓五味甘草汤，去桂加干姜、细辛，以治其咳满。（苓甘五味姜辛汤）

【12.38】咳满即止，而更复渴，冲气复发者，以细辛干姜为热药也。服之当遂渴，而渴反止者，为支饮也。支饮者，法当冒，冒者必呕，呕者复内半夏，以去其水（桂苓五味甘草去桂加干姜细辛半夏汤）。

经典引注

《金匮方论衍义》

见"126.苓甘五味加姜辛半杏大黄汤"条。

《金匮要略心典》

【12.38】冲脉之火，得表药以发之则动；得热药以逼之亦动。而辛热气味，既能劫夺胃中之阴，亦能布散积饮之气。仲景以为渴而冲气动者，自当治其冲气，不渴而冒与呕者，则当治其水饮，故内半夏以去其水。而所以治渴而冲气动者，惜未之及也。约而言之，冲气为麻黄所发者，治之如桂、苓、五味、甘草，从其气而导之矣；其为姜、辛所发者，则

宜甘淡咸寒，益其阴以引之，亦自然之道也。若更用桂枝，必捍格不下，即下亦必复冲，所以然者，伤其阴故也。

20.苓甘五味加姜辛半夏杏仁汤

苓甘五味加姜辛半夏杏仁汤方

茯苓四两　甘草三两　五味子半升（40g）　干姜三两　细辛三两　半夏半升（65g）　杏仁去皮尖

上七味，以水一斗，煮取三升，去滓，温服半升，日三服。

《金匮方歌括》

咳轻呕止肿新增，面肿须知肺气凝，前剂杏加半升煮，可知一味亦规绳。

【原文】

《金匮要略》

【12.36】青龙汤下已，多唾口燥，寸脉沉，尺脉微，手足厥逆，气从小腹上冲胸咽，手足痹，其面翕热如醉状，因复下流阴股，小便难，时复冒者，与茯苓桂枝五味子甘草汤，治其气冲。

【12.37】冲气即低，而反更咳，胸满者，用桂苓五味甘草汤，去桂加干姜、细辛，以治其咳满。（苓甘五味姜辛汤）

【12.38】咳满即止，而更复渴，冲气复发者，以细辛干姜为热药也，服之当遂渴。而渴反止者，为支饮也。支饮者，法当冒，冒者必呕，呕者复内半夏，以去其水。（桂苓五味甘草去桂加干姜细辛半夏汤）

【12.39】水去呕止，其人形肿者，加杏仁主之。其证应内麻黄，以其人遂痹，故不内之。若逆而内之者，必厥。所以然者，以其人血虚，麻黄发其阳故也。（苓甘五味加姜辛半夏杏仁汤）

经典引注

《金匮方论衍义》

见"苓甘五味加姜辛半杏大黄汤"条。

【12.39】水在胃者，为冒，为呕；水在肺者，为喘，为肿。呕止而形肿者，胃气和而肺壅未通也，是惟麻黄可以通之。而血虚之人，阳气无偶，发之最易厥脱，麻黄不可用矣。杏仁味辛能散，味苦能发，力虽不及，与证适宜也。

21.苓甘五味加姜辛半杏大黄汤

苓甘五味加姜辛半杏大黄汤方

茯苓四两　甘草三两　五味子半升（40g）　干姜三两　细辛三两　半夏半升（65g）　杏仁半升（60g）
大黄三两

上八味，以水一斗，煮取三升，去滓，温服半升，日三服。

面热如醉火邪殃，前剂仍增三两黄，驱饮辛温药一派，别能攻热制阳光。

【原文】

《金匮要略》

【12.36】青龙汤下已，多唾口燥，寸脉沉，尺脉微，手足厥逆，气从小腹上冲胸咽，手足痹，其面翕热如醉状，因复下流阴股，小便难，时复冒者，与茯苓桂枝五味子甘草汤，治其气冲。

【12.37】冲气即低，而反更咳，胸满者，用桂苓五味甘草汤，去桂加干姜、细辛，以治其咳满。（苓甘五味姜辛汤）

【12.38】咳满即止，而更复渴，冲气复发者，以细辛干姜为热药也，服之当遂渴。而渴反止者，为支饮也。支饮者，法当冒，冒者必呕，呕者复内半夏，以去其水。（桂苓五味甘草去桂加干姜细辛半夏汤）

【12.39】水去呕止，其人形肿者，加杏仁主之。其证应内麻黄，以其人遂痹，故不内之。若逆而内之者，必厥。所以然者，以其人血虚，麻黄发其阳故也。（苓甘五味加姜辛半夏杏仁汤）

【12.40】若面热如醉，此为胃热上冲，熏其面，加大黄以利之。（苓甘五味加姜辛半杏大黄汤）

经典引注

《金匮方论衍义》

【12.40】此首篇支饮之病也。以饮水，水性寒，下应于肾，肾气上逆于肺，肺为之不利，肺主行荣卫，肺不利则荣卫受病，犹外感风寒，心中有水证也，故亦用小青龙汤治。服后首变者，为水停未散，故多唾；津液未行，故口燥；水在膈上，则阳气衰，寸口脉沉；麻黄发阳，则阴血虚，故尺脉微；尺脉微，则肾气不得固守于下，冲、任二脉相挟，从小腹冲逆而起矣。夫冲、任二脉与肾之大络同起肾下，出胞中，主血海；冲脉上行者至胸，下行者并足少阴入阴股，下抵足跗上，是动则厥逆；任脉至咽喉，上颐循面，故气冲胸咽；荣卫之行涩，经络时疏不通，手足不仁而痹，其面翕热如醉状，因复下流阴股，小便难；水在膈间，因火冲逆，阳气不得输上，故时复冒也。《内经》曰：诸逆冲上，皆属于火。又曰：冲脉为病，气逆里急。故用桂苓五味甘草汤先治冲气与肾燥。桂味辛热，散水寒之逆，开腠理，致津液以润之；茯苓甘淡，行津液，渗蓄水，利小便，伐肾邪，为臣；甘草味甘温，补中土，制肾气之逆；五味酸平，以收肺气；《内经》曰：肺欲收，急食酸以收之。服此汤，冲气即止。因水在膈间不散，故再变而更咳、胸满，即用前方去桂加干姜、细辛散其未消之水寒，通行津液。服汤后咳满即止。三变而更复渴，冲气复发，以细辛、干姜乃热药，服之当遂渴。反不渴，支饮之水蓄积胸中故也。支饮在上，阻遏阳气，不布于头目，故冒；且冲气更逆，必从火炎而呕也。仍用前汤加半夏去水止呕。服汤后水去呕止。四变，水散行出表，表气不利，其人形肿，当用麻黄发汗散水；以其人遂痹，且血虚，麻黄发其阳，逆而内之，必厥，故不内，但加杏仁。杏仁微苦温，肾气上逆者，得之则降下；在表卫气，得之则利于行，故肿可消也。服汤后五变，因胃有热，循脉上冲于面，热如醉，加大黄以泄胃热。盖支饮证，其变始终不离小青龙之加减，足为万世法也。

《金匮要略心典》

【12.40】水饮有挟阴之寒者，亦有挟阳之热者。若面热如醉，则为胃热随经上冲之证，胃之脉上行于面故也。即于消饮药中加大黄以下其热。与冲气上逆，其面翕热如醉者不同。冲气上行者，病属下焦阴中之阳，故以酸温止之；此属中焦阳明之阳，故以苦寒下之。

三、小结

痰饮病

含义	水液在体内不能正常输布而停留在局部所致的病证			
病因病机	阳气不足，水饮停聚，包括肺气虚弱，不能通调水道，脾虚不能运化水湿，肾虚不能化气行水所致			

	病名	病位	脉证	病机、归属
痰饮分类	狭义痰饮	肠间	其人素盛今瘦，水走肠间，沥沥有声	脾虚不运，水饮停胃肠
	悬饮	胸胁	咳唾引痛	饮停胁下，气机受阻
	溢饮	四肢肌表	身体疼重	肺脾虚，水停外溢
	支饮	胸膈	咳逆倚息，短气不得卧，其形如肿	胸阳不足，饮停胸膈

治法	以温药和之				

分类	病机	病位	症状	治则	方剂
痰饮	脾虚不运 饮停于中	胃脘（心下）	心下有痰饮，胸胁支满，目眩，或短气有微饮	温阳蠲饮 健脾利水	苓桂术甘汤
	肾虚不化 饮停于心下	胃脘（心下）	短气有微饮（小便不利）	温肾化气利水	肾气丸
	饮留胃肠 欲去不去 阳气被郁	胃肠	脉伏，其人欲自利，虽利心下续坚满	因势利导 逐饮开结	甘遂半夏汤
	饮在肠间	肠	腹满，口舌干燥	前后分消 荡热涤饮	己椒苈黄丸
	饮停下焦 膀胱气化不利 水饮上逆	下焦	假令瘦人脐下有悸，吐涎沫而癫眩	化气利水	五苓散
悬饮	水饮内结胸胁	胸胁	脉沉而弦，悬饮内痛（咳唾引痛）	逐饮破结	十枣汤
溢饮	表寒兼郁热 饮盛于表	肌表	发热恶寒，身疼痛，无汗，烦躁而喘，脉浮紧	发汗散饮 清解郁热	大青龙汤
	表寒里饮俱盛	肌表	发热恶寒，身疼痛，胸痞，干呕，咳喘，无汗，脉浮紧	发汗解表 温化里饮	小青龙汤
支饮	膈间支饮 上迫于肺	膈间、胃	膈间支饮，其人喘满，心下痞坚，面色黧黑，其脉沉紧，得之数十日，医吐下之不愈	补虚散饮	木防己汤
	饮聚于胃 本虚表实	肺	膈间支饮，心下痞坚，不愈者，面色黧黑脉沉紧	补虚散饮 软坚去实	木防己汤去石膏加茯苓芒硝汤

	脾虚水泛 蒙蔽清阳 饮停于胃	胃脘（心下）	心下有支饮，其人苦冒眩	健脾利水	泽泻汤
	支饮 胃家实积	胃（肠）	支饮胸满（或有便秘）	疏导胃肠 荡涤实积	厚朴大黄汤
	胃气上逆 气不化津	胃脘（心下）	呕吐，不渴	和胃止呕 散饮降逆	小半夏汤
	水饮停胃 饮阻气滞 饮邪上逆 清阳不升	胃（膈间心下）	卒呕吐，心下痞，眩悸，先渴后呕	和胃止呕 行水散饮	小半夏加茯苓汤
	水饮壅肺	肺	支饮（喘咳）不得息	泻肺逐饮	葶苈大枣泻肺汤
	外寒内饮壅肺	肺	咳逆倚息不得卧	解表除饮	小青龙汤
	饮盛邪实 正未甚虚	胸膈、肺	脉弦，咳烦胸中痛	攻逐水饮	十枣汤
案例释义	一诊	青龙汤下已，多唾口燥，寸脉沉，尺脉微，手足厥逆，气从小腹上冲胸咽，手足痹，其面翕热如醉状，因复下流阴股，小便难，时复冒者。		通阳平冲 敛气降逆	桂苓五味甘草汤
	二诊	冲气即低，而反更咳，胸满者		温肺散寒 蠲饮止咳	苓甘五味姜辛汤
	三诊	咳满即止，而更复渴，冲气复发者，不渴，昏冒，呕吐		温化寒饮 降逆止呕	桂苓五味甘草去桂加姜辛夏汤
	四诊	水去呕止，其人形肿者		温化寒饮 宣肺利气	苓甘五味加姜辛半夏杏仁汤
	五诊	面热如醉，胃热上冲熏其面		温化寒饮 清泻胃热	苓甘五味加姜辛半杏大黄汤
	六诊	先渴后呕		化饮止呕	小半夏加茯苓汤
预后	脉弦数，有寒饮，冬夏难治。				

第十二节　消渴小便不利淋病脉证并治第十三

一、章节概述

本篇论述消渴、小便不利和淋病的证治规律。消渴病首见于《内经》，后人根据其证候及病理变化，分为上中下三消，上消属肺，中消属胃，下消属肾。小便不利涉及面较广，可见于多种疾病当中，但当临床以小便不利为主证时即可参考本篇论治。淋病即现代医学的急性尿路感染，不同于性传播疾病，是以小便淋沥、涩痛为主症的疾患，后世医家根据其证候和病理变化分为五淋，即膏淋、石淋、劳淋、气淋、血淋，本篇淋病涉及血淋和石淋。

本篇涉及经方 9 首，其中 4 首辨治消渴病：五苓散、文蛤散、白虎加人参汤、肾气丸；6 首辨治便不利病：栝楼瞿麦丸、蒲灰散、滑石白鱼散、茯苓戎盐汤、五苓散、猪苓汤。

二、方证解析

1.肾气丸

参见"【5.附方】肾气丸（崔氏八味丸）"条。

2.五苓散

参见"【12.31】五苓散"条。

3.文蛤散

（重复方药）

文蛤散方（金匮方）

文蛤五两

上一味，杵为散，以沸汤五合，和服方寸匕。

文蛤散方（伤寒方）

文蛤五两

上一味为散，以沸汤和一方寸匕服，汤用五合。

《金匮方歌括》

水渍原蹺汗法门，肉中粟起更增烦，意中思水还无渴，文蛤磨调药不繁。

【原文】

《金匮要略》

【13.6】渴欲饮水不止者，文蛤散主之。

《伤寒论》

【141】病在阳，应以汗解之，反以冷水渍之若灌之，其热被劫，不得去，弥更益烦，肉上粟起，意欲饮水，反不渴者，服文蛤散；若不差者，与五苓散。寒实结胸，无热证者，与三物小陷胸汤。白散亦可服（一云与三物小白散）。

经典引注

《金匮方论衍义》

【13.6】文蛤散治伤寒冷水洗若灌，其热不去，肉上粟起，意欲饮反不渴者。此治表之水寒。今不言表，而曰饮不止，属里者亦用之，何也？尝考《本草》，文蛤、海蛤治浮肿，利膀胱，下小便，则知内外之水皆可用之。其味咸冷，咸文蛤、海蛤治浮肿，利膀胱，下小便，则知内外之水皆可用之。其味咸冷，咸冷本于水，则可益水；其性润下，润下则可行水。合咸冷，润下，则可退火，治热证之渴饮不止。由肾水衰少，不能制盛火之炎燥而渴，今益水治火，一味两得之。《内经》曰：心移热于肺，传为膈消者，尤宜以咸味，切入于心也。

《金匮要略心典》

【13.6】热渴饮水，水入不能消其热，而反为热所消，故渴不止。文蛤味咸性寒，寒能除热，咸能润下，用以折炎上之势，而除热渴之疾也。

4.栝楼瞿麦丸

栝楼瞿麦丸方

栝楼根二两　茯苓　薯蓣各三两　附子一枚（15g），炮　瞿麦一两

上五味，末之，炼蜜丸梧子大，饮服三丸，日三服。不知，增至七八丸，以小便利，腹中温为知。

《金匮方歌括》

小便不利渴斯成，水气留中液不生，三两蓣苓瞿一两，一枚附子二娄行。

【原文】

《金匮要略》

【13.10】小便不利者，有水气，其人若渴，用栝楼瞿麦丸主之。

经典引注

《金匮方论衍义》

【13.10】《内经》云：肺者，通调水道，下输膀胱。又谓：膀胱藏津液，气化出之。盖肺气通于膀胱，上通则下行，下塞则上闭，若塞若闭，或有其一，即气不化，气不化则水不行而积矣；水积则津液不生而胃中燥，故苦渴。用栝楼根生津液，薯蓣以强肺阴，佐以茯苓治水，自上渗下，瞿麦逐膀胱癥结之水；然欲散水积之寒，开通阳道，使上下相化，又必附子善走者为使。服之小便利，腹中温为度。若水积冷而方用之，否则不必用也。

《金匮要略心典》

【13.10】此下焦阳弱气冷，而水气不行之证，故以附子益阳气，茯苓、瞿麦行水气。观方后云"腹中温为知"可以推矣。其人若渴，则是水寒偏结于下，而燥火独聚于上，故更以薯蓣、栝楼根，除热生津液也。夫上浮之焰，非滋不熄；下积之阴，非暖不消；而寒润辛温，并行不悖，此方为良法矣。欲求变通者，须于此三复焉。

5.蒲灰散

蒲灰散方

蒲灰七分　滑石三分

上二味，杵为散，饮服方寸匕，日三服。

《金匮方歌括》

小便不利用蒲灰，平淡无奇理备该，半分蒲灰三分滑，能除湿热莫疑猜。

【原文】

《金匮要略》

【13.11】小便不利，蒲灰散主之，滑石白鱼散、茯苓戎盐汤并主之。

【14.27】厥而皮水者，蒲灰散主之。

经典引注

《金匮方论衍义》

【13.11】见"茯苓戎盐汤"条

【14.27】此皮水不言病形之状，惟言用蒲灰散，何也？大抵此证与首章皮水者同。然彼以发汗，此得之于厥，故治法不同。厥者，逆也，由少阴经肾气逆上入肺，肺与皮毛合，故逆气溢出经络，孙络之血泣，与肾气合化而为水，充满于皮肤，故曰皮水。用蒲黄消孙络之滞，利小便，为君；滑石开窍，通水道，以佐之，小便利则水下行，逆气降。与首章皮水二条有气血虚实之不同。只此可见仲景随机应用之治矣。

《金匮要略心典》

【13.11】见"茯苓戎盐汤"条

【14.27】厥而皮水者，水邪外盛，隔其身中之阳，不行于四肢也。此厥之成于水者，去其水则厥自愈，不必以附子、桂枝之属，助其内伏之阳也。蒲灰散义见前。

6.滑石白鱼散

滑石白鱼散方

滑石二分　乱发二分，烧　白鱼二分
上三味，杵为散，饮服半钱匕，日三服。

《金匮方歌括》

　　滑石余灰与白鱼，专司血分莫踌躇，药皆平等擂调饮，水自长流不用疏。

【原文】

《金匮要略》
【13.11】小便不利，蒲灰散主之，滑石白鱼散、茯苓戎盐汤并主之。

经典引注

《金匮方论衍义》

见"茯苓戎盐汤"条。

《金匮要略心典》

见"茯苓戎盐汤"条。

7.茯苓戎盐汤

茯苓戎盐汤方

茯苓半斤　白术二两　戎盐弹丸大，一枚
上三味，先将茯苓、白术煎成，入戎盐，再煎，分温三服。

一枚弹大取戎盐，茯用半斤火自潜，更有白术二两佐，源流不滞自濡沾。

【原文】

《金匮要略》

【13.11】小便不利，蒲灰散主之，滑石白鱼散、茯苓戎盐汤并主之。

经典引注

《金匮方论衍义》

【13.11】小便不利，为膀胱气不化也。气不化，由阴阳不和。阴阳有上下，下焦之阴阳，肝为阳，肾为阴。肾亦有阴阳，左为阳，右为阴。膀胱亦有阴阳，气为阳，血为阴。一有不和，气即不化。由是一方观之，悉为膀胱血病涩滞，致气不化而小便不利也。蒲灰、滑石者，《本草》谓其利小便，消瘀血。蒲灰治瘀血为君，滑石利窍为佐；乱发、滑石、白鱼者，发乃血之余，能消瘀血，通关利小便，《本草》治妇人小便不利，又治妇人无故溺血；白鱼去水气，理血脉，可见是血剂也；茯苓、戎盐者，戎盐即北海盐。膀胱乃水之海，以气相从，故咸味润下，佐茯苓利小便。然盐亦能走血，白术亦利腰脐间血，故亦治血也。三方亦有轻重，佐茯苓利小便。然盐亦能走血，白术亦利腰脐间血，故亦治血也。三方亦有轻重，乱发为重，蒲灰次之，戎盐又次之。

《金匮要略心典》

【13.11】蒲，香蒲也。宁原云：香蒲去湿热，利小便，合滑石为清利小便之正法也。《别录》云：白鱼开胃下气，去水气，血余疗转胞，小便不通，合滑石为滋阴益气，以利其小便者也。《纲目》戎盐即青盐，咸寒入肾，以润下之性，而就渗利之职，为驱除阴分水湿之法也。仲景不详见证，而并出三方，以听人之随证审用，殆所谓引而不发者欤。

8.白虎加人参汤

参见"【2.26】白虎加人参汤"条。

9.猪苓汤

（重复方药）

猪苓汤方

猪苓_{去皮}　茯苓　阿胶　滑石　泽泻各一两

上五味，以水四升，先煮四味，取二升，去滓，内胶烊消，温服七合，日三服。

《金匮方歌括》

泽胶猪茯滑相连，咳呕心烦渴不眠，煮好去渣胶后入，育阴利水法兼全。

【原文】

《金匮要略》

【1.17】夫诸病在脏欲攻之，当随其所得而攻之，如渴者，与猪苓汤，余皆仿此。

【13.13】脉浮，发热，渴欲饮水，小便不利者，猪苓汤主之。

《伤寒论》

【223】若脉浮发热，渴欲饮水，小便不利者，猪苓汤主之。

【224】阳明病，汗出多而渴者，不可与猪苓汤，以汗多胃中燥，猪苓汤复利其小便故也。

【319】少阴病，下利六七日，咳而呕渴，心烦不得眠者，猪苓汤主之。

经典引注

《金匮方论衍义》

【13.13】前条有脉浮，小便不利，微热消渴，用五苓散利小便取汗。利小便与此证无异，何药之不同也？前条太阳证发汗，复大汗出，胃中干，欲得饮水，少少与之，令胃中和即愈；脉若浮，小便不利，微热消渴者，与五苓散。此乃阳明证，咽喉燥，发热汗出，身重，下后若脉浮，发热，渴欲饮水，小便不利者，猪苓汤。脉浮同也，而有太阳、阳明之异；热同也，而有微甚之异；邪客入里同也，而有上焦下焦之异；邪本太阳，入客上焦，所以宜取汗利小便；邪本阳明，虽脉浮，发热，然已经下之，其热入客下焦，津液不得下通，而小便不利矣。惟用茯苓、猪苓、泽泻，渗泄其过饮所停之水；滑石利窍；阿胶者，成注谓其功同滑石。不思此证既不可发汗，下之又耗其气血，必用参、芪手太阴、足少阴

药，补其不足，助其气化而出小便也。须参之。

《金匮要略心典》

【13.13】此与前五苓散病证同，而药则异。五苓散行阳之化，热初入者宜之；猪苓汤行阴之化，热入久而阴伤者宜之也。按：渴欲饮水，本文共有五条，而脉浮发热，小便不利者，一用五苓，为其水与热结故也；一用猪苓，为其水与热结，而阴气复伤也；其水入则吐者，亦用五苓，为其热消而水停也；渴不止者，则用文蛤，为其水消而热在也；其口干燥者，则用白虎加人参，为其热甚而津伤也。此为同源而异流者。治法亦因之各异，如此，学者所当细审也。

三、小结

消渴

含义	凡渴而消水为脉证者称为消渴			
病因病机	肺胃热盛，津气两伤；胃中热盛，阴津不足；肾虚不化，津不上润，虚火上灼			
脉证	寸口脉浮迟；趺阳脉浮而数。口渴多饮，善食多尿			
辨证	分类	症状		病机
	厥阴消渴	消渴，气上冲心，心中疼热，饥而不欲食，食则吐蛔，下之不肯止		寒热错杂，热伤津液
	胃热消渴（中消）	趺阳脉数，消谷引食，大便必坚，小便即数		胃热伤津
证治	病机分类	症状	治则	方剂
	气不化饮，津不上乘	渴欲饮水，水入即吐	化气行水利小便	五苓散
	热伤津液	渴欲饮水不止	清热生津止渴	文蛤散
	肺胃热盛，津气两伤（杂病消渴）	渴欲饮水，口干舌燥	清热止渴	白虎加人参汤
	肾虚不涌化气摄水，虚火上灼（杂病消渴）	男子消渴，小便反多	滋养肾阴	肾气丸

小便不利

含义	指小便频数，或短少的病证			
病因病机	因于水热互结，或下焦湿热兼瘀，或上燥下寒，肾阳不足，膀胱气化不利所致			
脉证	小便不利，或频数、短少，或口渴，发热，水入即吐			
证治	病机	症状	治则	方剂
	上燥下寒，肾阳不足，气化不行	小便不利，其人若渴	温阳化气，利水润躁	栝楼瞿麦丸
	湿热兼瘀（轻）	小便不利	清热化瘀利水	蒲灰散
	湿热兼瘀（重）	小便不利	清热利尿，化瘀止血	滑石白鱼散
	脾肾虚湿胜	小便不利	健脾益肾	茯苓戎盐汤
	水热互结，膀胱气化不利，或兼表邪未解胃失和降	脉浮，小便不利，微热消渴，渴欲饮水，或水入即吐	化气行水利小便（兼解表）	五苓散
	水热互结，郁热伤阴	脉浮发热，渴欲饮水，小便不利	利水滋阴	猪苓汤

淋病

含义	以小便淋沥涩痛为脉证的病证称为淋病	
病因病机	多由下焦湿热，肾虚湿浊下注，膀胱气化不利所致	
	症状	机理
	小便如粟状，小腹弦急，痛引脐中	肾虚下焦湿热，热郁气滞，尿道不畅
误治变证	发汗则必便血	肾虚津亏，误汗伤及血络

第十三节　水气病脉证并治第十四

一、章节概述

本篇论述水气病、黄汗病和气分病的病因病机、辨证与治疗。本篇所论水气病即通常所说的水肿病。它是指肺、脾、肾及三焦之气分别失其通调、转输、蒸化的功能，使人体津液运行障碍，以致水湿停聚，泛溢人体各部而形成以肿为主症的疾病。原文论述了水气病的分类方法为四水与黄汗，五脏水及水分、气分、血分等。治疗原则有发汗、利小便、逐水等。

本篇涉及经方12首，附方1首：越婢加术汤、防己黄芪汤、越婢汤、防己茯苓汤、甘草麻黄汤、麻黄附子汤、杏子汤、蒲灰散、黄芪芍药桂枝苦酒汤、桂枝加黄芪汤、桂枝去芍药加麻黄细辛附子汤、枳术汤、《外台》防己黄芪汤。其中治疗风水2方：防己黄芪汤、越婢汤；治疗皮水4方：防己茯苓汤、甘草麻黄汤、蒲灰散、越婢加术汤；治疗正水

2方：麻黄附子汤、杏子汤，杏子汤有方名而无药物组成；治疗黄汗病2方：芪芍桂酒汤、桂枝加黄芪汤；治疗气分病2方：桂枝去芍加麻辛附子汤、枳术汤。

二、方证解析

1.越婢加术汤

越婢加术汤方

麻黄六两　石膏半斤　生姜三两　甘草二两　大枣十五枚　白术四两

上五味，以水六升，先煮麻黄，去上沫，内诸药，煮取三升，分温三服。《古今录验》云：恶风者，加附子一枚，炮；风水加术四两。

《金匮方歌括》

里水脉沉面目黄，水风相搏湿为殃，专需越婢平风水，四两术司去湿良。

【原文】

《金匮要略》

【14.5】里水者，一身面目黄肿，其脉沉，小便不利，故令病水。假如小便自利，此亡津液，故令渴也。越婢加术汤主之。

【14.25】里水，越婢加术汤主之，甘草麻黄汤亦主之。

经典引注

《金匮方论衍义》

【14.5】《内经》三阴结谓之水。三阴乃脾肺太阴经也。盖胃为五脏六腑之海，十二经皆受气焉。脾为之行津液者，脏腑经络必因脾，乃得禀水谷气。今脾之阴不与胃之阳和，则阴气结伏，津液凝聚不行，而关门闭矣。关门闭则小便不利，不利则水积，积则溢面目一身，水从脾气所结，不与胃和，遂从土色发黄肿。结自三阴，故曰里水，其脉沉也。如小便自利，则中上焦之津液从三阴降下而亡，故渴也。是汤见后。

【14.25】此条但言里水，不叙脉证，与前条里水用越婢汤加术俱同，何两出之？将亦有异乎？前条里水证，止就身肿，小便不利，亡津液而渴者。大抵一经之病，随其气化所变，难以一二数。其经之邪无明，其变不可详，惟在方中佐使之损益何如耳。

【14.5】里水，水从里积，与风水不同，故其脉不浮而沉，而盛于内者必溢于外，故一身面目悉黄肿也。水病小便当不利，今反自利，则津液消亡，水病已而渴病起矣。越婢加术，是治其水，非治其渴也。以其身面悉肿，故取麻黄之发表，以其肿而且黄，知其湿中有热，故取石膏之清热与白术之除湿。不然，则渴而小便利者，而顾犯不可发汗之戒耶。或云此治小便利、黄肿未去者之法，越婢散肌表之水，白术止渴生津也。亦通。

【14.25】里水，即前一身面目黄肿、脉沉、小便不利之证。越婢汤义见前。甘草、麻黄亦内助土气、外行水气之法也。

2.防己黄芪汤

参见"【2.22】防己黄芪汤"条。

3.越婢汤

越婢汤方

麻黄六两　　石膏半斤　　生姜三两　　大枣十五枚　　甘草二两

上五味，以水六升，先煮麻黄，去上沫，内诸药，煮取三升，分温三服。恶风者，加附子一枚，炮；风水加术四两。《古今录验》

《金匮方歌括》

一身悉肿属风多，水为风翻涌巨波，二草三姜十二枣，石膏八两六麻和。

【原文】

《金匮要略》

【14.23】风水，恶风，一身悉肿，脉浮不渴，续自汗出，无大热，越婢汤主之。

经典引注

《金匮方论衍义》

【14.23】荣，阴也；水，亦阴也。卫，阳也；风，亦阳也。各从其类。水寒则伤荣，

风热则伤卫。脾乃荣之本，胃乃卫之源，卫伤，胃即应而病。脾病则阴自结，不与胃和以行其津液；胃病则阳自壅，不与脾和以输其谷气。而荣卫不得受水谷之精悍，故气自消，不肥腠理，故恶风；不充分肉、皮肤，惟邪自布，故一身悉肿。其脉浮者，即首章风水脉浮是也；续自汗出者，为风有时开其腠理也；无大热者，止因风热在卫，而卫自不成其热也；不渴者，以内无积热，外无大汗，其津液不耗，故不渴也。用越婢汤主之，与前条所谓里水脉沉者相反，何亦用是方治之乎？盖里水为脾之三阴结而化水，不得升发，故用是汤发之。此证表虚恶风，续自汗出者，亦欲发中焦之谷气，以输荣卫。东垣云：上气不足，推而扬之。是二证虽有表里之分，然皆当发越脾气，故以一汤治。或曰：麻黄能调血脉，开毛孔皮肤，散水寒；石膏解肌，退风热，今不言药，而云发越脾气以愈病，何也？曰：仲景命方，如青龙、白虎，各有所持，岂越婢而漫然？天人万物，气皆相贯，邪之感人，必客同类，当假物之同类者以祛之，非惟祛之而已。且能发越脾气，无一味相间，岂非仲景有意于命方哉？夫五脏各一其阴阳，独脾胃居中而两属之，脾主阴而胃主阳。自流行者言之，土固五行之一；自生成者言之，则四气皆因土而后成，故万物生于土，死亦归于土。然土不独成四气，土亦从四维而后成，不惟火生而已。故四方有水寒之阴，即应于脾；风热之阳，即应于胃。饮食五味寒热，凡入于脾胃者亦然，一有相干，则脾气不和，胃气不清，而水谷不化其精微以荣荣卫而实阴阳也。然甘者，土之本位，脾气不清，清以甘寒。要而行之，必走经脉；要而合之，必通经遂。经遂者，脏腑相通之别脉也，是故麻黄之甘热，自阴血走手足太阴经，达于皮肤，行气于三阴，以去阴寒之邪；石膏之甘寒，自气分出走手足阳明经，达于肌肉，行气于三阳，以去风热之邪。用其味之甘以入土，用其气之寒热以和阴阳，用其性之善走以发越脾气；更以甘草和中，调其寒热缓急。二药相合，协以成功，必以大枣之甘补脾中之血，生姜之辛益胃中之气。恶风者阳虚，故加附子以益阳；风水者，则加白术以散皮肤间风水之气，发谷精以宣荣卫，与麻黄、石膏为使，引其入土也。越婢之名，不亦宜乎？

《金匮要略心典》

【14.23】此与上条证候颇同而治特异。麻黄之发阳气十倍防己，乃反减黄芪之实表，增石膏之辛寒，何耶？脉浮不渴句，或作脉浮而渴。渴者热之内炽，汗为热逼，与表虚出汗不同，故得以石膏清热，麻黄散肿，而无事兼固其表耶。

4.防己茯苓汤

防己茯苓汤方

防己三两　黄芪三两　桂枝三两　茯苓六两　甘草二两

上五味，以水六升，煮取二升，分温三服。

《金匮方歌括》

四肢聂聂动无休，皮水情形以此求，已桂芪三草二两，茯苓六两砥中流。

【原文】

《金匮要略》

【14.24】皮水为病，四肢肿，水气在皮肤中，四肢聂聂动者，防己茯苓汤主之。

经典引注

《金匮方论衍义》

【14.24】此证与风水脉浮用防己黄芪同，而有深浅之异。风水者，脉浮在表，土气不发，用白术、姜、枣发之；此乃皮水郁其荣卫，手太阴不宣。治法：金郁者泄之，水停者以淡渗，故用茯苓易白术；荣卫不得宣行者，散以辛甘，故用桂枝、甘草以易姜、枣。《内经》曰：肉蠕动，名曰微风。以四肢聂聂动者，为风在荣卫，触于经络而动，故桂枝、甘草亦得治之也。

《金匮要略心典》

【14.24】皮中水气，浸淫四末而壅遏卫气，气水相逐，则四肢聂聂动也。防己、茯苓善驱水气，桂枝得茯苓，则不发表而反行水，且合黄芪、甘草助表中之气，以行防己、茯苓之力也。

5.甘草麻黄汤

甘草麻黄汤方

甘草二两　麻黄四两

上二味，以水五升，先煮麻黄，去上沫，内甘草，煮取三升，温服一升，重覆汗出，不汗，再服。慎风寒。

里水原来自内生,一身面目肿黄呈,甘须二两麻黄四,气到因知水自行。

【原文】

《金匮要略》

【14.25】里水,越婢加术汤主之,甘草麻黄汤亦主之。

经典引注

《金匮方论衍义》

【14.25】此条但言里水,不叙脉证,与前条里水用越婢汤加术俱同,何两出之?将亦有异乎?前条里水证,止就身肿,小便不利,亡津液而渴者。大抵一经之病,随其气化所变,难以一二数。其经之邪无明,其变不可详,惟在方中佐使之损益何如耳。

《金匮要略心典》

【14.25】里水,即前一身面目黄肿、脉沉、小便不利之证。越婢汤义见前。甘草、麻黄亦内助土气、外行水气之法也。

6.麻黄附子汤

(重复方药)

麻黄附子汤方(金匮方)

麻黄三两　甘草二两　附子一枚(15g),炮
上三味,以水七升,先煮麻黄,去上沫,内诸药,煮取二升半,温服八分,日三服。

麻黄附子甘草汤方(伤寒方)

麻黄二两,去节　甘草二两,炙　附子一枚(15g),炮,去皮,破八片
上三味,以水七升,先煮麻黄一两沸,去上沫,内诸药,煮取三升,去滓,温服一升,日三服。

甘草麻黄二两佳，一枚附子固根荄，少阴得病二三日，里证全无汗岂乖。

【原文】

《金匮要略》

【14.26】水之为病，其脉沉小，属少阴；浮者为风；无水虚胀者，为气。水，发其汗即已。脉沉者，宜麻黄附子汤；浮者，宜杏子汤。

《伤寒论》

【302】少阴病，得之二三日，麻黄附子甘草汤，微发汗。以二三日无证，故微发汗也。

经典引注

《金匮方论衍义》

【14.26】少阴主水，其性寒。此条皆少阴证也。非独脉沉小者属之，浮者亦属之，但因其从风出于表，水不内积，故曰无水。若不因风，止是肾脉上入于肺而虚胀者，则名曰气水。然肾水、风水，已有治法，独气水分脉浮沉发其汗。脉沉者，由少阴水寒之邪，其本尚在于里，阴未变，故用麻黄散水，附子治寒；脉浮者，其水已从肾上逆于肺之标，居于阳矣，变而不寒，于是用杏子汤，就肺中下逆气。注谓：未见其汤，恐即麻黄杏子石膏甘草汤。观夫二方，皆发汗散水者，独附子、杏仁分表里耳。

《金匮要略心典》

【14.26】水气脉沉小者属少阴，言肾水也。脉浮者为风，即风水也。其无水而虚胀者，则为气病而非水病矣。气病不可发汗，水病发其汗则已。然而发汗之法，亦有不同。少阴则当温其经，风水即当通其肺，故曰脉沉者宜麻黄附子汤，脉浮者宜杏子汤。沉谓少阴，浮谓风也。

7.杏子汤

杏子汤方未见，恐是麻黄杏仁甘草石膏汤。

【原文】

《金匮要略》

【14.26】水之为病，其脉沉小，属少阴；浮者为风；无水虚胀者，为气。水，发其汗即已。脉沉者，宜麻黄附子汤；浮者，宜杏子汤。

经典引注

参见"麻黄附子汤"条。

8.蒲灰散

参见"【13.11】蒲灰散"条。

9.黄芪芍药桂枝苦酒汤

黄芪芍药桂枝苦酒汤方

黄芪五两　芍药三两　桂枝三两

上三味，以苦酒一升，水七升，相和，煮取三升，温服一升，当心烦，服至六七日乃解；若心烦不止者，以苦酒阻故也。一方用美酒醯代苦酒。

《金匮方歌括》

黄汗脉沉出汗黄，水伤心火郁成殃，黄芪五两推方主，桂芍均三苦酒勷。

【原文】

《金匮要略》

【14.28】问曰：黄汗之为病，身体肿（一作重）。发热汗出而渴，状如风水，汗沾衣，色正黄如柏汁，脉自沉，何从得之？师曰：以汗出入水中浴，水从汗孔入得之，宜芪芍桂酒汤主之。

经典引注

《金匮方论衍义》

【14.28】汗本津也，津泄则卫虚。水血同类，阴也。水则荣寒，寒则气郁，郁则发热。水热相搏于分肉，则身肿。荣出中焦，荣之郁热内蓄于脾，则津液不行而渴。卫虚，腠理不固，则汗出。脾土发热，则黄色见于汗如柏汁也。所以补卫为要。黄芪益气，入皮毛，肥腠理，退热止汗之功尤切，故为君；桂枝理血，入荣散寒，通血脉，解肌肉，用之调荣以和卫，故为臣；荣气因邪所阻，不利于行，芍药能收阴气，故佐桂枝，一阴一阳，以利其荣；苦酒，醋也，用之为使引，入血分以散滞。注：一方用美酒，美酒性热入心，可以致烦；醋但刺心而不烦。未审孰是。

《金匮要略心典》

【14.28】黄汗之病，与风水相似。但风水脉浮，而黄汗脉沉；风水恶风，而黄汗不恶风为异。其汗沾衣、色正黄如柏汁，则黄汗之所独也。风水为风气外合水气，黄汗为水气内遏热气。热被水遏，水与热得，交蒸互郁，汗液则黄。黄芪、桂枝、芍药行阳益阴，得酒则气益和而行愈周，盖欲使荣卫大行而邪气毕达耳。云苦酒阻者，欲行而未得遽行，久积药力，乃自行耳。故曰服至六七日乃解。按：前第二条云：小便通利，上焦有寒，其口多涎，此为黄汗。第四条云：身肿而冷，状如周痹。此云：黄汗之病，身体肿，发热汗出而渴。后又云：剧者不能食、身疼重、小便不利。何前后之不侔也？岂新久微甚之辨欤？夫病邪初受，其未郁为热者，则身冷、小便利、口多涎；其郁久而热甚者，则身热而渴、小便不利，亦自然之道也。

10.桂枝加黄芪汤

桂枝加黄芪汤方

桂枝　芍药各三两　甘草二两　生姜三两　大枣十二枚　黄芪二两

上六味，以水八升，煮取三升，温服一升，须臾饮热稀粥一升余，以助药力，温服取微汗；若不汗，更服。

《金匮方歌括》

黄汗都由郁热来，历详变态费心裁，桂枝原剂芪加二，啜粥重温令郁开。

【原文】

《金匮要略》

【14.29】黄汗之病，两胫自冷；假令发热，此属历节。食已汗出，又身常暮卧盗汗出者，此劳气也。若汗出已反发热者，久久其身必甲错；发热不止者，必生恶疮。若身重，汗出已辄轻者，久久必身𝐦，𝐦即胸中痛，又从腰以上必汗出，下无汗，腰髋弛痛，如有物在皮中状，剧者不能食，身疼重，烦躁，小便不利，此为黄汗，桂枝加黄芪汤主之。

【15.16】诸病黄家，但利其小便。假令脉浮，当以汗解之，宜桂枝加黄芪汤主之。

经典引注

《金匮方论衍义》

【14.29】黄汗病，由阴阳水火不既济。阴阳者，荣卫之主；荣卫者，阴阳之用。阴阳不既济，将荣卫亦不循行上下，阳火独壅于上，为黄汗；阴水独积于下，致两胫冷。设阳火热甚及肌肉，则发热；阴水寒及筋骨，则历节痛。若起居饮食过节之劳，必伤脾胃，则荣卫不充于腠理，而食入所长之阳，即与劳气相搏，散出为汗。又或日暮气门不闭，其津液常泄，为盗汗也。凡汗出必当热解，今汗已反发热者，是邪气胜而津液亡也。斯肌肉无以润泽，久久必枯涩而甲错；发热不已，其热者，是邪气胜而津液亡也。斯肌肉无以润泽，久久必枯涩而甲错；发热不已，其热逆于肉里，乃生恶疮。若邪正相搏于分肉间，则身重；汗出已，虽身重辄轻，然正气又从汗解而虚，荣卫衰微，脉络皆空，久久邪气热生风火，动于分肉脉络间，必作身𝐦。𝐦即胸中痛者，由胸中属肺金，主气，行荣卫之部，气海在焉，既虚之气，不胜风火之击，是以痛也。又从腰以上必汗出者，腰以上，阳也，阳与荣卫俱虚，腠理不密，故津液被风火泄出也；腰以下，阴也，为孤阴痹于下，故无汗，所以腰髋弛痛。如有物在皮中状者，即《内经》所谓痛痹逢寒之类也。剧则不能食，身疼烦躁，小便不利者，为荣卫甚虚，谷气不充，故不能食；荣卫不充于分肉，故身疼重。胃中虚，热上注心中，作烦躁；小便不利者，因津液从汗出故也。

【15.16】黄家大率从水湿得之。《经》虽云：治湿不利小便，非其治也。然脉浮者，湿不在里而在表，表湿乘虚入里，亦作瘫闭。故须以脉别之。汗解攻下，各有所宜也。而攻下之法既有浅深轻重，利小便与发汗之方何独不然乎？是方所主，惟和荣卫，非有发汗峻剂，必表之虚者用之。连翘赤小豆汤，又是里之表者用之。利小便亦然。是宜知其大略也。

【14.29】两胫自冷者，阳被郁而不下通也。黄汗本发热，此云假令发热，便为历节者，谓胫热，非谓身热也。盖历节黄汗，病形相似，而历节一身尽热，黄汗则身热而胫冷也。食已汗出，又身尝暮卧盗汗出者，荣中之热，因气之动而外浮，或乘阳之间而潜出也。然黄汗，郁证也，汗出则有外达之机，若汗出已反发热者，是热与汗俱出于外，久而肌肤甲错，或生恶疮，所谓自内之外而盛于外也。若汗出已身重辄轻者，是湿与汗俱出也。然湿虽出而阳亦伤，久必身𤺊而胸中痛。若从腰以上汗出，下无汗者，是阳上通而不下通也，故腰髋弛痛，如有物在皮中状。其病之剧而未经得汗者，则窒于胸中而不能食，壅于肉理而身体重，郁于心而烦躁，闭于下而小便不通利也。此其进退微甚之机不同如此，而要皆水气伤心之所致，故曰此为黄汗。桂枝、黄芪亦行阳散邪之法，而尤赖饮热稀粥取汗，以发交郁之邪也。

【15.16】小便利，则湿热除而黄自已，故利小便为黄家通法。然脉浮则邪近在表，宜从汗解，亦脉浮者先吐之意。但本无外风而欲出汗，则桂枝发散之中，必兼黄芪固卫，斯病去而表不伤，抑亦助正气以逐邪气也。

11.桂枝去芍药加麻黄细辛附子汤

桂枝去芍药加麻黄细辛附子汤方

桂枝三两　生姜三两　甘草二两　大枣十二枚　麻黄　细辛各二两　附子一枚，炮

上七味，以水七升，煮麻黄，去上沫，内诸药，煮取二升，分温三服，当汗出，如虫行皮中，即愈。

《金匮方歌括》

心下如盘边若杯，辛甘麻二附全枚，姜桂三两枣十二，气分须从气转回。

【原文】

《金匮要略》

【14.31】气分，心下坚大如盘，边如旋杯，水饮所作。桂枝去芍药加麻辛附子汤主之。

《金匮方论衍义》

【14.31】是证与上条所叙不同名，气分即同。与下条亦同。

《金匮要略心典》

【14.31】气分，即寒气乘阳之虚而结于气者，心下坚大如盘，边如旋盘，其势亦已甚矣。然不直攻其气，而以辛甘温药行阳以化气，视后人之袭用枳、朴、香、砂者，工拙悬殊矣。云当汗出如虫行皮中者，盖欲使既结之阳复行周身而愈也。

12.枳术汤

枳术汤方

枳实七枚（105g） 白术二两
上二味，以水五升，煮取三升，分温三服，腹中软，即当散也。

《金匮方歌括》

心下如盘大又坚，邪之结散验其边，术宜二两枳枚七，苦泄专疗水饮愆。

【原文】

《金匮要略》

【14.32】心下坚大如盘，边如旋盘，水饮所作，枳术汤主之。

经典引注

《金匮方论衍义》

【14.32】心下，胃上脘也。胃气弱则所饮之水入而不消，痞结而坚，必强其胃乃可消痞。白术健脾强胃，枳实善消心下痞，逐停水，散滞血。

【14.32】证与上同，曰水饮所作者，所以别于气分也。气无形，以辛甘散之；水有形，以苦泄之也。

13.《外台》防己黄芪汤

参见"【2.22】防己黄芪汤"条。

三、小结

水气病

含义			由多种原因引起人体水液代谢障碍、水湿潴留，全身出现浮肿的疾患		
病因病机			风邪外袭，气化障碍或各种原因引起肺、脾、肾功能失调		
脉证			全身浮肿，脉沉（根据不同病因和部位可分四水）		
分类	风水		脉浮，外证骨节疼痛，恶风（头面浮肿）		
	皮水		脉浮，外证肤肿，按之没指，不恶风，其腹如鼓，不渴		
	正水		脉沉迟，外证自喘（腹满肿）		
	石水		脉沉，外证腹满不喘		
	五脏水	心水	身重而少气，不得卧，烦而躁，其人阴肿		
		肝水	其腹大，不能自转侧，胁下腹痛，时时津液微生，小便续通		
		肺水	其身肿，小便难，时时鸭溏		
		脾水	其腹大，四肢苦重，津液不生，但苦少气，小便难		
		肾水	其腹大，脐肿，腰痛不得溺，阴下湿如牛鼻上汗，其足逆冷，面反瘦		
	黄汗		脉沉迟，身发热，胸满，四肢头面肿，或生痈脓		
	血分		经水前断，后病水		
	水分		先病水，后经水断		
	气分		心下痞坚，大如盘		
治则			腰以下肿当利小便，腰以上肿当发汗乃愈，病水腹大，小便不利，脉沉绝，可下之		
证治	分型		症状	治法	方剂
	风水	表虚	脉浮，身肿重，汗出恶风	益气固表利水除湿	防己黄芪汤
		挟热	恶风，一身悉肿，脉浮而渴，续自汗出，无大热	发越水气	越婢汤
		表实水停	脉浮，头面微肿，无汗	宣肺散邪	杏子汤

皮水	阳郁	四肢肿，聂聂动	通阳化气 健脾利水	防己茯苓汤
	表实	无汗，脉浮，肿较轻	宣肺利水	甘草麻黄汤
	阳气被阻	四肢厥冷，四肢肿	清热利尿	蒲灰散
	挟郁热	一身面目红肿，脉沉，小便不利	散水清热 健脾祛湿	越婢加术汤
正水	阳虚饮郁	脉沉小（应有恶寒，肢冷喘促）	温经扶阳发汗	麻黄附子汤
黄汗病	阳郁营血有热	身体肿，发热，汗而渴，脉沉，出黄汗，汗出较多者	益气扶表 调和营卫	芪芍桂酒汤
	湿重阳郁	黄汗，两胫自冷，腰以上有汗，下无汗，汗出不透，身疼痛，烦躁，小便不利，脉沉迟	益气助表 散水祛湿	桂枝加黄芪汤
气分	阳虚阴凝	心下坚，大如盘，边如旋杯	温阳散寒 通利气机	桂枝去芍加麻辛附子汤
	脾虚气滞	心下坚，大如盘，边如旋盘	行气散结 健脾利水	枳术汤

第十四节　黄疸病脉证并治第十五

一、章节概述

本篇专论黄疸病，本篇既论身黄、目黄、尿黄之黄疸，亦论无目黄、尿黄，仅肌肤发黄之萎黄、肾虚而致的女劳疸等等亦属黄疸。其中以全身黄、面目黄、尿黄为其特征，此可谓狭义黄疸。即中医内科学所言黄疸的概念。黄疸的病位涉及脾肾肝三脏，或与胆有着密切关系。其成因，概而言之有外感、饮食不节、误治、虚损、日久不愈者夹有瘀血等，本篇将黄疸病分为黄疸、谷疸、酒疸、女劳疸、黑疸。其中本篇重点讨论湿热发黄。本篇中随证择用了汗、吐、下、和、温、清、补、消等八法，其中对清利湿热法论之较多。

本篇涉及经方11首，附方1首：茵陈蒿汤、消石矾石散、栀子大黄汤、桂枝加黄芪汤、猪膏发煎、茵陈五苓散、大黄硝石汤、小半夏汤、柴胡汤（小柴胡汤或大柴胡汤）、小建中汤、瓜蒂汤、《千金》麻黄醇酒汤。

二、方证解析

1.茵陈蒿汤

（重复方药）

茵陈蒿汤方（金匮方）

茵陈蒿六两　栀子十四枚（20g）　大黄二两

上三味，以水一斗，先煮茵陈，减六升，内二味，煮取三升，去滓，分温三服。小便当利，尿如皂角汁状，色正赤，一宿腹减，黄从小便去也。

茵陈蒿汤方（伤寒方）

茵陈蒿六两　栀子十四枚（20g），擘　大黄二两，去皮

上三味，以水一斗二升，先煮茵陈，减六升，内二味，煮取三升，去滓，分三服。小便当利，尿如皂荚汁状，色正赤，一宿腹减，黄从小便去也。

《金匮方歌括》

二两大黄十四栀，茵陈六两早煎宜，身黄尿短腹微满，解自前阴法最奇。

【原文】

《金匮要略》

【15.13】谷疸之为病，寒热不食，食即头眩，心胸不安，久久发黄，为谷疸，茵陈蒿汤主之。

《伤寒论》

【236】阳明病，发热汗出者，此为热越，不能发黄也。但头汗出，身无汗，剂颈而还，小便不利，渴引水浆者，此为瘀热在里，身必发黄，茵陈蒿汤主之。

【260】伤寒七八日，身黄如橘子色，小便不利，腹微满者，茵陈蒿汤主之。

经典引注

《金匮方论衍义》

【15.13】此汤治伤寒阳明瘀热在里，身黄发热，但头汗出，身无汗，剂颈而还，小便不利，渴饮水浆者；又伤寒七八日，身黄如橘子色，小便不利，腹微满者。今又治是证。三者尽属里热，但务去其邪，病状之异弗论矣。此寒热不在表，脾胃内热，达于外而成肌肤寒热者，亦不能食。《灵枢》曰：肌肤热者，取三阳于下，补足太阴，以出其汗。皆因脾胃热，故不解其表，而遽治其里也。盖茵陈蒿治热结发黄，佐栀子去胃热、通小便，更以大黄为使荡涤之。虽然，治疸不可不分轻重，如栀子柏皮汤解身热发黄，内热之未实者；麻黄连翘赤小豆汤治表寒湿，内有瘀热而黄者；大黄硝石汤下内热之实者，栀子大黄汤次之，茵陈蒿汤又次之。又必究其受病之因有同异，既病之人有劳逸。若得之膏粱食肥者，气滞血壅；得之先贵后贱、前富后贫与脱势惭愧、离愁忧患者，虽皆郁积成热，气血失损，不可与食肥者同治。若始终贫贱，不近水冒雨，即残羹冷汁，久卧湿地，多挟寒湿，致阴阳乖隔而病，又可与上二者同治乎？故攻邪同，而先后调治亦不可不审也。

《金匮要略心典》

【15.13】谷疸为阳明湿热瘀郁之证。阳明既郁，荣卫之源，壅而不利，则作寒热；健运之机窒而不用，则为不食，食入则适以助湿热而增逆满，为头眩、心胸不安而已。茵陈、栀子、大黄，苦寒通泄，使湿热从小便出也。

2.消石矾石散

消石矾石散方

消石　矾石_{烧，}等分
上二味，为散，以大麦粥汁，和服方寸匕，日三服。病随大小便去，小便正黄，大便正黑，是候也。

《金匮方歌括》

身黄额黑足如烘，腹胀便溏晡热丛，等分矾硝和麦汁，女劳疸病夺天工。

【原文】

《金匮要略》

【15.14】黄家日晡所发热，而反恶寒，此为女劳得之。膀胱急，少腹满，身尽黄，额上黑，足下热，因作黑疸。其腹胀如水状，大便必黑，时溏，此女劳之病，非水也。腹满者难治。消石矾石散主之。

经典引注

《金匮方论衍义》

【15.14】肾者，阴之主也，为五脏之根，血尽属之。血虽化于中土，生之于心，藏之于肝，若肾阴病，则中土莫得而化，心莫得而生，肝莫得而藏，荣卫莫得而行，其血败矣，将与湿热凝瘀于肠胃之间。肾属水，其味咸，其性寒，故治之之药，必用咸寒补其不足之水，泻其所客之热。荡涤肠胃，推陈致新，用硝石为君；《本草》矾石能除固热在骨髓者。骨与肾合，亦必能治肾热可知也；大麦粥汁为之使，引入肠胃，下泄郁气。大便属阴，瘀血由是而出，其色黑；小便属阳，热液从是而利，其色黄也。

《金匮要略心典》

【15.14】黄家日晡所本当发热，乃不发热而反恶寒者，此为女劳肾热所致，与酒疸、谷疸不同。酒疸、谷疸热在胃，女劳疸热在肾，胃浅而肾深，热深则外反恶寒也。膀胱急、额上黑、足下热、大便黑，皆肾热之征。虽少腹满胀，有如水状，而实为肾热而气内蓄，非脾湿而水不行也。惟是证兼腹满，则阳气并伤，而其治为难耳。硝石咸寒除热，矾石除痼热在骨髓，骨与肾合，用以清肾热也。大麦粥和服，恐伤胃也。

3.栀子大黄汤

栀子大黄汤方

栀子十四枚　大黄一两　枳实五枚（75g）　豉一升（100g）
上四味，以水六升，煮取二升，分温三服。

《金匮方歌括》

酒疸懊恼郁热蒸，大黄二两豉盈升，栀子十四枳枚五，上下分消要顺承。

194

【原文】

《金匮要略》

【15.15】酒黄疸,心中懊侬,或热痛,栀子大黄汤主之。

经典引注

《金匮方论衍义》

【15.15】酒热内结,心神昏乱,作懊恼,甚则热痛。栀子、香豉,皆能治心中懊恼;大黄荡涤实热;枳实破结逐停去宿积也。《伤寒论》阳明病无汗,小便不利,心中懊恼者,身必发黄。是知热甚于内者,皆能成是病,非独酒也。

《金匮要略心典》

【15.15】酒家热积而成实,为心中懊恼或心中热痛,栀子、淡豉彻热于上,枳实、大黄除实于中,亦上下分消之法也。

4.桂枝加黄芪汤

参见"【14.29】桂枝加黄芪汤"条。

5.猪膏发煎

猪膏发煎方

猪膏半斤　乱发如鸡子大三枚
上二味,和膏中煎之,发消药成,分再服,病从小便出。

《金匮方歌括》

诸黄腹鼓大便坚,古有猪膏八两传,乱发三枚鸡子大,发消药熟始停煎。

【原文】

《金匮要略》

【15.17】诸黄，猪膏发煎主之。

【22.22】胃气下泄，阴吹而正喧，此谷气之实也，膏发煎导之。

经典引注

《金匮方论衍义》

【15.17】此但言诸黄，无他证。必将谓证有变态，不可悉数欤？《肘后方》云：女劳疸，身目尽黄，发热恶寒，小腹满，小便难，以大热大劳，女劳交接，从而入水所致，用是汤。又云：五疸，身体四肢微肿，胸满，不得汗，汗出如黄柏汁，由大汗出，入水所致者，猪脂一味服。《伤寒类略》亦云：男子女人黄疸，饮食不消，胃中胀热，生黄衣，胃中有燥屎使然，猪脂煎服则愈。因明此方乃治血燥者也。诸黄所感之邪，与所变之脏虽不同，然至郁成湿热，则悉干于脾胃。胃之阳明经更属于肺金，金主燥，若湿热胜，则愈变枯涩，血愈耗干，故诸黄起于血燥者，皆得用之。考之《本草》，猪脂利血脉、解风热、润肺，疗热毒。五疸身肿不得卧者，非燥之在上欤？胃中黄衣干屎，非燥之在中欤？小腹满，小便难，非燥之在下欤？三焦之燥，皆以猪脂润之。而燥在下，小便难者，又须乱发消瘀，开关格，利水道，故用为佐。此与前条硝石矾石散同治膀胱小腹满之血病，然一以除热去瘀，一以润燥。矾石之性燥，走血，安可治血燥乎？又，太阳证身尽黄，脉沉结，小便自利，其人如狂者，血证谛也，抵当汤主之，乃重剂也；此则治血燥之轻剂也。

【22.22】阳明脉属于宗筋，会于气街。若阳明不能升发，谷气上行，变为浊邪，反泄下利，子宫受抑，气不上通，故从阴户作声而吹出。猪脂补下焦，生血润腠理；乱发通关格，腠理开，关格通，则中下焦各得升降而气归故道已。

《金匮要略心典》

【15.17】此治黄疸不湿而燥者之法。按《伤寒类要》云：男子、女人黄疸，饮食不消，胃胀，热生黄衣，在胃中有燥屎使然，猪膏煎服则愈。盖湿热经久，变为坚燥，譬如罨曲，热久则湿去而干也。《本草》猪脂利血脉、解风热，乱发消瘀、开关格、利水道，故曰病从小便出。

【22.22】阴吹，阴中出声，如大便失气之状，连续不绝，故曰正喧。谷气实者，大便结而不通，是以阳明下行之气，不得从其故道，而乃别走旁窍也。猪膏发煎润导大便，便通，气自归矣。

6.茵陈五苓散

茵陈五苓散方

茵陈蒿末十分　五苓散五分

上二物和，先食饮方寸匕，日三服。

《金匮方歌括》

疸病传来两解方，茵陈末入五苓尝，五苓五分专行水，十分茵陈却退黄。

【原文】

《金匮要略》

【15.18】黄疸病，茵陈五苓散主之。（一本云茵陈汤及五苓散并主之）

经典引注

《金匮方论衍义》

【15.18】此亦治黄疸，不言他证，与猪膏发煎并出者，彼以燥在血，此以燥在气也。夫病得之汗出入水，何以成燥？曰：湿热相纽而不解，则肺金治节之政不行，津液不布，而成燥也。燥郁之久，湿热蒸为黄疸矣。《本草》茵陈治热结黄疸，小便不利。燥因热胜，栀子柏皮汤；因湿郁，茵陈五苓散。五苓散非惟治湿而已，亦润剂也。桂枝开腠理、致津液、通气；白术、茯苓生津，皆可润燥也。古人论黄疸，有湿黄，有热黄。湿黄者，色如薰黄；热黄者，色如橘子色。更有阳黄，有阴黄。阳黄者，大黄佐茵陈；阴黄者，附子佐茵陈。此用五苓散佐者，因湿热郁成燥也明矣。

《金匮要略心典》

【15.18】此正治湿热成疸者之法。茵陈散结热，五苓利水去湿也。

7.大黄硝石汤

大黄硝石汤方

大黄　黄柏　硝石各四两　栀子十五枚（22.50g）

上四味，以水六升，煮取二升，去滓，内硝，更煮取一升，顿服。

《金匮方歌括》

自汗屎艰腹满时，表和里实贵随宜，硝黄四两柏同数，十五枚栀任指麾。

【原文】

《金匮要略》

【15.19】黄疸腹满，小便不利而赤，自汗出，此为表和里实，当下之，宜大黄硝石汤。

经典引注

《金匮方论衍义》

【15.19】邪热内结，成腹满，自汗，大黄、硝石，荡而去之；膀胱内热，致小便不利而赤，黄柏、栀子，凉以行之。此下黄疸重剂也。

《金匮要略心典》

【15.19】腹满、小便不利而赤为里实，自汗出为表和。大黄、硝石亦下热去实之法，视栀子大黄及茵陈蒿汤较猛也。

8.小半夏汤

参见"【12.28】小半夏汤"条。

9.小柴胡汤

（重复方药）

小柴胡汤方（金匮方）

柴胡半斤　黄芩三两　人参三两　甘草三两　半夏半斤　生姜三两　大枣十二枚

上七味，以水一斗二升，煮取六升，去滓，再煎，取三升，温服一升，日三服。

小柴胡汤方（伤寒37条方）

柴胡半斤　黄芩　人参　甘草炙　生姜各三两，切　大枣十二枚，擘　半夏半升（65g），洗

上七味，以水一斗二升，煮取六升，去滓，再煎取三升，温服一升，日三服。

小柴胡汤方（伤寒96条方）

柴胡半斤　黄芩三两　人参三两　半夏半升（65g），洗　甘草炙　生姜各三两，切　大枣十二枚，擘

上七味，以水一斗二升，煮取六升，去滓，再煎取三升，温服一升，日三服。若胸中烦而不呕，去半夏、人参，加栝楼实一枚；若渴，去半夏，加人参，合前成四两半，栝楼根四两；若腹中痛者，去黄芩，加芍药三两；若胁下痞硬，去大枣，加牡蛎四两；若心下悸，小便不利者，去黄芩，加茯苓四两；若不渴，外有微热者，去人参，加桂枝三两，温覆微汗愈；若咳者，去人参、大枣、生姜，加五味子半升，干姜二两。

小柴胡汤方（伤寒144条方）

柴胡半斤　黄芩三两　人参三两　半夏半升（65g），洗　甘草三两　生姜三两，切　大枣十二枚，擘

上七味，以水一斗二升，煮取六升，去滓，再煎取三升，温服一升，日三服。

小柴胡汤方（伤寒229条方）

柴胡半斤　黄芩三两　人参三两　半夏半升（65g），洗　甘草三两，炙　生姜三两，切　大枣十二枚，擘

上七味，以水一斗二升，煮取六升，去滓，再煎取三升。温服一升，日三服。

小柴胡汤方（伤寒266条方）

柴胡八两　人参三两　黄芩三两　甘草三两，炙　半夏半升（65g），洗　生姜三两，切　大枣十二枚，擘

上七味，以水一斗二升，煮取六升，去滓，再煎取三升。温服一升，日三服。

小柴胡汤方（伤寒 379 条方）

柴胡八两　黄芩三两　人参三两　甘草三两，炙　生姜三两，切　半夏半升（65g），洗　大枣十二枚，擘

上七味，以水一斗二升，煮取六升，去滓，更煎取三升，温服一升，日三服。

小柴胡汤方（伤寒 394 条方）

柴胡八两　人参二两　黄芩二两　甘草二两，炙　生姜二两，切　半夏半升（65g），洗　大枣十二枚，擘

上七味，以水一斗二升，煮取六升，去滓，再煎取三升，温服一升，日三服。

《金匮方歌括》

脉弦胁痛小柴胡，夏草姜芩参枣扶，和解少阳为正法，阳明兼证岂殊途。

【原文】

《金匮要略》

【15.21】诸黄，腹痛而呕者，宜柴胡汤。（必小柴胡汤）

【17.15】呕而发热者，小柴胡汤主之。

【21.2】产妇郁冒，其脉微弱，不能食，大便反坚，但头汗出。所以然者，血虚而厥，厥而必冒，冒家欲解，必大汗出。以血虚下厥，孤阳上出，故头汗出。所以产妇喜汗出者，亡阴血虚，阳气独盛，故当汗出，阴阳乃复。大便坚，呕不能食，小柴胡汤主之。

【22.1】妇人中风，七八日续来寒热，发作有时，经水适断，此为热入血室，其血必结，故使如疟状，发作有时，小柴胡汤主之。

《伤寒论》

【37】太阳病，十日已去，脉浮细而嗜卧者，外已解也。设胸满胁痛者，与小柴胡汤，脉但浮者，与麻黄汤。【注】无加减。

【96】伤寒五六日中风，往来寒热，胸胁苦满，嘿嘿不欲饮食，心烦喜呕，或胸中烦而不呕，或渴，或腹中痛，或胁下痞硬，或心下悸，小便不利，或不渴，身有微热，或欬者，小柴胡汤主之。

【97】血弱气尽，腠理开，邪气因入，与正气相抟，结于胁下，正邪分争，往来寒热，休作有时，嘿嘿不欲饮食，藏府相连，其痛必下，邪高痛下，故使呕也一云：（脏腑相违，其病必下，胁鬲中痛），小柴胡汤主之。服柴胡汤已，渴者，属阳明，以法治之。

【98】得病六七日，脉迟浮弱，恶风寒，手足温，医二三下之，不能食，而胁下满痛，面目及身黄，颈项强，小便难者，与柴胡汤，后必下重；本渴饮水而呕者，柴胡汤不中与

也，食谷者哕。

【99】伤寒四五日，身热恶风，颈项强，胁下满，手足温而渴者，小柴胡汤主之。

【100】伤寒，阳脉涩阴脉弦，法当腹中急痛，先与小建中汤，不差者，小柴胡汤主之。

【101】伤寒中风，有柴胡证，但见一证便是，不必悉具。凡柴胡汤病证而下之，若柴胡证不罢者，复与柴胡汤，必蒸蒸而振，却复发热汗出而解。

【103】太阳病，过经十余日，反二三下之，后四五日，柴胡证仍在者，先与小柴胡。呕不止，心下急一云，呕止小安，郁郁微烦者，为未解也，与大柴胡汤，下之则愈。

【104】伤寒十三日不解，胸胁满而呕，日晡所发潮热，已而微利，此本柴胡证，下之以不得利，今反利者，知医以丸药下之，此非其治也。潮热者，实也，先宜服小柴胡汤以解外，后以柴胡加芒硝汤主之。

【123】太阳病，过经十余日，心下温温欲吐，而胸中痛，大便反溏，腹微满，郁郁微烦。先此时自极吐下者，与调胃承气汤。若不尔者，不可与。但欲呕，胸中痛，微溏者，此非柴胡汤证，以呕故知极吐下也。

【144】妇人中风，七八日续得寒热，发作有时，经水适断者，此为热入血室，其血必结，故使如疟状，发作有时，小柴胡汤主之。

【148】伤寒五六日，头汗出，微恶寒，手足冷，心下满，口不欲食，大便硬，脉细者，此为阳微结，必有表，复有里也，脉沉亦在里也。汗出为阳微，假令纯阴结，不得复有外证，悉入在里，此为半在里半在外也。脉虽沉紧，不得为少阴病。所以然者，阴不得有汗，今头汗出，故知非少阴也，可与小柴胡汤。设不了了者，得屎而解。

【149】伤寒五六日，呕而发热者，柴胡汤证具，而以他药下之，柴胡证仍在者，复与柴胡汤。此虽已下之，不为逆，必蒸蒸而振，却发热汗出而解。若心下满而硬痛者，此为结胸也，大陷胸汤主之。但满而不痛者，此为痞，柴胡不中与之，宜半夏泻心汤。

【229】阳明病，发潮热，大便溏，小便自可，胸胁满不去者，与小柴胡汤。

【230】阳明病，胁下硬满，不大便而呕，舌上白胎者，可与小柴胡汤。上焦得通，津液得下，胃气因和，身濈然汗出而解。

【231】阳明中风，脉弦浮大而短气，腹都满，胁下及心痛，久按之气不通，鼻干不得汗，嗜卧，一身及目悉黄，小便难，有潮热，时时哕，耳前后肿，刺之小差，外不解，病过十日，脉续浮者，与小柴胡汤。

【266】本太阳病不解，转入少阳者，胁下硬满，干呕不能食，往来寒热，尚未吐下，脉沉紧者，与小柴胡汤。

【267】若已吐下、发汗、温针，谵语，柴胡汤证罢，此为坏病。知犯何逆，以法治之。

【379】呕而发热者，小柴胡汤主之。

【394】伤寒差以后，更发热，小柴胡汤主之。脉浮者，以汗解之，脉沉实（一作紧）者，以下解之。

经典引注

《金匮方论衍义》

【15.21】邪正相击，在里则腹满气逆；在上则呕。上犹表也，故属半表半里，小柴胡汤主之。柴胡、黄芩除里热，半夏散里逆，人参、甘草补正缓中，生姜、大枣和荣卫、合表里、调阴阳也。又必随证加减，法在《伤寒论》小柴胡汤后。

【17.15】《伤寒论》出太阳证，又出厥阴证。小柴胡汤，本少阳半表半里药也，何为太阳厥阴亦治之？盖太阳传里而未尽入，厥阴受传而未尽受，二者俱在半表半里之间，故呕而发热。病同则方亦同也。自此而言，病之半表半里，岂独伤寒有哉？故更集《要略》。

【22.1】此下四条，皆出《伤寒论》中。成注：七八日，邪气入里之时，本无寒热，而续得寒热，经水适断者，为表邪乘虚入于血室，相搏而血结不行，经水所以断也。血气与邪分等，致寒热如疟而发作有时，与小柴胡汤，以解传经之邪。

《金匮玉函经二注》

【21.2】产妇脉证极虚种种者，其理可得而晰言之也。妇人主血，重在冲脉；冲者，肝幕也，血去既多，邪中特易，邪入则必逆冷畏寒，由于过抑，是血气亏于中，阴邪冒于外，卒难解也。而其所以难解者，正以血虚不能作汗，而非汗复不解，故欲解者，必大汗出，而后邪始退，正始越也。此言周身之汗者也。亦有血虚下厥，而阳气孤而无偶，遂上升而汗亦出，则其汗又头以下不得汗也。总由血虚阴亡，其阳独盛，汗出之后，邪退正和矣。然其津液一伤于血去，复伤于汗多，安得大便不坚乎？假使大便坚而复有呕不能食之证，仍是表邪未去，抑或血室受邪也。小柴胡汤为正治之法矣。

《金匮要略心典》

【15.21】腹痛而呕，病在少阳；脾胃病者，木邪易张也。故以小柴胡散邪气，止痛、呕，亦非小柴胡能治诸黄也。

【17.15】呕而发热，邪在少阳之经。欲止其呕，必解其邪，小柴胡则和解少阳之正法也。

【21.2】郁冒虽有客邪，而其本则为里虚，故其脉微弱也。呕不能食，大便反坚，但头汗出，津气上行而不下逮之象，所以然者，亡阴血虚，孤阳上厥，而津气从之也。厥者必冒，冒家欲解，必大汗出者，阴阳乍离，故厥而冒，及阴阳复通，汗乃大出而解也。产妇新虚，不宜多汗，而此反喜汗出者，血去阴虚，阳受邪气而独盛，汗出则邪去，阳弱而后与阴相和，所谓损阳而就阴是也。小柴胡主之者，以邪气不可不散，而正虚不可罔顾，惟此法为能解散客邪，而和利阴阳耳。

【22.1】中风七八日，寒热已止而续来，经水才行而适断者，知非风寒重感，乃热邪与血俱结于血室也。热与血结，攻其血则热亦去，然虽结而寒热如疟，则邪既留连于血室，而亦侵淫于经络。设攻其血，血虽去，邪必不尽，且恐血去而邪得乘虚尽入也。仲景单用小柴胡汤，不杂血药一味，意谓热邪解而乍结之血自行耳。

10.小建中汤

参见"【6.13】小建中汤"条。

11.瓜蒂汤

参见"【2.27】一物瓜蒂汤"条。

12.《千金》麻黄醇酒汤

《千金》麻黄醇酒汤方

麻黄三两

上一味，以美清酒五升，煮取二升半，顿服尽。冬月用酒，春月用水煮之。

《金匮方歌括》

黄疸病由郁热成，驱邪解表仗雄兵，五升酒煮麻三两，春换水兮去酒烹。

【原文】

《金匮要略》

【15.22.附方】《千金》麻黄醇酒汤，治黄疸。

三、小结

黄疸病

含义	凡目黄、身黄、尿黄者称为黄疸，本篇亦包括了各种不同原因所引起的发黄证候在内			
病因病机	本篇黄疸乃因湿热、寒湿、火劫、燥结、女劳、虚损等六种原因所引起的发黄，但以湿热发黄为重点			
	湿热郁滞于脾，侵入血分，行于体表而成黄疸			
脉证	目黄、身黄、尿黄——谷疸、酒疸			
	额上黑，手足中热——女劳疸			
	肤色萎黄不容——萎黄			
谷疸	由脾湿胃热，寒湿困脾所致，有消谷善饥，头眩，腹满，身体尽黄等			
酒疸	由湿热内蕴所致，有欲吐、腹部胀满，心中懊憹而热等证			
女劳疸	由肾虚有热，气滞血瘀所致，有膀胱急，少腹满，身尽黄，额上黑等证			
黄疸	湿热郁蒸发黄而致，有渴欲饮水，小便不利			
	寒邪困脾发黄，腹满，舌萎黄，躁不得睡			
治则	诸病黄家，但利其小便			

证治	病因	症状	治则	方剂
	湿热并重	寒热不食，食即头眩，心胸不安	清热利湿	茵陈蒿汤
	女劳疸误下瘀血	日晡所发热反恶寒，膀胱急少腹满，身黄，额上黑，足下热，腹胀如水，大变黑，时溏	消坚化瘀祛湿	硝石矾石散
	火劫发黄	发热烦喘，胸满口燥，一身尽热而黄，肚热，热在里	攻下通腑泄热	栀子大黄汤
	燥结发黄	当有少腹急满，大便秘结，肤色萎黄，小便不利	补虚润燥，逐瘀通便	猪膏发煎
	黄疸偏湿重	当有发热，身黄、目黄、尿黄短，纳呆腹痞满	清热、利水、祛湿	茵陈五苓散
	黄疸偏热盛（里实）	腹满，小便不利而赤，自汗出	清热通便逐瘀，利湿退黄	大黄硝石汤
	表虚发黄	脉浮（当有恶寒发热自汗等表证）	解表和营 扶正托邪	桂枝加黄芪汤
	虚劳发黄	肤色萎黄，小便自利	调和营卫建立中气	小建中汤
	黄疸误治变哕	小便色不变，欲自利，腹满而喘，除热必哕	温胃和中，降逆止呕	小半夏汤
	黄疸兼肝邪犯胃	腹痛而呕	疏肝理气，和胃止呕	小柴胡汤
	少阳阳明合并发黄	身热便结，腹痛，呕吐	清解少阳 攻下阳明	大柴胡汤

	病机	证治	预后		
预后	正胜邪却	治之十八日以上差	病愈		
	邪盛正衰	治之十八日以上反剧	难治		
	湿热盛伤津	疸而渴	难治		
	湿热不太盛津未伤	疸而不渴	易治		
	湿热蕴于中，胃气上逆	发于阴部（病偏里）	其人必呕		
	湿热郁滞肌表	发于阳部（病偏表）	其人振寒而发热		

	分类	主要证候	病机	治则	方剂
谷疸	湿热谷疸	寒热不食，食即头眩，心胸不安	湿热蕴结中焦	清热利湿	茵陈蒿汤
酒疸	酒疸热盛	心中懊憹或热痛	热盛于湿 胃热上熏	荡热除烦 和胃导滞	栀子大黄汤
女劳疸	女劳疸误下生瘀	黄家日晡，发热而反恶寒，膀胱急，少腹满，身尽黄，额上黑，足下热，大便必黑，时溏，腹胀如水状	肾虚有热 气滞血瘀	祛瘀逐湿	硝石矾石散
黄疸	酒疸吐下法脉证	心中热，腹满欲吐或无热，靖言了了鼻燥	脉浮者 湿热有上出之势	先吐之	瓜蒂汤
			脉沉弦者 湿热偏下	先下之	大黄硝石汤
	黄疸湿重	当有发热，身黄、目黄、尿黄短，纳呆腹痞满	湿重发黄	清热祛湿	茵陈五苓散
黄疸 兼变证	表虚发黄	脉浮 当有恶寒发热自汗等表证	营卫不和 表虚发黄	解表和营 扶正托邪	桂枝加黄芪汤
	黄疸兼肝邪犯胃	腹痛而呕	少阳发黄	疏肝理气 和胃止呕	小柴胡汤
	少阳阳明合并发黄	身热便结，腹痛，呕吐	少阳，阳明合病	清解少阳 攻下阳明	大柴胡汤
	诸黄	当有少腹急满，大便秘结，肤色萎黄，小便不利	湿去热存 津枯肠燥	补虚润躁 逐瘀通便	猪膏发煎
	黄疸误治变哕	小便色不变，欲自利，腹满而喘，除热必哕	湿热内蕴 胃气上逆	温胃和中 降逆止呕	小半夏汤
虚黄	虚劳发黄	肤色萎黄，小便自利	发黄日久 中气虚弱	建立中气	小建中汤

第十五节　惊悸吐衄下血胸满瘀血病脉证治第十六

一、章节概述

　　本篇论述惊悸、吐血、衄血、下血和瘀血等病，而胸满仅是瘀血的一个症状，不是独立病名。由于上述病证与心和血脉有密切联系，故合在一起讨论。本篇虽将"惊悸"冠首，但重点则在于论述各种血证。惊和悸是两种病，从病因到症状，都各不相同。《资生篇》谓："有所触而动曰惊，无所触而动曰悸；惊之证发于外，悸之证发于内。"惊多因外界刺激所引起，表现为惊恐，精神恍惚，卧起不安，时作时止，后世称之为惊悸，证情轻浅。悸多由气血虚弱，心失所养或痰热扰心所致，自觉心慌，心中跳动不安，后世称之为怔忡，证情较重。两者在病程上有久暂之分，证情上有轻重之别，但突然受惊必然导致心悸；心悸又易并见惊恐，故常惊悸并称。吐血、衄血、下血和瘀血同属血证范围指血不循经，自九窍排出体外，或渗溢于肌肤。由于出血部位和发病机理不同，故证有寒热虚实之分，治有温凉补泻之别，本篇对此，均有所论及，可资取法。关于瘀血脉证论述，始见于《金匮要略》本篇描述了瘀血的一般症状，并根据《内经》"血实者宜决之"，"结者散之"的理论，提出"当下之"的治疗原则。

　　本篇涉及经方6首；桂枝去芍药加蜀漆牡蛎龙骨救逆汤治疗火邪；半夏麻黄丸，主治心悸；柏叶汤，黄土汤主治，赤小豆当归散、泻心汤、主治血证。

二、方证解析

1.桂枝去芍药加蜀漆牡蛎龙骨救逆汤

（重复方药）

桂枝去芍药加蜀漆牡蛎龙骨救逆汤方（金匮方）

　　桂枝_{三两}，去皮　甘草_{二两}，炙　生姜_{三两}　牡蛎_{五两}，熬　龙骨_{四两}　大枣_{十二枚}　蜀漆_{三两}，洗去腥

　　上七味，以水一斗二升，先煮蜀漆，减二升，内诸药，煮取三升，去滓，温服一升。

桂枝去芍药加蜀漆牡蛎龙骨救逆汤方（伤寒方）

桂枝三两，去皮　甘草二两，炙　生姜三两，切　大枣十二枚，擘　牡蛎五两，熬　蜀漆三两，洗去腥　龙骨四两

上七味，以水一斗二升，先煮蜀漆，减二升，内诸药，煮取三升，去滓，温服一升。

《金匮方歌括》

桂枝去芍已名汤，蜀漆还加龙牡藏，五牡四龙三两漆，能疗火劫病惊狂。

【原文】

《金匮要略》

【16.12】火邪者，桂枝去芍药加蜀漆牡蛎龙骨救逆汤主之。

《伤寒论》

【112】伤寒脉浮，医以火迫劫之，亡阳必惊狂，卧起不安者，桂枝去芍药加蜀漆牡蛎龙骨救逆汤主之。

经典引注

《金匮方论衍义》

【16.12】此但言火邪，不言何证。考之，即《伤寒》证脉浮，医以火逼劫之亡阳，必惊狂起卧不安者。成无己注是方曰：汗者，心之液，亡阳则心气虚，心恶热，邪内迫则心神浮越，故惊狂，卧起不安。与桂枝汤解未尽表邪；芍药益阴，非亡阳所宜，故去之；火邪错逆，加蜀漆之辛以散之；阳气亡脱，加龙骨、牡蛎之涩以固之。

《金匮要略心典》

【16.12】此但举"火邪"二字，而不详其证。按：《伤寒论》云：伤寒脉浮，医以火迫劫之；亡阳，必惊狂，起卧不安。又曰：太阳病，以火熏之，不得汗，其人必躁；到经不解，必圊血，名为火邪。仲景此条，殆为惊悸下血备其证欤。桂枝汤去芍药之酸，加蜀漆之辛，盖欲使火气与风邪一时并散，而无少有留滞，所谓从外来者，驱而出之于外也。龙骨、牡蛎，则收敛其浮越之神与气尔。

2.半夏麻黄丸

半夏麻黄丸方

半夏　麻黄等分

上二味，末之，炼蜜和丸，小豆大，饮服三丸，日三服。

《金匮方歌括》

心悸都缘饮气维，夏麻等分蜜丸医，一升一降存其意，神化原来不可知。

【原文】

《金匮要略》

【16.13】心下悸者，半夏麻黄丸主之。

经典引注

《金匮方论衍义》

【16.13】《明理论》云：悸者，心中惕惕然动，怔忡而不安也。悸有三种：《伤寒》有正气虚而悸者，有水停而悸者，又有汗下后，正气内虚，邪气交击而悸者。病邪不同，治法亦异，正气虚者，小建中汤、四逆散加桂治之；饮水多而悸者，心属火而恶水，不自安而悸也；汗下后正气内虚，邪气交击而悸者，与气虚而悸又甚焉，治宜镇固，或化散之，皆须定其气浮也。《原病式》又谓：是病，皆属水衰热旺，风火燥动于胸中，故怔忡也。若惊悸，亦以火暴制金，不能平木，风火相搏而然。欲究心悸之邪，则非一言可尽也。或因形寒饮冷得之，夫心主脉，寒伤荣则脉不利，饮冷则水停，水停则中气不宣，脉不利，由是心火郁而致动。用麻黄以散荣中寒，半夏以散心下水耳。首论以脉弱为悸，而用此汤治者，其脉必不弱，非弦即紧。岂脉弱心气不足者，犹得用此药乎？

《金匮要略心典》

【16.13】此治饮气抑其阳气者之法。半夏蠲饮气，麻黄发阳气。妙在作丸与服，缓以图之，则麻黄之辛甘，不能发越津气，而但升引阳气；即半夏之苦辛，亦不特蠲除饮气，而并和养中气。非仲景神明善变者，其孰能与于此哉。

208

3.柏叶汤

柏叶汤方

柏叶　干姜各三两　艾三把（60g）

上三味，以水五升，取马通汁一升，合煮，取一升，分温再服。

《金匮方歌括》

吐血频频不肯休，马通升许溯源流，干姜三两艾三把，柏叶行阴三两求。

【原文】

《金匮要略》

【16.14】吐血不止者，柏叶汤主之。

经典引注

《金匮方论衍义》

【16.14】夫水者，遇寒则沉潜于下，遇风则波涛于上。人身之血，与水无异也，得寒之和，则居经脉，内养五脏，得寒之凛冽者，则凝而不流，积而不散；得热之和者，则运行经脉，外充九窍；得热之甚者，风自火狂，则波涛汹起。由是观之，吐衄者，风火也。

《金匮要略心典》

【16.14】《仁斋直指》云：血遇热则宣行，故止血多用凉药。然亦有气虚挟寒，阴阳不相为守，荣气虚散，血亦错行者，此干姜、艾叶之所以用也。而血既上溢，其浮盛之势，又非温药所能御者，故以柏叶抑之使降，马通引之使下，则妄行之血顺而能下，下而能守矣。

4.黄土汤

黄土汤方

甘草　干地黄　白术　附子炮　阿胶　黄芩各三两　灶中黄土半斤

上七味，以水八升，煮取三升，分温二服。

《金匮方歌括》

远血先便血续来，半斤黄土莫徘徊，术胶附地芩甘草，三两同行血证该。

【原文】

《金匮要略》

【16.15】下血，先便后血，此远血也，黄土汤主之。

经典引注

《金匮方论衍义》

【16.15】肠胃者，阳明二经也。阳明主合，气本收敛。血上者为逆，下者为顺。以下血者言之，胃居大肠之上，若聚于胃，必先便后血，去肛门远，故曰远血。若聚大肠，去肛门近，故曰近血。虽肠胃同为一经，然胃属土，所主受纳转输；大肠属金，所主传送；而土则喜温恶湿，金则喜寒恶热，二者非惟远近之殊，其喜恶亦异。治远血者，黄土汤主之。然则血聚于胃者，何也？盖血从中焦所化，上行于荣，以配于卫，荣卫之流连变化，实胃土所资也。胃与脾为表里，胃虚不能行气于三阳，脾虚不能行津于三阴，气日以衰，脉道不利，或痹而不通于血中，随其逆而出，或呕或吐，或衄或泄也。若欲崇土以求类，莫如黄土，黄者，土之正色也；更以火烧之，火乃土之母，其得母燥而不湿，血就温化，则所积者消，所溢者止。阿胶益血，以牛是土畜，亦是取物类；地黄补血，取其象类；甘草、白术，养血补胃，和中取其味类；甘草缓附子之热，使不僭上。是方之药，不惟治远血而已，亦可治久吐血、胃虚脉迟细者，增减用之。盖胃之阳不化者，非附子之善走不能通诸经脉，散血积也；脾之阴不理者，非黄芩之苦不能坚其阴，以固其血之走也；黄芩又制黄土、附子之热，不令其过，故以二药为使。

《金匮要略心典》

【16.15】下血先便后血者，由脾虚气寒，失其统御之权，而血为之不守也。脾去肛门远，故曰远血。黄土温燥入脾，合白术、附子以复健行之气，阿胶、生地黄、甘草以益脱竭之血，而又虑辛温之品，转为血病之厉，故又以黄芩之苦寒，防其太过，所谓有制之师也。

5.赤小豆当归散

参见"【3.13】赤豆当归散"条。

6.泻心汤

（重复方药）

泻心汤方亦治霍乱（金匮方）

大黄二两　黄连　黄芩各一两

上三味，以水三升，煮取一升，顿服之。

大黄黄连泻心汤方（伤寒方）

大黄二两　黄连一两

上二味，以麻沸汤二升渍之，须，分温再服。大黄黄连泻心汤，清本皆二味，又后附子泻心汤，用大黄、黄连、附子，恐是前方中亦有黄芩，后加附子也，故后云附了泻心汤，本方加附子也。

《金匮方歌括》

火热上攻心气伤，清浊二道血洋洋，大黄二两芩连一，釜下抽薪请细详。

【原文】

《金匮要略》

【16.17】心气不足，吐血，衄血，泻心汤主之。（亦治霍乱）

【22.7】妇人吐涎沫，医反下之，心下即痞，当先治其吐涎沫，小青龙汤主之。涎沫止，乃治痞，泻心汤主之。

《伤寒论》

【154】心下，按之濡，其脉关上浮者，大黄黄连泻心汤主之。

【156】本以下之，故心下痞，与泻心汤。痞不解，其人渴而口燥烦，小便不利者，五苓散主之。

【159】伤寒服汤药，下利不止，心下痞硬，服泻心汤已，复以他药下之，利不止，医以理中与之，利益甚。理中者，理中焦，此利在下焦，赤石脂禹余粮汤主之，复不止者，当利其小便。

经典引注

《金匮方论衍义》

【16.17】心者属火，主血。心气不足者，非心火之不足，乃真阴之不足也。真阴不足，则火热甚而心不能养血，血从热溢为吐衄。大黄、黄芩，《本草》治血闭吐衄者用之，而伤寒家以泻心汤之苦寒，泻心下之痞热。是知此证以血由心热而闭吐衄者用之，而伤寒家以泻心汤之苦寒，泻心下之痞热。是知此证以血由心热而溢，泻其心之热而血自安矣。如麻黄、桂枝治衄，衄为寒邪郁其经脉，化热迫成衄也。故散寒邪，寒邪散则热解，热解则血不被迫而自安矣。此用泻心汤正其义也。若《济众方》用大黄治衄血，更有生地汁，则是治热凉血，亦泻心汤类耳。

【22.7】《伤寒论》表不解，心下有水气者，用小青龙汤解表散水也。又曰：表未解，医反下之，阳邪内陷，实则结胸，虚则心下痞。由此观之，吐涎沫者，盖由水气之为病，因反下之为痞；吐涎沫仍在，故先以小青龙治涎沫，然后以泻心汤除心下之热痞也。

《金匮要略心典》

【16.17】心气不足者，心中之阴气不足也。阴不足则阳独盛，血为热迫，而妄行不止矣。大黄、黄连、黄芩泻其心之热而血自宁。寇氏云：若心气独不足，则当不吐衄也。此乃邪热因不足而客之，故令吐衄。以苦泄其热，以苦补其心，盖一举而两得之。此说亦通。《济众方》用大黄、生地汁治衄血，其下热凉血，亦泻心汤类耳。

【22.7】吐涎沫，上焦有寒也，不与温散而反下之，则寒内入而成痞，如伤寒下早例也。然虽痞而犹吐涎沫，则上寒未已，不可治痞，当先治其上寒，而后治其中痞，亦如伤寒例，表解乃可攻痞也。

三、小结

惊悸

疾病	惊	悸
含义	指受外界刺激所引起一时性惊恐不安的证候	指自觉心中跳动的病证
病因病机	受外界刺激，触动心神，气乱不宁，引起一时性惊恐不安："动即为惊"	多由气血虚弱，心失所养致悸："弱则为悸"
分类	火劫发汗太过，损伤心阳	水饮凌心

治则	通阳祛痰，安神镇惊			宣阳化饮，降逆平喘		
证治	脉证	治法	方药	脉证	治法	方药
	当有惊狂 卧起不安	通阳祛痰 安神镇惊	桂枝去芍药加蜀漆龙骨牡蛎	心下悸	宣阳化饮 降逆平喘	半夏麻黄丸

吐血、衄血

含义	吐血	指血从口中吐出的病证			
	衄血	指血从皮肤、黏膜、鼻、牙龈等渗出的病证			
病因病机	热盛伤及血络，或阴虚火旺，伤及血络，或中气虚寒，气不摄血				
脉证	吐血、衄血，病人面无血色，无寒热，或烦咳，或脉沉弦，或脉浮弱，手按之绝				
治则	温中止血；泻火止血				
证治	分类	证候	病机	治法	方剂
	虚寒吐血	吐血不止者	中气虚寒，气不摄血	温中止血	柏叶汤
	热盛吐衄	心气不足，吐血衄血	心火旺盛，迫血妄行	泻火止血	泻心汤

下血

含义	指血从大便排出的病证。				
病因病机	脾虚不摄血，湿热伤及血络。				
证治	分类	证候	病机	治法	方剂
	虚寒便血	下血，先便后血，此远血也	脾气虚寒 不能摄血	温脾摄血	黄土汤
	湿热便血	下血，先血后便，此近血也	湿热蕴郁大肠 伤及血络	清热祛湿 活血止血	赤小豆当归散

瘀血

含义	瘀血是指血液停滞在身体某一局部，是病理过程中的产物		
病因病机	本篇未提到病因，但一般多为内外伤出血，虚劳气滞，热与血结，寒凝血滞所致瘀血阻滞，气血津液不上润，脉道不利，气机不畅		
脉证	胸满，唇痿舌青，口燥但欲漱水不欲咽，无寒热，脉微大来迟，腹不满，其人言我满		
治则	当下之（攻下逐瘀）		
证治	证候	治法	方剂
	病者如热状，烦满，口干燥而渴，其脉反无热，此为阴伏	攻下逐瘀	下瘀血汤、抵当汤、大黄䗪虫丸

第十六节　呕吐哕下利病脉证治第十七

一、章节概述

本篇讨论呕吐、哕、下利三种病证的病因、病机和证治。呕吐指饮食、痰涎等物自胃中上涌、从口而出的病证。其中呕与吐又有分别，所谓有声无物谓之呕；有物无声谓之吐。因为呕与吐多同时发生，很难截然分开，故多呕吐并称。呕吐在本篇尚包括胃反，其特指食入于胃，朝食暮吐，暮食朝吐，宿谷不化的呕吐，多由胃腑虚寒，不能腐熟所致。哕，即呃逆，指胃气冲逆而上，喉间呃呃作声，不能自制之病。下利，本篇包括泄泻和痢疾，二者可互相转化，其病变部位皆在肠。

本篇涉及经方25首，附方2首：茱萸汤、半夏泻心汤、黄芩加半夏生姜汤、小半夏汤、猪苓散、四逆汤、小柴胡汤、大半夏汤、大黄甘草汤、茯苓泽泻汤、文蛤汤、半夏干姜散、生姜半夏汤、橘皮汤、橘皮竹茹汤、四逆汤、桂枝汤、大承气汤、小承气汤、桃花汤、白头翁汤、栀子豉汤、通脉四逆汤、紫参汤、诃梨勒散、《千金翼》小承气汤、《外台》黄芩汤。其中治疗呕吐13首：大黄甘草汤、小柴胡汤、黄芩加半夏生姜汤、大半夏汤、四逆汤、半夏泻心汤、小半夏汤、半夏干姜散、生姜半夏汤、猪苓散、茯苓泽泻汤、吴茱萸汤、文蛤汤；治疗哕病2首：橘皮汤、橘皮竹茹汤；治疗下利病10首：四逆汤、桂枝汤、大承气汤、小承气汤、通脉四逆汤、桃花汤、白头翁汤、栀子豉汤、紫参汤、诃梨勒散。

二、方证解析

1.茱萸汤

（重复方药）

茱萸汤方（金匮方）

吴茱萸一升（85g）　人参三两　生姜六两　大枣十二枚
上四味，以水五升，煮取三升，温服七合，日三服。

茱萸汤方（伤寒方 243 条）

吴茱萸一升（85g），洗　人参三两　生姜六两，切　大枣十二枚，擘

上四味，以水七升，煮取二升，去滓，温服七合，日三服。

茱萸汤方（伤寒方 309 条）

吴茱萸一升（85g）　人参二两　生姜六两，切　大枣十二枚，擘

上四味，以水七升，煮取二升，去滓，温服七合，日三服。

茱萸汤方（伤寒方 378 条）

吴茱萸一升（85g），汤洗七遍　人参三两　大枣十二枚，擘　生姜六两，切

上四味，以水七升，煮取二升，去滓，温服七合，日三服。

《金匮方歌括》

阳明吐谷喜茱萸，姜枣人参却并驱，吐利燥烦手足冷，吐涎头痛立殊功。

【原文】

《金匮要略》

【17.8】呕而胸满者，茱萸汤主之。

【17.9】干呕吐涎沫，头痛者，茱萸汤主之。

《伤寒论》

【243】食谷欲呕，属阳明也，吴茱萸汤主之。得汤反剧者，属上焦也。

【309】少阴病，吐利，手足逆冷，烦躁欲死者，吴茱萸汤主之。

【378】干呕，吐涎沫，头痛者，吴茱萸汤主之。

经典引注

《金匮方论衍义》

【17.8】《伤寒》以是方治食谷欲呕阳明证，以中焦反寒也。吴茱萸能治内寒降逆；人参补益阳气；大枣缓脾；生姜发越胃气，且散逆止呕。逆气降，胃之阳行，则腹痛消矣。此脾脏阴盛逆胃，与夫肾肝下焦之寒上逆于中焦而致者，即用是方治之。若不于中焦，其脏久寒者，则以本脏药佐之。如厥阴手足厥冷，脉细欲绝，内有久寒者，于当归四逆加吴茱萸、生姜是也。

【17.9】此证亦出《伤寒》厥阴证中。成注：干呕，吐涎沫者，里寒是也；头痛者，寒气上攻也。用是温里散寒。与上条呕而腹满者，病异药同，盖同是厥阴乘于土故也。

《金匮要略心典》

【17.8】胸中，阳也。呕而胸满，阳不治而阴乘之也。故以吴茱萸散阴降逆，人参、姜、枣补中益阳气。

【17.9】干呕吐涎沫，上焦有寒也。头者诸阳之会，为阴寒之邪上逆而痛，故亦宜茱萸汤，以散阴气而益阳气。

2.半夏泻心汤

（重复方药）

半夏泻心汤方（金匮方）

半夏半升（65g），洗　黄芩　干姜　人参各三两　黄连一两　大枣十二枚　甘草三两，炙

上七味，以水一斗，煮取六升，去滓，再煮，取三升，温服一升，日三服。

半夏泻心汤方（伤寒方）

半夏半升（65g），洗　黄芩　干姜　人参　甘草炙，各三两　黄连一两　大枣十二枚，擘

上七味，以水一斗，煮取六升，去滓，再煎取三升，温服一升，日三服。

《金匮方歌括》

满而不通则为痞，心膈不痛何所以，夏草参连芩枣姜，宣通胶质同欢喜。

【原文】

《金匮要略》

【17.10】呕而肠鸣，心下痞者，半夏泻心汤主之。

《伤寒论》

【149】伤寒五六日，呕而发热者，柴胡汤证具，而以他药下之，柴胡证仍在者，复与柴胡汤。此虽已下之，不为逆，必蒸蒸而振，却发热汗出而解。若心下满而硬痛者，此为结胸也，大陷胸汤主之。但满而不痛者，此为痞，柴胡不中与之，宜半夏泻心汤。

经典引注

《金匮方论衍义》

【17.10】《伤寒论》呕而心下痞者，有属半表半里，亦有属里。半表半里者，泻心汤；治属里者，则以十枣汤、大柴胡汤；如心下痞，腹中鸣，有水气不利，则以生姜泻心汤治；有下利完谷不化，则以甘草泻心汤治；治痞，恶寒、汗出者，用附子；关上脉浮者，用大黄。心下痞，又不独泻心汤治，或用解表，或用和里，或吐或下，或调虚气，随所宜而施治。自今观之，是证由阴阳不分，塞而不通，留结心下为痞，于是胃中空虚，客气上逆为呕，下走则为肠鸣，故用是汤分阴阳，水升火降，而留者去，虚者实。成注是方：连、芩之苦寒入心，以降阳而升阴也；半夏、干姜之辛热，以走气而分阴行阳也；甘草、参、枣之甘温，补中而交阴阳，通上下也。

《金匮要略心典》

【17.10】邪气乘虚，陷入心下，中气则痞。中气既痞，升降失常，于是阳独上逆而呕，阴独下走而肠鸣。是虽三焦俱病，而中气为上下之枢，故不必治其上下，而但治其中。黄连、黄芩苦以降阳；半夏、干姜辛以升阴，阴升阳降，痞将自解；人参、甘草则补养中气。以为交阴阳通上下之用也。

3.黄芩加半夏生姜汤

（重复方药）

黄芩加半夏生姜汤方（金匮方）

黄芩三两　甘草二两，炙　芍药二两　半夏半升（65g）　生姜三两　大枣十二枚
上六味，以水一斗，煮取三升，去滓，温服一升，日再，夜一服。

黄芩加半夏生姜汤方（伤寒方）

黄芩三两　芍药二两　甘草二两，炙　大枣十二枚，擘　半夏半升（65g），洗　生姜一两半，一方三两，切
上六味，以水一斗，煮取三升，去滓，温服一升，日再，夜一服。

枣枚十二守成箴，二两芍甘三两芩，利用本方呕加味，姜三夏取半升斟。

【原文】

《金匮要略》

【17.11】干呕而利者，黄芩加半夏生姜汤主之。

《伤寒论》

【172】太阳与少阳合病，自下利者，与黄芩汤；若呕者，黄芩加半夏生姜汤主之。

经典引注

《金匮方论衍义》

【17.11】《伤寒论》太阳与少阳合病，自下利；若呕，有黄芩加半夏生姜汤主之。成注：太阳阳明合病，自下利，为在表，与葛根汤发汗；阳明少阳合病，自下利，为在里，可与承气汤下之；太阳少阳合病，为半表半里，则以是汤和解之。论方药主治，则曰：黄芩之苦，芍药之酸，以敛肠胃之气；甘草、大枣之甘，以补肠胃之弱；半夏、生姜散逆也。

《金匮要略心典》

【17.11】此伤寒热邪入里作利，而复上行为呕者之法。而杂病肝胃之火，上冲下注者，亦复有之。半夏、生姜散逆于上；黄芩、芍药除热于里；上下俱病，中气必困，甘草、大枣合芍药、生姜以安中而正气也。

4.小半夏汤

参见"【12.28】小半夏汤"条。

5.猪苓散

猪苓散方

猪苓　茯苓　白术各等分

上三味，杵为散，饮服方寸匕，日三服。

《金匮方歌括》

呕余思水与之佳，过与须防饮气乖，猪术茯苓等分捣，饮调寸匕自和谐。

【原文】

《金匮要略》

【3.12】蚀于肛者，雄黄熏之。

【17.13】呕吐而病在膈上，后思水者，解，急与之。思水者猪苓散主之。

经典引注

《金匮方论衍义》

【3.12】蚀于肛，湿热在下。二阴虽皆主于肾，然肝脉循于肛，肛又为大肠之门户，大肠金也，湿热伤之，则木来侮，是以虫蚀于此焉。雄黄本主蟨疮，杀虫，又有治风之义，故用熏之。注引《脉经》猪苓散主之者，亦分别湿热尔。

【17.13】《伤寒论》太阳病发汗后，胃中干，欲得水者，少少与之，令胃中和则愈。若小便不利，微热消渴者，不可与。以汗多，胃中燥，猪苓汤复利其小便故也。盖呕吐犹汗之走津液，膈上犹表也，何用药不同？盖二方以邪内连下焦，故不用泽泻、滑石、阿胶、猪苓之味淡，从膈上肺部渗其积饮。又防水入停腹；白术和中益津，使水精四布，去故就新。奚必味多，但用之得其当尔。

《金匮要略心典》

【17.13】病在膈上，病膈间有痰饮也。后思水者，知饮已去，故曰欲解。即先呕却渴者，此为欲解之义。夫饮邪已去，津液暴竭，而思得水。设不得，则津亡而气亦耗，故当急与。而呕吐之余，中气未复，不能胜水，设过与之，则旧饮方去，新饮复生，故宜猪苓

219

散以崇土而逐水也。

6.四逆汤

（重复方药）

四逆汤方（金匮方）

附子一枚（20g），生用　干姜一两半　甘草二两，炙

上三味，以水三升，煮取一升二合，去滓，分温再服。强人可大附子一枚，干姜三两。

四逆汤方（伤寒方）

甘草二两，炙　干姜一两半　附子一枚（15g），生用，去皮，破八片

上三味，以水三升，煮取一升二合，去滓，分温再服。强人可大附子一枚，干姜三两。

《金匮方歌括》

四逆姜附君甘草，除阴为阳为至宝，彻上彻下行诸经，三阴一阳随搜讨。

【原文】

《金匮要略》

【17.14】呕而脉弱，小便复利，身有微热，见厥者难治。四逆汤主之。

【17.36】下利，腹胀满，身体疼痛者，先温其里，乃攻其表。温里宜四逆汤；攻表宜桂枝汤。

《伤寒论》

【29】伤寒脉浮，自汗出，小便数，心烦，微恶寒，脚挛急，反与桂枝，欲攻其表，此误也，得之便厥。咽中干，烦躁，吐逆者，作甘草干姜汤与之，以复其阳。若厥愈足温者，更作芍药甘草汤与之，其脚即伸。若胃气不和谵语者，少与调胃承气汤。若重发汗，复加烧针者，四逆汤主之。

【91】伤寒，医下之，续得下利，清谷不止，身疼痛者，急当救里；后身疼痛，清便自调者，急当救表。救里宜四逆汤，救表宜桂枝汤。

【92】病发热头痛，脉反沉，若不差，身体疼痛，当救其里，四逆汤方。

【225】脉浮而迟，表热里寒，下利清谷者，四逆汤主之。

【323】少阴病，脉沉者，急温之，宜四逆汤。

【324】少阴病，饮食入口则吐，心中温温欲吐，复不能吐。始得之，手足寒，脉弦

迟者，此胸中实，不可下也，当吐之。若膈上有寒饮，干呕者，不可吐也，当温之，宜四逆汤。

【353】大汗出，热不去，内拘急，四肢疼，又下利厥逆而恶寒者，四逆汤主之。

【354】大汗，若大下利，而厥冷者，四逆汤主之。

【372】下利腹胀满，身体疼痛者，先温其里，乃攻其表。温里宜四逆汤，攻表宜桂枝汤。

【377】呕而脉弱，小便复利，身有微热，见厥者难治。四逆汤主之。

【388】吐利汗出，发热恶寒，四肢拘急，手足厥冷者，四逆汤主之。

【389】既吐且利，小便复利，而大汗出，下利清谷，内寒外热，脉微欲绝者，四逆汤主之。

经典引注

《金匮方论衍义》

【17.14】谷入于胃，长养于阳，脉道乃行。今胃不安于谷，以致呕，故其气不充于脉，则脉弱；下焦虚，则小便自利；迫阳于表则微热；经脉虚则寒厥。夫阳者，一身之主，内外三焦虚寒如此，诚难治矣。苟有可回之意，必以四逆回阳却阴也。

【17.36】出厥阴证中。盖内有虚寒，故下利腹胀满；表邪未解，故身体疼痛。以下利为重，先治其里，后治其表者，若《伤寒论》太阳证：以医下之，续得下利清谷，身疼痛者，当先以四逆治其里；清便自调，然后以桂枝救其表，即此意。

《金匮要略心典》

【17.14】脉弱便利而厥，为内虚且寒之候。则呕非火邪，而是阴气之上逆；热非实邪，而是阳气之外越矣，故以四逆汤救阳驱阴为主。然阴方上冲，而阳且外走，其离决之势，有未可即为顺接者，故曰难治。或云：呕与身热为邪实，厥利脉弱为正虚，虚实互见，故曰难治。四逆汤舍其标而治其本也，亦通。

【17.36】下利腹胀满，里有寒也；身体疼痛，表有邪也。然必先温其里，而后攻其表，所以然者，里气不充，则外攻无力，阳气外泄，则里寒转增，自然之势也。而四逆用生附，则寓发散于温补之中，桂枝有甘、芍，则兼固里于散邪之内，仲景用法之精如此。

7.小柴胡汤

参见"【15.21】小柴胡汤"条。

8.大半夏汤

大半夏汤方

半夏二升（260g），洗完用　人参三两　白蜜一升（200毫升）

上三味，以水一斗二升，和蜜扬之二百四十遍，煮药取二升半，温服一升，余分再服。

《金匮方歌括》

从来胃反责之冲，半夏二升蜜一升，三两人参劳水煮，纳冲养液有奇能。

【原文】

《金匮要略》

【17.16】胃反呕吐者，大半夏汤主之。

经典引注

《金匮方论衍义》

【17.16】阳明，燥金也，与太阴湿土为合，腑脏不和，则湿自内聚，为痰为饮；燥自外凝，为胃脘痛；玄府干涸，而胃之上脘尤燥，故食难入，虽食亦反出也。半夏解湿饮之结聚，分阴阳，散气逆；人参补正；蜜润燥，以水扬之者，《内经》曰：清上补下，治之以缓。水性走下，故扬之以缓之，佐蜜以润上脘之燥也。

《金匮要略心典》

【17.16】胃反呕吐者，胃虚不能消谷，朝食而暮吐也。又胃脉本下行，虚则反逆也。故以半夏降逆，人参、白蜜益虚安中。东垣云：辛药生姜之类治呕吐。但治上焦气壅表实之病，若胃虚谷气不行，胸中闭塞而呕者，惟宜益胃推扬谷气而已。此大半夏汤之旨也。

9.大黄甘草汤

大黄甘草汤方

大黄四两　甘草一两

上二味，以水三升，煮取一升，分温再服。

《金匮方歌括》

食方未久吐相隧，两热冲来自不支，四两大黄二两草，上从下取法神奇。

【原文】

《金匮要略》

【17.17】食已即吐者，大黄甘草汤主之。《外台》方又治吐水。

经典引注

《金匮方论衍义》

【17.17】胃气生热，其阳则绝，盖胃强则与脾阴相绝，绝则无转运之机，故食入即吐也。用大黄泻大热，甘草和中耳。

《金匮要略心典》

【17.17】《经》云：清阳出上窍，浊阴出下窍。本乎天者亲上，本乎地者亲下也。若下既不通，必反上逆，所谓阴阳反作。气逆不从，食虽入胃，而气反出之矣。故以大黄通其大便，使浊气下行浊道，而呕吐自止。不然，止之降之无益也。东垣通幽汤治幽门不通，上冲吸门者，亦是此意。但有缓急之分耳。再按：《经》云：阳气者闭塞，地气者冒明，云雾不精，则上应白露不下。夫阳气，天气也，天气闭，则地气干矣。云雾出于地，而雨露降于天，地不承，则天不降矣。可见天地阴阳，同此气机，和则俱和，乖则并乖。人与天地相参，故肺气象天，病则多及二阴脾胃。大小肠象地，病则多及上窍，丹溪治小便不通，用吐法以开提肺气，使上窍通而下窍亦通，与大黄甘草汤之治呕吐，法虽异而理可通也。

10.茯苓泽泻汤

茯苓泽泻汤方

茯苓半斤　泽泻四两　甘草二两　桂枝二两　白术三两　生姜四两
上六味，以水一斗，煮取三升，内泽泻，再煮服二升半，温服八合，日三服。

吐方未已渴频加，苓八生姜四两夸，二两桂甘三两术，泽须四两后煎嘉。

【原文】

《金匮要略》

【17.18】胃反，吐而渴欲饮水者，茯苓泽泻汤主之。

经典引注

《金匮方论衍义》

【17.18】胃反，吐，津液竭而渴矣。斯欲饮水以润之，更无小便不利，而用此汤何哉？盖阳绝者，水虽入而不散于脉，何以滋润表里，解其燥郁乎？惟茯苓之淡，行其上；泽泻之咸，行其下；白术、甘草之甘，和其中；桂枝、生姜之辛，通其气，用布水精于诸经，开阳存阴而治荣卫也。

《金匮要略心典》

【17.18】猪苓散治吐后饮水者，所以崇土气、胜水气也。茯苓泽泻汤治吐未已，而渴欲饮水者，以吐未已，知邪未去，则宜桂枝、甘、姜散邪气，苓、术、泽泻消水气也。

11.文蛤汤

文蛤汤方

文蛤五两　麻黄　甘草　生姜各三两　石膏五两　杏仁五十枚（20g）　大枣十二枚
上七味，以水六升，煮取二升，温服一升，汗出即愈。

《金匮方歌括》

吐而贪饮证宜详，文蛤石膏五两量，十二枣枚杏五十，麻甘三两等生姜。

【原文】

《金匮要略》

【17.19】吐后渴欲得水而贪饮者，文蛤汤主之；兼主微风，脉紧头痛。

经典引注

《金匮方论衍义》

【17.19】是汤即大青龙去桂枝加文蛤也。大青龙主发散风寒两感，此证初无外邪，而用之何哉？夫天地之气、人之饮食之气，分之虽殊，合之总属风寒湿热之气化耳。足太阳膀胱，本寒水之经也，先因胃热而吐，吐竭其津，遂渴欲饮水。饮多则水气内凝，其寒外感，而腠理闭矣。故将文蛤散水寒，麻黄、杏仁开腠理、利肺气，甘草、姜、枣发荣卫，石膏解肌表内外之郁热也。而又谓主微风、脉紧、头痛者何？盖风热循膀胱上入巅，覆其清阳，则为头痛，而肾邪亦从而泛溢，故同一痛者何？盖风热循膀胱上入巅，覆其清阳，则为头痛，而肾邪亦从而泛溢，故同一主治也。

《金匮要略心典》

【17.19】吐后水去热存，渴欲得水，与前猪苓散证同，虽复贪饮，亦止热甚而然耳，但与除热导水之剂足矣。乃复用麻黄、杏仁等发表之药者，必兼有客邪郁热于肺，不解故也。观方下云：汗出即愈，可以知矣。曰兼主微风、脉紧、头痛者，以麻、杏、甘、石，本擅驱风发表之长耳。

12.半夏干姜散

半夏干姜散方

半夏　干姜各等分
上二味，杵为散，取方寸匕，浆水一升半，煎取七合，顿服之。

《金匮方歌括》

吐而干呕沫涎多，胃腑虚寒气不和，姜夏等磨浆水煮，数方相类颇分科。

【原文】

《金匮要略》

【17.20】干呕吐逆，吐涎沫，半夏干姜散主之。

经典引注

《金匮方论衍义》

【17.20】干呕、吐涎沫者，由客邪逆于肺，寒主收引，津液不布，遂聚为涎沫也。用半夏、干姜之辛热，温中燥湿；浆水之酸，收而行之，以下其逆，则其病自愈矣。

《金匮要略心典》

【17.20】干呕吐逆，胃中气逆也；吐涎沫者，上焦有寒，其口多涎也。与前干呕吐涎沫头痛不同，彼为厥阴阴气上逆，此是阳明寒涎逆气不下而已。故以半夏止逆消涎，干姜温中和胃，浆水甘酸，调中引气止呕哕也。

13.生姜半夏汤

生姜半夏汤方

半夏半斤（65g）　生姜汁一升（200毫升）

上二味，以水三升，煮半夏，取二升，内生姜汁，煮取一升半，小冷，分四服，日三夜一服。止，停后服。

《金匮方歌括》

呕哕都非喘又非，彻心愦愦莫从违，一升姜汁半升夏，分煮同煎妙入微。

【原文】

《金匮要略》

【17.21】病人胸中似喘不喘，似呕不呕，似哕不哕，彻心中愦愦然无奈者，生姜半夏汤主之。

经典引注

《金匮方论衍义》

【17.21】夫阳气受于胸中，布气息为呼吸；胸中，心肺之分，清气之道也，阴邪闭之，则阻其呼吸往来，令气或促、或搏、或逆，有似乎喘呕与哕也；且心舍神者也，聚饮停痰，则神不宁，故彻心愦愦然无奈也。用半夏之辛温，燥其湿饮；生姜之辛热，散寒折逆，则阳得以布，气得以调，斯病可愈耳。

按此方与小半夏汤相同，而取意少别。小半夏汤宣阳明之气上达，故用半夏为君，生姜为佐。半夏汤通阳明之经，故用姜汁为君，半夏为佐，取其行于经络，故用汁也。

《金匮要略心典》

【17.21】寒邪搏饮，结于胸中而不得出，则气之呼吸往来，出入升降者阻矣。似喘不喘，似呕不呕，似哕不哕，皆寒饮与气，相搏互击之证也。且饮，水邪也；心，阳脏也，以水邪而逼处心脏，欲却不能，欲受不可，则彻心中愦愦然无奈也。生姜半夏汤，即小半夏汤，而生姜用汁，则降逆之力少，而散结之力多，乃正治饮气相搏，欲出不出者之良法也。

14.橘皮汤

橘皮汤方

橘皮四两　生姜半斤
上二味，以水七升，煮取三升，温服一升，下咽即愈。

《金匮方歌括》

哕而干呕厥相随，气逆于胸阻四肢，初病气虚一服验，生姜八两四陈皮。

【原文】

《金匮要略》
【17.22】干呕，哕，若手足厥者，橘皮汤主之。

《金匮要略心典》

【17.22】干呕哕非反胃，手足厥非无阳，胃不和则气不至于四肢也。橘皮和胃气，生姜散逆气，气行胃和，呕哕与厥自已，未可便认阳虚而遽投温补也。

15.橘皮竹茹汤

橘皮竹茹汤方

橘皮二升（60g）　竹茹二升（400毫升）　大枣三十枚　生姜半斤　甘草五两　人参一两

上六味，以水一斗，煮取三升，温服一升。日三服。

《金匮方歌括》

哕逆因虚热气乘，一参五草八姜胜，枣放三十二斤橘，生竹青皮刮二升。

【原文】

《金匮要略》

【17.23】哕逆者，橘皮竹茹汤主之。

经典引注

《金匮方论衍义》

【17.23】中焦者，脾胃也，土虚则在下之木得以乘之，而谷气因之不宜，变为哕逆。用橘皮理中气而升降之；人参、甘草补土之不足；生姜、大枣宣发谷气，更散其逆；竹茹性凉，得金之正，用之以降胆木之风热耳。

《金匮要略心典》

【17.23】胃虚而热乘之，则作哕逆，橘皮、生姜，和胃散逆，竹茹除热止呕哕，人参、甘草、大枣益虚安中也。

16.四逆汤

参见"【17.14】四逆汤"条。

17.桂枝汤

（重复方药）

桂枝汤方（金匮方）

桂枝三两，去皮　芍药三两　甘草二两，炙　生姜三两　大枣十二枚

上五味，㕮咀，以水七升，微火煮取三升，去滓，适寒温，服一升。服已，须臾，啜稀粥一升，以助药力，温覆令一时许，遍身漐漐，微似有汗者益佳，不可令如水流漓。若一服汗出病差，停后服。

桂枝汤方（伤寒 12-28 条方）

桂枝三两，去皮　芍药三两　甘草二两，炙　生姜三两，切　大枣十二枚，擘

上五味，㕮咀三味，以水七升，微火煮取三升，去滓，适寒温，服一升。服已，须臾啜热稀粥一升余，以助药力。温覆令一时许，遍身漐漐，微似有汗者益佳，不可令如水流漓，病必不除。若一服汗出病差，停后服，不必尽剂。若不汗，更服依前法。又不汗，后服小促其间，半日许，令三服尽。若病重者，一日一夜服，周时观之。服一剂尽，病证犹在者，更作服。若汗不出，乃服之二三剂。禁生冷、粘滑、肉面、五辛、酒酪、臭恶等物。

桂枝汤方（伤寒 42 条方）

桂枝去皮　芍药　生姜各三两，切　甘草二两，炙　大枣十二枚，擘

上五味，以水七升，煮取三升，去滓，温服一升。须臾啜热稀粥一升，助药力，取微汗。（用 12 条方）

桂枝汤方（伤寒 276-372 条方）

桂枝三两，去皮　芍药三两　生姜三两　甘草二两，炙　大枣十二枚，擘

上五味，以水七升，煮取三升，去滓，温服一升，须臾啜热稀粥一升，以助药力取微汗。

桂枝汤方（伤寒 387 条方）

桂枝三两，去皮　芍药三两　生姜三两　甘草二两，炙　大枣十二枚，擘

上五味，以水七升，煮取三升，去滓，温服一升。

《金匮方歌括》

发热自汗是伤风，桂草生姜芍枣逢，头痛项强浮缓脉，必须稀粥合成功。

【原文】

《金匮要略》

【17.36】下利，腹胀满，身体疼痛者，先温其里，乃攻其表。温里宜四逆汤，攻表宜桂枝汤。

【20.1】师曰：妇人得平脉，阴脉小弱，其人渴，不能食，无寒热，名妊娠，桂枝汤主之。于法六十日当有此证，设有医治逆者，却一月，加吐下者，则绝之。

【21.8】产后风，续之数十日不解，头微痛，恶寒，时时有热，心下闷，干呕汗出。虽久，阳旦证续在耳，可与阳旦汤。即桂枝汤方，见下利中。

《伤寒论》

【12】太阳中风，阳浮而阴弱。阳浮者，热自发，阴弱者，汗自出。啬啬恶寒，淅淅恶风，翕翕发热，鼻鸣干呕者，桂枝汤主之。

【13】太阳病，头痛，发热，汗出，恶风，桂枝汤主之。

【15】太阳病，下之后，其气上冲者，可与桂枝汤。方用前法？若不上冲者，不得与之。

【17】若酒客病，不可与桂枝汤，得之则呕，以酒客不喜甘故也。

【18】喘家，作桂枝汤加厚朴杏子，佳。

【19】凡服桂枝汤吐者，其后必吐脓血也。

【24】太阳病，初服桂枝汤，反烦不解者，先刺风池、风府，却与桂枝汤则愈。

【25】服桂枝汤，大汗出，脉洪大者，与桂枝汤，如前法。若形似疟，一日再发者，汗出必解，宜桂枝二麻黄一汤。

【26】服桂枝汤，大汗出后，大烦渴不解，脉洪大者，白虎加人参汤主之。

【28】服桂枝汤，或下之，仍头项强痛，翕翕发热，无汗，心下满，微痛，小便不利者，桂枝去桂加茯苓白术汤主之。

【42】太阳病，外证未解，脉浮弱者，当以汗解，宜桂枝汤。

【44】太阳病，外证未解，不可下也，下之为逆，欲解外者，宜桂枝汤。

【45】太阳病，先发汗不解，而复下之，脉浮者不愈。浮为在外，而反下之，故令不愈。今脉浮，故在外，当须解外则愈，宜桂枝汤。

【53】病常自汗出者，此为荣气和。荣气和者，外不谐，以卫气不共荣气谐和故尔。以荣行脉中，卫行脉外，复发其汗，荣卫和则愈。宜桂枝汤。

【54】病人脏无他病，时发热，自汗出，而不愈者，此卫气不和也。先其时发汗则愈，宜桂枝汤。

【56】伤寒不大便六七日，头痛有热者，与承气汤。其小便清者（一云大便青），知

不在里，仍在表也，当须发汗。若头痛者，必衄。宜桂枝汤。

【57】伤寒发汗已解，半日许复烦，脉浮数者，可更发汗，宜桂枝汤。

【63】发汗后，不可更行桂枝汤。汗出而喘，无大热者，可与麻黄杏仁甘草石膏汤。

【91】伤寒，医下之，续得下利，清谷不止，身疼痛者，急当救里；后身疼痛，清便自调者，急当救表。救里宜四逆汤，救表宜桂枝汤。

【95】太阳病，发热汗出者，此为荣弱卫强，故使汗出，欲救邪风者，宜桂枝汤。

【162】下后不可更行桂枝汤；若汗出而喘，无大热者，可与麻黄杏子甘草石膏汤。

【164】伤寒大下后，复发汗，心下痞，恶寒者，表未解也。不可攻痞，当先解表，表解乃可攻痞。解表宜桂枝汤，攻痞宜大黄黄连泻心汤。

【234】阳明病，脉迟，汗出多，微恶寒者，表未解也，可发汗，宜桂枝汤。

【240】病人烦热，汗出则解，又如疟状，日晡所发热者，属阳明也。脉实者，宜下之；脉浮虚者，宜发汗。下之与大承气汤，发汗宜桂枝汤。

【276】太阴病，脉浮者，可发汗，宜桂枝汤。（温覆取汗）

【372】下利腹胀满，身体疼痛者，先温其里，乃攻其表。温里宜四逆汤，攻表宜桂枝汤。

【387】吐利止，而身痛不休者，当消息和解其外，宜桂枝汤小和之。

经典引注

《金匮方论衍义》

【17.36】出厥阴证中。盖内有虚寒，故下利腹胀满；表邪未解，故身体疼痛。以下利为重，先治其里，后治其表者，若《伤寒论》太阳证：以医下之，续得下利清谷，身疼痛者，当先以四逆治其里；清便自调，然后以桂枝救其表，即此意。

【20.1】妇人平脉者，言其无病脉也；阴脉小弱，其荣气不足耳。凡感邪而荣气不足者，则必恶寒发热，不妨于食。今无寒热，妨于食，是知妊娠矣。妊娠者，血聚气搏，经水不行，至六十日始凝成胚。斯时也，气血化于下，荣气不足，卫不独行，壅实中焦而不能食；津液少布，其人渴。用桂枝汤益荣和卫。设有医以他治，则更一月当化胎。若加吐下，复损其荣，土亦失去养育，条芩、白术可也，芎、归可也，参、芪可也。但要益荣生津，和中下二焦而已。

【21.8】伤寒病，太阳证，头痛发热，汗出恶风者，桂枝汤主之。又，太阳病，八九日不解者，表证仍在，当发其汗。此治伤寒法。凡产后感于风寒诸证，皆不越其规矩，举此条与上文承气，为表里之例耳。东垣治劳役饮食所伤挟外感者，亦名两感，必顾胃气。《大全良方》谓：新产去血，津液枯竭，如有时气之类，当发其汗，决不可用麻黄。取汗无取过多。《活人书》妇人诸病，皆用四物，与所见证，如阳旦之类，各随所感而消息之。

【17.36】下利腹胀满，里有寒也；身体疼痛，表有邪也。然必先温其里，而后攻其表，所以然者，里气不充，则外攻无力，阳气外泄，则里寒转增，自然之势也。而四逆用生附，则寓发散于温补之中，桂枝有甘、芍，则兼固里于散邪之内，仲景用法之精如此。

【20.1】平脉，脉无病也，即《内经》身有病而无邪脉之意。阴脉小弱者，初时胎气未盛，而阴方受蚀，故阴脉比阳脉小弱。至三四月经血久蓄，阴脉始强，《内经》所谓手少阴脉动者妊子，《千金》所谓三月尺脉数是也。其人渴，妊子者内多热也，一作呕亦通。今妊妇二三月，往往恶阻不能食是也。无寒热者，无邪气也。夫脉无故而身有病，而又非寒热邪气，则无可施治，惟宜桂枝汤和调阴阳而已。徐氏云：桂枝汤外证得之，为解肌和营卫，内证得之，为化气调阴阳也。六十日当有此证者，谓妊娠两月，正当恶阻之时，设不知而妄治，则病气反增，正气反损，而呕泻有加矣。绝之谓禁绝其医药也。楼全善云：尝治一二妇恶阻病吐，前医愈治愈吐，因思仲景绝之之旨，以炒糯米汤代茶，止药月余渐安。

【21.8】产后中风，至数十日之久，而头疼寒热等证不解，是未可卜度其虚，而不与解之散之也。阳旦汤治伤寒太阳中风挟热者，此风久而热续在者，亦宜以此治之。夫审证用药，不拘日数，表里既分，汗下斯判。上条里热成实，虽产后七八日，与大承气而不伤于峻，此条表邪不解，虽数十日之久，与阳旦汤而不虑其散，非通于权变者，未足以语此也。

18.大承气汤

参见"【2.13】大承气汤（重复方药）"条。

19.小承气汤

（重复方药）

小承气汤方（金匮方）

大黄四两　厚朴二两，炙　枳实大者，三枚（45g），炙
上三味，以水四升，煮取一升二合，去滓，分温二服。得利则止。

小承气汤方（伤寒208-251方）

大黄四两　厚朴二两，炙，去皮　枳实三枚（45g），大者，炙
上三味，以水四升，煮取一升二合，去滓，分温二服。初服汤当更衣，不尔者，尽饮

之，若更衣者，勿服之。

小承气汤方（伤寒 374 条方）

大黄四两，酒洗　　枳实三枚（45g），炙　　厚朴二两，炙，去皮

上三味，以水四升，煮取一升二合。去滓，分温二服。初一服谵语止，若更衣者，停后服，不尔尽饮之。

《金匮方歌括》

燥坚痞满大承气，枳朴硝黄共四味，未硬去硝先探试，邪轻小实小承气。

【原文】

《金匮要略》

【17.41】下利谵语者，有燥屎也，小承气汤主之。

【17.47.附方】《千金翼》小承气汤。治大便不通，哕，数谵语。

《伤寒论》

【208】阳明病，脉迟，虽汗出不恶寒者，其身必重，短气，腹满而喘，有潮热者，此外欲解，可攻里也。手足濈然汗出者，此大便已硬也，大承气汤主之。若汗多，微发热恶寒者，外未解也（一法与桂枝汤），其热不潮，未可与承气汤。若腹大满不通者，可与小承气汤，微和胃气，勿令至大泄下。

【209】阳明病，潮热，大便微硬者，可与大承气汤；不硬者，不可与之。若不大便六七日，恐有燥屎，欲知之法，少与小承气汤，汤入腹中，转失气者，此有燥屎也，乃可攻之。若不转矢{失}气者，此但初头硬，后必溏，不可攻之，攻之必胀满不能食也。欲饮水者，与水则哕。其后发热者，必大便复硬而少也，以小承气汤和之。不转失气者，慎不可攻也。小承气汤。

【213】阳明病，其人多汗，以津液外出，胃中燥，大便必硬，硬则谵语，小承气汤主之。若一服谵语止者，更莫复服。

【214】阳明病，谵语发潮热，脉滑而疾者，小承气汤主之。因与承气汤一升，腹中转气者，更服一升。若不转气者，勿更与之；明日又不大便，脉反微涩者，里虚也，为难治，不可更与承气汤也。

【250】太阳病，若吐若下若发汗后，微烦，小便数，大便因硬者，与小承气汤和之，愈。

【251】得病二三日，脉弱，无太阳柴胡证，烦躁，心下硬，至四五日，虽能食，以小承气汤，少少与，微和之，令小安，至六日，与承气汤一升。若不大便六七日，小便少者，虽不受食（一云不大便），但初头硬，后必溏，未定成硬，攻之必溏；须小便利，屎

定硬，乃可攻之。宜大承气汤。

【374】下利谵语者，有燥屎也，宜小承气汤。

经典引注

《金匮方论衍义》

【17.41】《伤寒论》凡谵语、燥屎，悉在阳明。此独出厥阴病。成注：谵语、燥屎为胃实，下利为肠虚。不言厥阴之由。何也？尝考阳明证无下利论，惟与少阳合病者有之，少阳木克土而下利也；若自利，则为阳陷下，必死。然则《伤寒》以阳明无下利者，阳明乃两阳合明，属热，其手经更属之燥金。经主合，于是燥热易于闭结，津液易于耗竭，更遇邪热入腑，热甚为谵语，燥甚为屎结，故阳明无下利病也。今下利多出厥阴者，乃两阴交尽之极而复升，如邪热传入于阴，屈而未得伸者，遂从其阴降而为下利矣。故下利证多少阴厥阴也。盖阳明燥金屈其木，不得升，遂为厥阴下利之证，厥阴尽而变升者，又是苍天之气清净，清气贵乎发越，《内经》清气在下，则飧泄也。在《伤寒》邪热所传言之，阳明无下利证。若经气所属者言之，则阳明病下利亦多矣；阳明与太阴为表里，尽属于湿。《经》曰：湿胜则濡泄；阳明又属燥金，一脏一腑，亦常更胜，太阴胜则内外俱湿，故身重而泻；阳明胜则燥热郁甚，亦宜有燥屎焉，不必外之传热而后有也，故宜下岂独伤寒已哉。

《金匮要略心典》

【17.41】谵语者，胃实之征，为有燥屎也，与心下坚脉滑者大同。然前用大承气者，以因实而致利，去之惟恐不速也。此用小承气者，以病成而适实，攻之恐伤及其正也。

【17.47.附方】其小承气汤，即前下利谵语有燥屎之法，虽不赘可也。

20.桃花汤

（重复方药）

桃花汤方（金匮方）

赤石脂—斤，一半剉，一半筛末　　干姜—两　　粳米—升（180g）

上三味，以水七升，煮米令熟，去滓，温七合，内赤石脂末方寸匕，日三服。若一服愈，余勿服。

桃花汤方（伤寒方）

赤石脂一斤，一半全用，一半筛末　干姜一两　粳米一升（180g）

上三味，以水七升，煮米令熟，去滓，温服七合，内赤石脂末方寸匕，日三服。注若一服愈，余勿服。

《金匮方歌括》

少阴下利便脓血，粳米干姜赤脂啜，阳明截住肾亦变，腹痛尿短痛如撒。

【原文】

《金匮要略》

【17.42】下利便脓血者，桃花汤主之。

《伤寒论》

【306】少阴病，下利便脓血者，桃花汤主之。

【307】少阴病，二三日至四五日腹痛，小便不利，下利不止，便脓血者，桃花汤主之。

经典引注

《金匮方论衍义》

【17.42】此少阴证。少阴，肾水也，肾寒则水盛，与血相搏，渗入肠间，积久化腐，遂成便脓。成注：下焦不约而里寒。用赤石脂寸匕，日三服，一服愈即止，涩以固肠胃虚脱；干姜散寒；粳米补胃。然赤石脂在血理血，在水理水，在脱则固，在涩则行。所以知其行涩也。《本草》用治难产、胞衣不下。干姜非惟散寒，且能益血、止血。欲诸药入肠胃，必粳米引之也。虽然，有不可固者，如云便脓血者可利，利非行气血乎？然气血欲行者不可涩，涩者不可行，两者实相反。仲景两出之，后人不可不审也。若成注：阳明下利便脓血者，协热也。岂阴经病尽属脏寒，而不有其邪热畜之者乎？病邪相乘，不可一言穷矣。仲景不过互相举例，以俟后人之消息处治耳。

《金匮要略心典》

【17.42】此治湿寒内淫，脏气不固，脓血不止者之法。赤石脂理血固脱，干姜温胃祛寒，粳米安中益气。崔氏去粳米加黄连、当归，用治热利，乃桃花汤之变法也。

21.白头翁汤

（重复方药）

白头翁汤方（金匮方）

白头翁二两　黄连　黄柏　秦皮各三两

上四味，以水七升，煮取二升，去滓，温服一升，不愈更服。

白头翁汤方（伤寒方）

白头翁二两　黄柏三两　黄连三两　秦皮三两

上四味，以水七升，煮取二升，去滓，温服一升，不愈，更服一升。

《金匮方歌括》

白头翁主厥阴利，下重洗水津耗类，连柏秦皮四味煎，坚下兼平中热炽。

【原文】

《金匮要略》

【17.43】热利重下者，白头翁汤主之。

《伤寒论》

【371】热利下重者，白头翁汤主之。

【373】下利欲饮水者，以有热故也，白头翁汤主之。

经典引注

《金匮方论衍义》

【17.43】此亦厥阴证中。成注：热伤气，气虚不利，则后重；下焦虚，以绝苦之味坚之。虽然，后重不可概论，前条有下利沉弦者，下重，为气虚寒不能升举也。然亦有热伤为气滞闭塞者，有血虚者，有血涩者。大孔痛亦然，不独气虚不能升也，大率皆因燥气外郁束敛所致。刘河间谓下利由燥郁肠胃之外，湿聚肠胃之内。又谓血行则粪自止，气行则后重除；解燥郁必分寒热之微甚，热微用辛温以行气，热甚用苦寒以治热。张子和歌曰：休治风，休治燥，治得火时风燥了。血虚补之，涩者行之，血调则气和，气和则郁解。用苦寒以治燥，宁独坚其下焦之虚乎？《要略》于下利一证，独引《伤寒》少阴厥阴二论为

多，然其论中必先指何经，今则去其经名或节所病之原，将谓伤寒有传变之故？杂病则不问其传否，随所病之处而云故耳。盖产后下利虚极，亦用白头翁汤者，可概见矣。

《金匮要略心典》

【17.43】此治湿热下注，及伤寒热邪入里作利者之法。白头翁汤苦以除湿，寒以胜热也。

22.栀子豉汤

（重复方药）

栀子豉汤方（金匮方）

栀子十四枚　香豉四合，绵裹
上二味，以水四升，先煮栀子得二升半，内豉，煮取一升半，去滓，分二服，温进一服，得吐则止。

栀子豉汤方（伤寒 76 条方）

栀子十四个，擘　香豉四合，绵裹
上二味，以水四升，先煮栀子，得二升半，内豉，煮取一升半，去滓，分为二服，温进一服，得吐者，止后服。

栀子豉汤方（伤寒 221 条方）

肥栀子十四枚，擘　香豉四合，绵裹
上二味，以水四升，煮栀子，取二升半，去滓，内豉，更煮取一升半，去滓。分二服，温进一服，得快吐者，止后服。

栀子豉汤方（伤寒 375 条方）

肥栀子十四个，擘　香豉四合，绵裹
上二味，以水四升，先煮栀子，取二升半，内豉，更煮取一升半，去滓，分再服。一服得吐，止后服。

《金匮方歌括》

治后虚烦不得眠，懊憹反覆实堪怜，山栀香豉兼温服，胸腹余邪一切蠲。

【原文】

《金匮要略》

【17.44】下利后更烦，按之心下濡者，为虚烦也，栀子豉汤主之。

《伤寒论》

【76】发汗后，水药不得入口为逆，若更发汗，必吐下不止。发汗吐下后，虚烦不得眠，若剧者，必反复颠倒，心中懊恼，栀子豉汤主之；若少气者，栀子甘草豉汤主之；若呕者，栀子生姜豉汤主之。

【77】发汗若下之而烦热，胸中窒者，栀子豉汤主之。

【78】伤寒五六日，大下之后，身热不去，心中结痛者，未欲解也，栀子豉汤主之。

【221】阳明病，脉浮而紧，咽燥口苦，腹满而喘，发热汗出，不恶寒反恶热，身重。若发汗则躁，心愦愦反谵语。若加温针，必怵惕烦躁不得眠。若下之，则胃中空虚，客气动膈，心中懊恼，舌上胎者，栀子豉汤主之。

【228】阳明病，下之，其外有热，手足温，不结胸，心中懊恼，饥不能食，但头汗出者，栀子豉汤主之。

【375】下利后更烦，按之心下濡者，为虚烦也，宜栀子豉汤。

经典引注

《金匮方论衍义》

【17.44】《伤寒论》太阳病，用药下后而虚烦者，仍叙太阳证中。此必自下利虚烦，不由他证，故叙厥阴证中。虽有二经之异，然热乘虚入客，病烦则一，皆用栀豉汤之苦寒，吐其客热也。

《金匮要略心典》

【17.44】下利后更烦者，热邪不从下减，而复上动也。按之心下濡，则中无阻滞可知，故曰虚烦。香豉、栀子能撒热而除烦，得吐则热从上出而愈，因其高而越之之意也。

23.通脉四逆汤

（重复方药）

通脉四逆汤方（金匮方）

附子大者一枚，生用　干姜三两，强人可四两　甘草二两，炙

上三味，以水三升，煮取一升二合，去滓，分温再服。

通脉四逆汤（伤寒方）

甘草二两，炙　附子大者一枚，生，去皮，破八片　干姜三两，强人可四两

上三味，以水三升，煮取一升二合，去滓，分温再服。

《金匮方歌括》

一枚生附草姜三，招纳亡阳此指南，外热里寒面赤厥，脉微通脉法中探。

【原文】

《金匮要略》

【17.45】下利清谷，里寒外热，汗出而厥者，通脉四逆汤主之。（45）

《伤寒论》

【317】少阴病，下利清谷，里寒外热，手足厥逆，脉微欲绝，身反不恶寒，其人面色赤，或腹痛，或干呕，或咽痛，或利止脉不出者，通脉四逆汤主之。

【370】下利清谷，里寒外热，汗出而厥者，通脉四逆汤主之。

经典引注

《金匮方论衍义》

【17.45】里寒外热，格阳于外也；阳不得内和，故下利清谷；阴不得外和，故发身热。凡汗出于阴，阳气和则热解；此出于相格，故热不去而阳气反虚，不能布于手足，而厥不止者死；发热汗不止者亦死。此二证兼之犹可治者，为其厥未至阳绝，汗未至阴脱也。方解见《明理论》矣。然尚有可言者：附子之热，走而不止，通行经脉，自里达表，以至手足，止汗治厥也；干姜之热，止而不走，内守腑脏，消谷养正；甘草温补中气，以和阴阳，

解其拒格，更调二药之走止，合适其用也。

《金匮要略心典》

【17.45】挟热下利者，久则必伤脾阴；中寒清谷者，甚则并伤肾阳。里寒外热，汗出而厥，有阴内盛而阳外亡之象。通脉四逆，即四逆加干姜一倍，所谓进而求阳，以收散亡之气也。

24.紫参汤

紫参汤方

紫参半斤　甘草三两
上二味，以水五升，先煮紫参，取二升，内甘草，煮取一升半，分温三服。

《金匮方歌括》

利而肺痛是何伤，浊气上干责胃肠，八两紫参三两草，通因通用细推详。

【原文】

《金匮要略》
【17.46】下利，肺痛，紫参汤主之。疑非仲景方。

经典引注

《金匮方论衍义》

【17.46】下利，肠胃病也。乃云肺痛，何哉？此大肠与肺合故也。大抵肠中积聚，则肺气不行；肺有所积，大肠亦不固，二害互为病。大肠病而气塞于肺者痛，肺有积者亦痛，痛必通，用紫参，《本草》谓主心肺积聚，疗肠胃中热积，九窍可通，大小便可利，逐其陈，开其道；佐以甘草和其中外，气通则愈，积去则利止。注云非仲景方，以紫参非仲景常用也。

《金匮要略心典》

【17.46】赵氏曰：大肠与肺合。大抵肠中积聚，则肺气不行，肺有所积，大肠亦不固，

240

二害互为病。大肠病而气塞于肺者痛，肺有积者亦痛。痛必通用，紫参通九窍，利大小肠，气通则痛愈，积去则利自止。喻氏曰：后人有疑此非仲景之方者，夫讵知肠胃有病，其所关全在肺气耶？程氏疑是腹痛，《本草》云：紫参治心腹积聚，寒热邪气。

25.诃梨勒散

诃梨勒散方

诃梨勒十枚，煨

上一味，为散，粥饮和，顿服。

《金匮方歌括》

诃黎勒散濇肠便，气利还须固后天，十个诃黎展研末，调和米饮不须煎。

【原文】

《金匮要略》

【17.47】气利，诃黎勒散主之（疑非仲景方）。

经典引注

《金匮方论衍义》

【17.47】治病有轻重，前言气利，惟通小便，此乃通大便。盖气结处阴阳不同，举此二者为例。六经皆得结而为利，各有阴阳也。诃梨勒有通有涩，通以下涎，消宿食，破结气；涩以固肠脱，佐以粥饮，引肠胃，更补虚也。

《金匮要略心典》

【17.47】气利，气与屎俱失也。诃黎勒涩肠而利气，粥饮安中益肠胃，顿服者，补下治下，制以急也。

26.《千金翼》小承气汤

参见"【17.41】小承气汤"条。

27.《外台》黄芩汤

《外台》黄芩汤方

黄芩　人参　干姜各三两　桂枝一两　大枣十二枚　半夏半升（65g）

上六味，以水七升，煮取三升，温分三服。

《金匮方歌括》

干呕利兮责二阳，参芩三两等干姜，桂枝一两半升夏，枣十二枚转运良。

【原文】

《金匮要略》

【17.47.附方】《外台》黄芩汤 治干呕下利。

经典引注

《金匮要略心典》

【17.47.附方】此与前黄芩加半夏生姜汤治同，而无芍药、甘草、生姜，有人参、桂枝、干姜，则温里益气之意居多，凡中寒气少者，可于此取法焉。

三、小结

呕吐病

含义	呕吐（包括胃反）是胃失和降，气逆于上的证候				
病因病机	有虚寒、实热、虚热、寒热错杂，以及水饮停蓄等各种情况的不同，影响脾胃升降机能所致				
辨证	水饮内停之呕吐：先呕却渴者，此为欲解；先渴却呕者，为水停心下；呕家不渴者，心下有支饮				
证治		分类	症状	治法	方剂
	实热证	胃热上冲	食已即吐，伴有大便秘结	清热和胃	大黄甘草汤
		少阳邪热	呕而发热（寒热往来）	和解少阳	小柴胡汤
		胃寒肠热	干呕，下利（以热、利为主者）	温胃清肠	黄芩加半夏生姜汤
	虚寒证	气阴两伤（胃反证）	朝食暮吐，暮食朝吐，宿食不消，伴见唇干、口燥，大便不行，舌红脉细数	补虚降逆润躁通便	大半夏汤
		阳虚阴盛	呕而脉弱，小便复利，身有微热，四肢厥逆	急救回阳	四逆汤

寒热错杂证	寒热错杂	呕而肠鸣，心下痞	辛开苦降润中和胃	半夏泻心汤
饮邪内停证	寒饮停胃胃失和降	呕吐清稀痰涎，口淡不渴	温散寒饮降逆和胃	小半夏汤
	饮停于胃寒重于饮	干呕吐逆，吐涎沫	温中散饮	半夏干姜散
	饮停于胃邪正相争	似喘似哕，心中愦愦然无奈者	散饮温中	生姜半夏汤
	水饮内停脾失健运	吐后思水，多饮再饮	健脾利水	猪苓散
	水停在胃脾不传输	呕而渴饮，水入即吐	健脾和胃化气利水	茯苓泽泻汤
饮邪内停证	寒饮上逆肝寒犯胃	呕而胸满，干呕，吐涎沫，头痛	温中散寒降逆平肝	吴茱萸汤
	吐后津伤	吐后，渴欲得水而贪饮（兼表证者）	解表清热	文蛤汤

哕病

含义	哕即呃逆，是气逆病变			
病因病机	由脏气上冲引起时，视其前后，知何部不利，利之即愈			
脉证	呃逆			
治则	和胃降逆			
证治分类	分类	症状	治法	方剂
	胃气虚寒	干呕，呃逆，手足厥冷	散寒理气	橘皮汤
	胃有虚热	呃逆，微热，微渴	补气清热	和胃降逆	橘皮竹茹汤

下利病

含义	下利包括泄泻与痢疾。泄泻以大便稀薄、次数增多为主要证候；痢疾以大便脓血、里急后重为主要证候				
病因病机	由寒、热、湿邪影响脾胃运化功能，清浊不分所致				
脉证	大便稀薄，次数增多或以大便脓血、里急后重为脉证				
治则	下利气，证属脾虚湿盛，气机郁阻者，当利其小便				
证治分类	疾病	分类	症状	治法	方剂
	泄泻	里虚兼表证	下利清谷，腹胀满，身体疼痛	先温里后攻表	先四逆汤后桂枝汤
		里实积滞	下利，利未欲止，脉象滑，按之心下坚	攻下积滞	大承气汤
		燥屎内停	下利，谵语	攻下热积	小承气汤
		阳虚阴盛	下利清谷，汗出而厥	回阳救逆	通脉四逆汤
	痢疾	虚寒下利	下利脓血，滑脱失禁，腹痛喜温，喜按，口淡不渴，脉微细弱	温中涩肠	桃花汤
		湿热下利	下利大便脓血，里急后重	清热凉血	白头翁汤

		下利兼证	下利后虚烦证	下利后更烦，按之心下濡	透邪泄热 解郁除烦	栀子豉汤
			湿热气利	下利肠鸣，兼矢气，小便不通	通利小便	紫参汤
		气利	虚寒气利	下利滑脱，大便常随气而出	温涩固脱	诃梨勒散

第十七节　疮痈肠痈浸淫病脉证并治第十八

一、章节概述

　　本篇论述痈肿、肠痈、金疮、浸淫病四种病证，因四病皆属外科范围，而且多偏于皮肤肌肉血脉方面的病。痈有内痈与外痈之分。发于体外者，为外痈；发于身体内脏者，为内痈。本篇所论肠痈生于肠道。金疮，是指被刀枪剑戟等各种金属器械损伤所产生的创伤性疾病及其后继发的化脓性疾病。浸淫疮，是一种皮肤病，本病是一种因热毒与湿邪内盛，引起皮肤肌肉生疮痒痛，并有分泌物流出使疮面由小变大逐渐浸侵全身的疾病。原文对金疮和浸淫疮的论述比较简单，有方无证，方也不全，故仅作参考。对肠痈的辨证论治最为详细，其方药仍然广泛用于现代临床，而且疗效甚佳，值得研究探讨。

　　本篇涉及经方 6 首：薏苡附子败酱散、大黄牡丹汤、王不留行散、排脓散、排脓汤、黄连粉，其中治疗肠痈 2 首：薏苡附子败酱散、大黄牡丹汤；治疗金创 3 首：王不留行散、排脓散、排脓汤；治疗浸淫疮 1 首：黄连粉。

二、方证解析

1.薏苡附子败酱散

薏苡附子败酱散方

薏苡仁十分（37.50g）　　附子二分（7.50g）　　败酱草五分（18.75g）
上三味，杵末，取方寸匕，以水二升，煎减半，顿服。小便当下。

气血凝痈阻外肤，腹皮虽急按之濡，附宜二分苡仁十，败酱还须五分驱。

【原文】

《金匮要略》

【18.3】肠痈之为病，其身甲错，腹皮急，按之濡，如肿状，腹无积聚，身无热，脉数，此为腹内有痈脓，薏苡附子败酱散主之。

经典引注

《金匮玉函经二注》

【18.3】血积于内，然后错甲于外，经所言也。肠痈何故亦然耶？痈成于内，血泣而不流也，惟不流，气亦滞，遂使腹皮如肿，按之仍濡。虽其患在肠胃间，究非腹有积聚也。外无热而见数脉者，其为痈脓在里可知矣。然大肠与肺相表里，腑病而或上移于脏，正可虞也。故以保肺而下走者，使不上乘；附子辛散以逐结；败酱苦寒以祛毒而排脓，务令脓化为水，仍从水道而出，将血病解而气亦开，抑何神乎？

《金匮要略心典》

【18.3】甲错，肌皮干起，如鳞甲之交错，由荣滞于中，故血燥于外也。腹皮急，按之濡，气虽外鼓，而病不在皮间也。积聚为肿胀之根，脉数为身热之候，今腹如肿状而中无积聚，身不发热而脉反见数。非肠内有痈，荣郁成热而何。薏苡破毒肿，利肠胃为君，败酱一名苦菜，治暴热火疮，排脓破血为臣，附子则假其辛热，以行郁滞之气尔。

2.大黄牡丹汤

大黄牡丹汤方

大黄四两　牡丹一两　桃仁五十个（15g）　　瓜子半升（30g）　芒硝三合（36g）

上五味，以水六升，煮取一升，去滓，内芒硝，再煎沸，顿服之，有脓当下，如无脓，当下血。

《金匮方歌括》

肿居少腹大肠痈，黄四牡丹一两从，瓜子半升桃五十，芒硝三合泄肠脓。

【原文】

《金匮要略》

【18.4】肠痈者，少腹肿痞，按之即痛如淋，小便自调，时时发热，自汗出，复恶寒，其脉迟紧者，脓未成，可下之，当有血。脉洪数者，脓已成，不可下也，大黄牡丹汤主之。

经典引注

《金匮玉函经二注》

【18.4】肠痈而少腹不可按，阳邪下结，部位牵引也；按之如淋，形容痛状，情所必至；夫血病而气不病，故小便自调；然阳邪已盛，卫气斯虚，遂发热汗出而畏寒也。痈证如是，治之者须以脓成未成为异。欲知之法，舍脉无由，脉迟紧，知未熟，为血瘀于内，勿使成脓，下之须早，非桃仁承气汤乎？脉若洪数者，则已成矣，岂复有瘀可下？此大黄丹皮以涤热排脓，势所必用也。然《内经》曰：肠痈为病不可惊，惊则肠断而死。故患此者，坐卧转侧，理宜徐缓，少饮稀粥，毋失调养斯善。

《金匮要略心典》

【18.4】肿痛，疑即肠痈之在下者。盖前之痈在小肠，而此之痈在大肠也。大肠居小肠之下，逼处膀胱，致小腹肿痞，按之即痛如淋，而实非膀胱为害，故仍小便自调也。小肠为心之合，而气通于血脉，大肠为肺之合，而气通于皮毛。故彼脉数身无热，而此时时发热，自汗出，复恶寒也。脉迟紧者，邪暴遏而荣未变。云可下者，谓可下之令其消散也。脉洪数者，毒已聚而荣气腐。云不可下者，谓虽下之而亦不能消之也。大黄牡丹汤，肠痈已成未成，皆得主之，故曰：有脓当下，无脓当下血。

3.王不留行散

王不留行散方

王不留行十分（37.500g），八月八日采　蒴藋细叶十分（37.500g），七月七日采　桑东南根白皮，十分（37.500g），三月三日采　甘草十八分（67.500g）　川椒三分（11.25g），除目及闭口者，去汗。　黄芩二分（7.50g）　干姜二分（7.50g）　芍药二分（7.50g）　厚朴二分（7.50g）

上九味，桑根皮以上三味，烧灰存性，勿令灰过，各别杵筛，合治之为散，服方寸匕，小疮即粉之，大疮但服之。产后亦可服。如风寒，桑东根勿取之。前三物，皆阴干百日。

《金匮方歌括》

金疮诹采不留行，桑蒴同行十分明，芩朴芍姜均二分，三椒十八草相成。

【原文】

《金匮要略》

【18.6】病金疮，王不留行散主之。排脓散，排脓汤并主之。

经典引注

《金匮方论衍义》

【18.6】上九味，桑根皮以上三味，烧灰存性，勿令灰过，各别杵筛，合治之为散，服方寸匕，小疮即粉之，大疮但服之。产后亦可服。如风寒，桑东根勿取之。前三物皆阴干百日。

《金匮要略心典》

【18.6】金疮，金刃所伤而成疮者，经脉斩绝，荣卫沮弛，治之者必使经脉复行，营卫相贯而后已。王不留行散，则行气血和阴阳之良剂也。

4.排脓散

排脓散方

枳实十六枚（240g）　芍药六分（22.50g）　桔梗二分（7.50g）

上三味，杵为散，取鸡子黄一枚，以药散与鸡黄相等，揉和令相得，饮和服之，日一服。

《金匮方歌括》

排脓散药本灵台，枳实为君十六枚，六分芍药桔二分，鸡黄一个简而该。

【原文】

《金匮要略》

【18.6】病金疮，王不留行散主之。排脓散、排脓汤并主之。

5.排脓汤

排脓汤方

甘草二两　桔梗三两　生姜一两　大枣十枚
上四味，以水三升，煮取一升，温服五合，日再服。

《金匮方歌括》

排脓汤与散悬殊，一两生姜二草俱，大枣十枚桔三两，通行营卫是良图。

【原文】

《金匮要略》

【18.6】病金疮，王不留行散主之。排脓散、排脓汤并主之。

经典引注

《金匮要略心典》

【18.6】枳实苦寒，除热破滞为君，得芍药则通血，得桔梗则利气，而尤赖鸡子黄之甘润，以为排脓化毒之本也。

6.黄连粉

黄连粉方

黄连十分（37.500g）　甘草十分（37.500g）
上二味，捣为末，饮服方寸匕，并粉其疮上。

《金匮方歌括》

浸淫疮药末黄连，从口流肢顺自然，若起四肢流入口，半生常苦毒牵缠。

【原文】

《金匮要略》

【18.75】浸淫疮，黄连粉主之。

经典引注

《金匮方论衍义》

【18.75】黄连泻手少阴之火，火去而气血自复矣。

《金匮要略心典》

【18.75】黄连粉方未见，大意以此为湿热浸淫之病，故取黄连一味为粉粉之，苦以燥湿，寒以除热也。

三、小结

疮痈

含义	疮是疮疡的简称，痈指疮、面浅而大者。痈有外痈、内痈之分	
病因病机	热毒壅塞，营卫阻滞	
辨证	痈肿初起脉证	诸浮数脉，应当发热，而反淅淅恶寒，若有痛处，当发其痈（注意局部红肿热痛）
	辨痈肿有脓无脓	诸痈肿，欲知有脓无脓，以手掩肿上，热者为有脓，不热者为无脓

肠痈

含义		指阑尾或阑尾周围发生痈肿		
病因病机		热毒内聚，营血瘀结肠中，甚致肉腐成脓		
证治	分型	症状	治法	方药
	脓已成	肠痈之为病，其身甲错，腹皮急按之濡，如肿状，腹无积聚，身无热，脉数	排脓消痈 振奋阳气	薏苡附子败酱散

	脓未成	肠痈者，少腹肿痞，按之即痛如淋，小便自调，时时发热，自汗出，复恶寒。脉迟紧	荡热解毒 消痈排脓 逐瘀攻下	大黄牡丹汤

金疮

含义	由金属器刃损伤肢体所致的创伤
病因病机	被刀斧所伤，亡血
治法	消瘀止血镇痛
方药	王不留行散

浸淫疮

含义	为皮肤病之一种，初起已形如小粟，痒，搔破流黄水，浸淫成片，蔓延全身
病因病机	火热湿毒
症状	先痒后痛，分泌黄汁浸渍皮肤，蔓延全身
治法	清热燥湿解毒
方药	黄连粉
预后	浸淫疮，从口流向四肢者，可治；从四肢流来入口者，不可治

第十八节　趺蹶手指臂肿转筋阴狐疝蛔虫病脉证治第十九

一、章节概述

本篇论述趺蹶、手指臂肿、转筋、阴狐疝、蛔虫等五种病证，其中以蛔虫为重点。趺蹶指足踝关节以下的足背强直，能前不能后的以筋络关节运动失常的足部疾病。该病由外伤疮疡或太阳经伤，致筋脉拘急。本篇用针刺治疗：刺腨入二寸，即针刺小腿部腧穴以舒缓筋脉。手指臂肿指病人手指和臂部时常发生肿胀疼痛，并出现振颤、身体肌肉也发生牵动的病证。本病由于风湿痰涎阻滞于关节经络所致。治疗以祛风除痰，养血通络为主。转筋，是以病人四肢筋脉突然发生痉挛掣痛为特征的一种病证。本病由于湿浊内阻，郁久化热，热甚伤津；或因吐泻甚而伤津；或因素体阴津气血不足；或因暴受寒冷凝滞筋脉，使筋脉失去温煦和濡养所致。采用清热除湿；养阴增液；温经散寒，活血通络；柔筋解痉等法为进行论治。阴狐疝，是指男性病人的阴囊时大时小并随着阴囊的大小变化而发生时痛时止为特征的一种病证。本病不同于"腹满寒疝宿食病脉证治"章所说寒疝。阴狐疝的治疗，以辛温通阳，疏肝理气为主。蛔虫，即蛔虫，是以病人经常发生腹脐部剧烈疼痛，甚或吐出蛔虫为特征的一种肠道寄生虫病。治疗蛔虫病，应急则治标，缓则治本。当虫动不安，发生剧痛时，急当安蛔止痛，待就虫安定而痛止，则当驱蛔杀虫。

本篇涉及经方5首：藜芦甘草汤、鸡屎白散、蜘蛛散、甘草粉蜜汤、乌梅丸。藜芦甘草汤主治手指臂肿；鸡屎白散主治转筋；蜘蛛散主治阴狐疝；甘草粉蜜汤和乌梅丸主治蛔虫；

二、方证解析

1.藜芦甘草汤

藜芦甘草汤方

藜芦_{二两}　甘草_{一两}
上二味，水煎服。

《金匮方歌括》

体瞤臂肿主藜芦，痼痹风痰俱可驱，芦性升提草甘缓，症详方厥遍寻无。

【原文】

《金匮要略》

【19.2】病人常以手指臂肿动，此人身体瞤瞤者，藜芦甘草汤主之。

经典引注

《金匮玉函经二注》

【19.2】凡动皆属风，而肿属湿，故肝木主风，血虚则风生，气虚则湿袭。手臂肿且动，知其血不足之养筋，阳亦不能以自固，而身体之瞤，势不得已矣，岂非有痰气在筋节间乎？夫见于外者，未有不因于内者也。窥仲景有吐之法，惜乎方缺焉耳。

《金匮要略心典》

【19.2】湿痰凝滞关节则肿，风邪袭伤经络则动。手指臂肿动，身体瞤者，风痰在膈，攻走肢体。陈无择所谓痰涎留在胸膈上下，变生诸病，手足项背，牵引钓痛，走易不定者是也。藜芦吐上膈风痰，甘草亦能取吐，方虽未见，然大略是涌剂耳。李氏

2.鸡屎白散

鸡屎白散方

鸡屎白

上一味，为散，取方寸匕，以水六合，和，温服。

《金匮方歌括》

转筋入腹脉微弦，肝气凌脾岂偶然，木畜为鸡其屎土，研来同类妙周旋。

【原文】

《金匮要略》

【19.3】转筋之为病，其人臂脚直，脉上下行，微弦，转筋入腹者，鸡屎白散主之。

经典引注

《金匮玉函经二注》

【19.3】转筋者，脾胃土衰。肝木自盛，风火燥烁于筋则筋挛而痛，故风气甚急，则肝血失养，筋失其柔和之性，乖其屈伸之节，故臂脚直；至脉直上下行者，乃督、冲之为病，何者？督脉循阴器，阴器者，宗筋所主也；冲脉为肝之幕，肝木多风则冲亦病矣。若微弦，则转入于内，为病较重，因以鸡屎白投之，其肝邪外出耳。

《金匮要略心典》

【19.3】肝主筋，上应风气，肝病生风，则为转筋。其人臂脚直，脉上下行，微弦。《经》云：诸暴强直，皆属于风也。转筋入腹者，脾土虚而肝木乘之也。鸡为木畜，其屎反利脾气，故取治是病，且以类相求，则尤易入也。

3.蜘蛛散

蜘蛛散方

蜘蛛十四枚，熬焦　桂枝半两

上二味为散，取八分一匕，饮和服，日再服，蜜丸亦可。

《金匮方歌括》

阴狐疝气久难医，大小攸偏上下时，熬杵蜘蛛十四个，桂枝半两恰相宜。

【原文】

《金匮要略》

【19.4】阴狐疝气者，偏有小大，时时上下，蜘蛛散主之。

经典引注

《金匮方论衍义》

【19.4】厥阴之筋病也。狐，阴兽，善变化而藏。睾丸上下，有若狐之出入无时也。足厥阴之筋上循阴股，结于阴器，筋结故偏有小大，气病故时时上下也。蜘蛛布网取物，其丝右绕，从外而内，大风不坏，得乾金旋转之义，故主治风木之妖狐；配桂枝以宣散厥阴之气结。

《金匮要略心典》

【19.4】阴狐疝气者，寒湿袭阴，而睾丸受病，或左或右，大小不同，或上或下，出没无时，故名狐疝。蜘蛛有毒，服之能令人利，合桂枝辛温入阴，而逐其寒湿之气也。

4.甘草粉蜜汤

甘草粉蜜汤方

甘草二两　粉一两　蜜四两

上三味，以水三升，先煮甘草，取二升，去滓，内粉蜜，搅令和，煎如薄粥，温服一升，差即止。

蛔虫心痛吐涎多，毒药频攻痛不瘥，一粉二甘四两蜜，煮分先后取融和。

【原文】

《金匮要略》

【19.6】蛔虫之为病，令人吐涎，心痛，发作有时。毒药不止，甘草粉蜜汤主之。

经典引注

《金匮方论衍义》

【19.6】夫饮食入胃，胃中有热则虫动，虫动则胃缓，胃缓则廉泉开，故吐涎；蛔上入膈，故心痛；蛔闻食臭出，得食则安，故发作有时也。毒药不止者，蛔恶之不食也。蛔喜甘，故用甘草、蜜之甘，随所欲而攻之；胡粉甘寒，主杀三虫，蛔得甘则头向上而喜食，食之即死，此反佐以取之也。

《金匮要略心典》

【19.6】吐涎，吐出清水也。心痛，痛如咬啮，时时上下是也。发作有时者，蛔饱而静，则痛立止，蛔饥求食，则痛复发也。毒药，即锡粉、雷丸等杀虫之药。毒药者，折之以其所恶也。甘草粉蜜汤者，诱之以其所喜也。白粉即铅白粉，能杀三虫，而杂于甘草、白蜜之中，诱使虫食，甘味既尽，毒性旋发，而虫患乃除，此医药之变诈也。

5.乌梅丸

（重复方药）

乌梅丸方（金匮方）

乌梅三百枚　细辛六两　干姜十两　黄连一斤　当归四两　附子六两，炮　川椒四两，去汗　桂枝六两　人参　黄柏各六两上十味，异捣筛，合治之，以苦酒渍乌梅一宿，去核蒸之，五升米下，饭熟捣成泥，和药令相得，内臼中，与蜜杵二千下，丸如梧子大，先食，饮服十丸，日三服，稍加至二十丸，禁生冷滑臭等食。

乌梅丸方（伤寒方）

乌梅三百枚　细辛六两　干姜十两　黄连十六两　当归四两　附子六两，炮，去皮　蜀椒四两，出汗　桂枝去皮，六两　人参六两　黄檗六两

上十味，异捣筛，合治之，以苦酒渍乌梅一宿，去核，蒸之五斗米下，饭熟捣成泥，和药令相得，内臼中，与蜜杵二千下，丸如梧桐子大，先食饮服十丸，日三服，稍加至二十丸。禁生冷滑物臭食等。

《金匮方歌括》

乌梅丸内柏连姜，参桂椒辛归附当，寒热散收相互用，厥阴得此定安康。

【原文】

《金匮要略》

【19.8】蛔厥者，乌梅丸主之。

《伤寒论》

【338】伤寒脉微而厥，至七八日肤冷，其人躁，无暂安时者，此为脏厥，非蛔厥也。蛔厥者，其人当吐蛔。今病者静，而复时烦者，此为脏寒。蛔上入其膈，故烦，须臾复止，得食而呕，又烦者，蛔闻食臭出，其人常自吐蛔。蛔厥者，乌梅丸主之。又主久利。

经典引注

《金匮方论衍义》

【19.8】乌梅味酸入肝，梅得先春之气，主助生阳而杀阴类；细辛发少阳之初阳，以助厥阴之化；当归启少阴之血液，以资肝脏所藏之荣；黄连配蜀椒，助心火以杀蛔，益子气也；附子配黄柏，资肾气以回厥，助母气也；干姜佐人参，补中焦而止呕；桂枝制风木，疏肝郁，阴阳和而厥逆回，风邪散而气血足，治蛔厥之法备已。蛔之化生，有若蜒蚰，生长极速。

《金匮要略心典》

【19.8】故以人参、姜、附之属，益虚温胃为主，而以乌梅、椒、连之属，苦酸辛气

味，以折其上入之势也。

三、小结

趺蹶

含义	指足部僵硬，运动障碍的疾病
病因病机	太阳经伤
症状	其人但能前，不能却
治法	刺腨入二寸（针刺合阳，承山等穴以舒缓筋脉）

手指臂肿

含义	手指臂部关节肿胀、颤动，或身体肌肉牵动的病证
病因病机	风痰阻于经络
症状	病人常以手指臂肿动，此人身体瞤瞤者
治法	涌吐风痰
方药	藜芦甘草汤

转筋

含义	指筋脉拘挛作痛证
病因病机	湿浊化热伤阴，筋脉失养
症状	转筋之为病，其人臂脚直，脉上下行，微弦，转筋入腹者
治法	祛湿通利二便
方药	鸡屎白散

阴狐疝

含义	指阴囊偏大偏小，时上时下的病证
病因病机	寒气凝结厥阴肝经
症状	阴狐疝气者，偏有大小，时时上下
治法	辛温通利
方药	蜘蛛散

蛔虫病

含义	肠寄生虫病之一，包括蛔虫腹痛和蛔厥吐蛔			
病因病机	蛔动气逆（蛔虫腹痛）；内脏虚寒，蛔虫上扰胸膈（蛔厥）			
证治	分型	症状	治法	方药
	蛔虫腹痛	腹中痛，其脉当沉若弦，反洪大，故有蛔虫。蛔虫之为病，令人吐涎心痛，发作有时，毒药不止	杀虫止痛	甘草粉蜜汤
	蛔厥	蛔厥者，当吐蛔，令病者静而复时烦，此为脏寒，蛔上入膈，故烦，须臾复止，得食而呕，又烦者，蛔闻食臭出，其人当自吐蛔。（腹痛剧烈，手足逆冷，烦躁吐蛔。）	安胃杀虫	乌梅丸

第十九节　妇人妊娠病脉证并治第二十

一、章节概述

　　本篇专论妊娠病证的证治。妊娠即怀孕，妊娠病是指妊娠期间，与妊娠有关的疾病。本篇所论了妊娠呕吐、妊娠腹痛、妊娠下血、妊娠小便不利、妊娠水气等病的辨治规律，同时还对妊娠的诊断、妊娠与癥病的鉴别、治疗及安胎、养胎等内容亦进行了论述。

　　本篇涉及经方10首：桂枝汤、桂枝茯苓丸、附子汤、芎归胶艾汤、当归芍药散、干姜人参半夏丸、当归贝母苦参丸、葵子茯苓散、当归散、白术散。其中桂枝汤主治妊娠反应；桂枝茯苓丸主治癥病；附子汤主治妊娠腹胀；芎归胶艾汤胞阻；当归芍药散主治夫人腹痛；干姜人参半夏丸主治妊娠呕吐；当归贝母苦参丸何葵子茯苓散主治妊娠小便不利；当归散和白术散以安胎。

二、方证解析

1.桂枝汤

参见"【17.36】桂枝汤"条。

2.桂枝茯苓丸

桂枝茯苓丸方

桂枝　茯苓　牡丹去心　桃仁去皮尖，熬　芍药各等分

上五味，末之，炼蜜和丸，如兔屎大，每日食前服一丸，不知，加至三丸。

《金匮方歌括》

癥痼未除恐害胎，胎安癥去悟新裁，桂苓丹芍桃同等，气血阴阳本末该。

【原文】

《金匮要略》

【20.2】妇人宿有癥病，经断未及三月，而得漏下不止，胎动在脐上者，为癥痼害。妊娠六月动者，前三月经水利时，胎也。下血者，后断三月衃也。所以血不止者，其癥不去故也，当下其癥，桂枝茯苓丸主之。

经典引注

《金匮方论衍义》

【20.2】原文解：宿有癥痼内结，及至血聚成胎而癥病发动，气淫于冲任，由是养胚之血不得停留，遂漏不止；癥痼下迫其胎，动于脐上，故曰癥痼害也。凡成胎妊者，一月血始聚，二月始胚，三月始胎，胎成始能动，今六月动者，前三月经水利时，胎；下血者，未成也。后断三月，始胚以成，胎方能动，若血下不止，为癥未去故也。必当去其癥。《内经》曰：有故无殒，亦无殒也。癥去则胎安也。桂枝、桃仁、丹皮、芍药能去恶血，茯苓亦利腰脐间血，虽是破血，然有散、有缓、有收、有渗。结者散以桂枝之辛；肝藏血，血蓄者肝急，缓以桃仁、丹皮之甘；阴气之发动者，收以芍药之酸；恶血既破，佐以茯苓之淡渗利而行之。

【20.2】方解：此复申明胎成三月而后动也。上章以经断三月而漏下不止，然胎已成，故虽漏下而胎动于上也。此章以六月动者，以前三月经水利时而成胎，胎虽成而血时下，至后三月始断而衃，是以妊娠六月而胎始动，盖前三月因下血而胎失养，前三月与后三月之血下不止者，以其癥不去故也，当下其癥，此丸主之。

【20.2】癥，旧血所积，为宿病也。癥痼害者，宿病之气，害其胎气也。于法妊娠六月，其胎当动，今未三月，胎不当动而忽动者，特以癥痼害之之故。是六月动者胎之常，三月动者胎之变也。夫癥病之人，其经月当不利，经不利，则不能受胎。兹前三月经水适利，胞宫净而胎可结矣。胎结故经断不复下，乃未三月而衃血仍下，亦以癥痼害之之故。是血留养胎者其常，血下不止者其变也。要之，其癥不去，则血必不守，血不守，则胎终不安，故曰当下其癥。桂枝茯苓丸，下癥之力，颇轻且缓，盖恐峻厉之药，将并伤其胎气也。

3.附子汤

附子汤方（金匮方）

无组成。

附子汤方（伤寒方）

附子二枚（30g），炮，去皮，破八片　茯苓三两　人参二两　白术四两　芍药三两

上五味，以水八升，煮取三升，去滓，温服一升，日三服。

【注】《金匮要略》有方名而无药物组成，而在《伤寒论》中有附子汤具体方药，今《金匮要略》方参考《伤寒论》方。

《金匮方歌括》

口和脉细背憎寒，火灸关元即刻安，芍药入参苓术附，身疼肢冷是神仙。

【原文】

《金匮要略》

【20.3】妇人怀娠六七月，脉弦发热，其胎愈胀，腹痛恶寒者，少腹如扇，所以然者，子脏开故也，当以附子汤温其脏。方未见。

《伤寒论》

【304】少阴病，得之一二日，口中和，其背恶寒者，当灸之，附子汤主之。

【305】少阴病，身体痛，手足寒，骨节痛，脉沉者，附子汤主之。

经典引注

《金匮方论衍义》

【20.3】妊至六七月，筋骨坚强之时，若其脉弦，弦为虚、为寒；内格其阳于外而发热，阴寒内逆而作胀；腹痛恶寒者，其内无阳，故子脏开，少腹如扇也。用附子汤复返其阳，以温其脏。

《金匮要略心典》

【20.3】脉弦发热，有似表邪，而乃身不痛而腹反痛，背不恶寒而腹反恶寒，甚至少腹阵阵作冷，若或扇之者然，所以然者，子脏开不能合，而风冷之气乘之也。夫脏开风入，其阴内胜，则其脉弦为阴气，而发热且为格阳矣。胎胀者，胎热则消，寒则胀也。附子汤方未见，然温里散寒之意，概可推矣。

4.芎归胶艾汤

芎归胶艾汤方

芎䓖　阿胶　甘草各二两　艾叶　当归各三两　芍药四两　干地黄四两
上七味，以水五升，清酒三升，合煮，取三升，去滓，内胶，令消尽，温服一升，日三服，不差更作。

《金匮方歌括》

妊娠腹满阻胎胞，二两芎穷草与胶，归艾各三芍四两，地黄六两去枝梢。

【原文】

《金匮要略》

【20.4】师曰：妇人有漏下者，有半产后因续下血都不绝者，有妊娠下血者。假令妊娠腹中痛，为胞阻，胶艾汤主之。

经典引注

《金匮方论衍义》

【20.4】经水与结胎，皆冲任也。冲任乃肾用事者也。肾属坎，坎者时与离会，则血满经水行，犹月之禀日光为盈亏也。精有所施，心神内应，血即是从，故丁壬合而坎离交，二气凝结，变化虾胎矣。然持守其阴阳交合，长养成胎者，皆坤土资之也。阴阳抱负则坤土堤防，故不漏。若宿有瘀浊客于冲任，则阴自结而不得与阳交合，故有半产漏下不绝也。若妊娠胞阻者，为阳精内成胎，阴血外养胞，胞以养其胎，今阴血自结，与胎阻隔，不与阳和，独阴在内，作腹中痛、下血，皆是阴阳失于抱负，坤土失其堤防，用此方皆治之。芎、归辛温，宣通其阳血；芍药味酸寒，宣通其阴血；阿胶之甘温，而牛皮乃土蓄之属金者。《内经》曰：肺外合皮毛。皮毛生于肾水。东垣谓其入于手太阴、足少阴、厥阴。尝思坤土在身气化成形，金石草木之药，终不如血肉之质与其同类者以养之。此方用阿胶安胎补血，塞其漏泄宜矣；甘草和阴阳，通血脉，缓中解急；艾叶其气内入，开利阴血之结而通于阳；地黄犹是补肾血之君药也。调经止崩，安胎养血，妙理无出此方。然加减又必从宜。若脉迟缓，阴胜于阳，则加干姜、官桂；若数大，则宜加黄芩。

《金匮要略心典》

【20.4】妇人经水淋沥，及胎产前后下血不止者，皆冲任脉虚，而阴气不能守也。是惟胶艾汤为能补而固之，中有芎、归，能于血中行气，艾叶利阴气，止痛安胎，故亦治妊娠胞阻。胞阻者，胞脉阻滞，血少而气不行也。

5.当归芍药散

当归芍药散方

当归三两　芍药一斤　茯苓四两　白术四两　泽泻半斤　芎藭半斤，一作三两
上六味，杵为散，取方寸匕，酒和，日三服。

《金匮方歌括》

妊娠疠痛势绵绵，三两归芎润且宣，芍药一斤泽减半，术苓四两妙盘旋。

【原文】

《金匮要略》

【20.5】妇人怀娠，腹中疠痛，当归芍药散主之。

【22.17】妇人腹中诸疾痛，当归芍药散主之。

经典引注

《金匮方论衍义》

【20.5】此与胞阻痛者不同，因脾土为木邪所克，谷气不举，浊淫下流，以塞搏阴血而痛也。用芍药多他药数倍以泻肝木，利阴塞，以与芎、归补血止痛；又佐茯苓渗湿以降于小便也；白术益脾燥湿；茯、泽行其所积，从小便出。盖内外六淫皆能伤胎成痛，不但湿而已也。

【22.17】此腹痛者，由中气脾土不能升，阴阳二气乖离，肝木乘克而作痛，故用是汤补中伐木，通行阴阳也。

《金匮要略心典》

【20.5】疠，《说文》音绞，腹中急也。乃血不足，而水反侵之也。血不足而水侵，则胎失其所养，而反得其所害矣，腹中能无疠痛乎？芎、归、芍药，益血之虚；苓、术、泽泻，除水之气。赵氏曰：此因脾土为木邪所客，谷气不举，湿气下流，搏于阴血而痛，故用芍药多他药数倍，以泻肝木。亦通。

【22.17】妇人以血为主，而血以中气为主。中气者，土气也。土燥不生物，土湿亦不生物。芎、归、芍药滋其血，苓、术、泽泻治其湿，燥湿得宜，而土能生物，疾痛并蠲矣。

6.干姜人参半夏丸

干姜人参半夏丸方

干姜　人参各一两　半夏二两

上三味，末之，以生姜汁糊为丸，如梧子大，饮服十丸，日三服。

《金匮方歌括》

呕吐迁延恶阻名，胃中寒饮苦相萦，参姜一两夏双两，姜汁糊丸古法精。

《金匮要略》

【20.6】妊娠呕吐不止，干姜人参半夏丸主之。

经典引注

《金匮方论衍义》

【20.6】此即后世所谓恶阻病也。先因脾胃虚弱，津液留滞，蓄为痰饮；至妊二月之后，胚化为胎，浊气上冲，中焦不胜其逆，痰饮遂涌，呕吐出不已，中寒乃起。故用干姜止寒，人参补虚，半夏、生姜治痰散逆也。

《金匮要略心典》

【20.6】此益虚温胃之法，为妊娠中虚而有寒饮者设也。夫阳明之脉，顺而下行者也。有寒则逆，有热亦逆，逆则饮必从之，而妊娠之体，精凝血聚，每多蕴而成热者矣。按：《外台》方，青竹茹、橘皮、半夏各五两，生姜、茯苓各四两，麦冬、人参各三两，为治胃热气逆呕吐之法，可补仲景之未备也。

7.当归贝母苦参丸

当归贝母苦参丸方男子加滑石半两
当归　贝母　苦参各四两
上三味，末之，炼蜜丸如小豆大，饮服三丸，加至十丸。

《金匮方歌括》

饮食如常小水难，妊娠郁热液因干，苦参四两同归贝，饮服三丸至十丸。

【原文】

《金匮要略》

【20.7】妊娠小便难，饮食如故，归母苦参丸主之。

《金匮方论衍义》

【20.7】小便难者，膀胱热郁，气结成燥，病在下焦，不在中焦，所以饮食如故。用当归和血润燥；《本草》贝母治热淋。以仲景陷胸汤观之，乃治肺金燥郁之剂，肺是肾水之母，水之燥郁，由母气不化也。贝母非治热，郁解则热散，非淡渗而能利水也，其结通则水行。苦参长于治热利窍逐水，佐贝母入行膀胱，以除热结也。

《金匮要略心典》

【20.7】小便难而饮食如故，则病不由中焦出，而又无腹满身重等证，则更非水气不行，知其血虚热郁，而津液涩少也。《本草》当归补女子诸不足，苦参入阴利窍除伏热，贝母能疗郁结，兼清水液之源也。

8.葵子茯苓散

葵子茯苓散方

葵子一斤　茯苓三两

上二味，杵为散，饮服方寸匕，日三服，小便利则愈。

《金匮方歌括》

头眩恶寒水气干，胎前身重小便难，一升葵子苓三两，米饮调和病即安。

【原文】

《金匮要略》

【20.8】妊娠有水气，身重，小便不利，洒淅恶寒，起则头眩，葵子茯苓散主之。

经典引注

《金匮要略心典》

【20.8】妊娠小便不利，与上条同，而身重恶寒头眩，则全是水气为病，视虚热液少

者，霄壤悬殊矣。葵子、茯苓滑窍行水，水气既行，不淫肌体，身不重矣；不侵卫阳，不恶寒矣；不犯清道，不头眩矣。《经》曰：有者求之，无者求之。盛虚之变，不可不审也。

9.当归散

当归散方

当归　黄芩　芍药　芎藭各一斤　白术半斤

上五味，杵为散，酒饮服方寸匕，日再服。妊娠常服即易产，胎无苦疾。产后百病悉主之。

《金匮方歌括》

万物原来自土生，土中涵湿遂生生，一斤芎芍归滋血，八术斤芩大化成。

【原文】

《金匮要略》

【20.9】妇人妊娠，宜常服当归散主之。

经典引注

《金匮方论衍义》

【20.9】《内经》阴搏阳别，谓之有子。尺脉搏击者，由子宫之气血相搏而形于脉也。精留血裹，阴阳纽合也。动搏则变化，而变化生于动；若静而不动，则不生不化。是以妊娠之血不可以静，静则凝，凝则泣，泣则亏少而虚，皆不得与化胎之火相合。要其胎孕生化，必脉动搏。故调之者，先和阴阳，利其气血，常服养胎之药，非惟安胎易产，且免产后诸病。芎、归、芍药之安胎补血，如上条之所云。白术之用有三：一者益胃，致胃气以养胎；二者胎系于肾，肾恶湿，能燥湿而生津；三者可致中焦所之新血，去腰脐间之陈瘀；至若胎外之血，因寒湿滞者，皆解之。黄芩减壮火而反于少火，则可以生气于脾土。湿热未伤及，开血之瘀闭，故为常服之剂。然当以脉之迟数虚实加减之，有病可服，否则不必也。药者但宜攻邪扶正，不比米谷。性味偏而不正，不可久服。《内经》曰：味之所入，各归所喜。攻气增而久，夭之由也。

【20.9】妊娠之后，最虑湿热伤动胎气。故于芎、归、芍药养血之中，用白术除湿，黄芩除热，丹溪称黄芩、白术为安胎之圣药，夫芩、术非能安胎者，去其湿热而胎自安耳。

10.白术散

白术散方见《外台》

白术四分　芎䓖四分　蜀椒三分，去汗　牡蛎二分

上四味，杵为散，酒服一钱匕，日三服，夜一服。但苦痛，加芍药；心下毒痛，倍加芎䓖；心烦吐痛，不能食饮，加细辛一两，半夏大者二十枚，服之后更以醋浆水服之；若呕，以醋浆水服之复不解者，小麦汁服之；已后渴者，大麦粥服之。病虽愈，服之勿置。

《金匮方歌括》

胎由土载术之功，养血相资妙有芎，阴气上凌椒摄下，牡潜龙性得真诠。
苦痛芍药加最美，心下毒痛倚芎是，吐痛不食心又烦，加夏廿枚一细使，
醋浆水须服后吞，若还不呕药可止，不解小麦煮汁尝，已后渴者大麦喜，
既愈常服勿轻抛，壶中阴阳大燮理。

【原文】

《金匮要略》
【20.10】妊娠养胎，白术散主之。

经典引注

《金匮方论衍义》

【20.10】四味《本草》皆谓能去恶血，而此养胎，何也？盖血聚而后成胎，少遇邪则所聚之血将宿而不运，反类瘀恶。必生新开陈，然后胎可养也。养胎不惟在血，而胎系于肾，养之又在于胃，所以补其肾，调其胃；补肾固其精也，调胃和其中也。用术调胃；蜀椒开痹，痹开则阳精至；牡蛎治崩，崩止则阴精固；川芎下入血海，运动胎血，破旧生新。或阴血不利，肝木为害，在内抑屈而痛者，泻以芍药之酸通其阴；设冲遏而痛者，则散以

芎藭之辛温，宣通其阳。或挟瘀恶之气，上逆于胃而胃吐，烦不能食者，用细辛温中去痰下气，半夏治心下急痛，和胃进食，止呕逆。若呕而不止者，由肝木不务德，舍己而妄动，用小麦饮养其本气以安之，又且平胃下气止烦，一举两得。大麦主消渴，益气调中，故中气不足而渴者用之。

《金匮要略心典》

【20.10】妊娠伤胎，有因湿热者，亦有因湿寒者，随人脏气之阴阳而各异也。当归散，正治湿热之剂，白术散，白术、牡蛎燥湿，川芎温血，蜀椒去寒，则正治湿寒之剂也。仲景并列于此，其所以诏示后人者深矣。

三、小结

妊娠病总纲

含义	妊娠期间发生与妊娠有关的疾病
病因病机	孕妇素有气血阴阳的偏胜偏衰，或感受外邪，伤及脏腑、气血、冲任
脉证	阴脉小弱，阴搏阳别
主症	呕吐、腹痛、小便难、小便不利、下血、胎动不安
治则	调理冲任，安胎固态
方药	桂枝汤

妊娠下血

含义		指怀孕期间阴道流血		
病因病机		冲任虚寒型为冲任脉虚，阴血不能内守；症积内阻型为瘀血内阻		
证治	分型	症状	治法	方药
	症积内阻	妇人宿有症病，经断未及三有，而得漏下止，胎动在脐上者，为症瘕害。妊娠六月动者，前三月经水利时，胎也。下血者，后断三月衃也	消瘀化症	桂枝茯苓汤
	冲任虚寒	妇人有漏下者，有半产后因续下血都不绝者，有妊娠下血者，假令妊娠腹中痛，为胞阻	调补冲任固经止血	胶艾汤

妊娠腹痛

含义	指怀孕期间腹部疼痛			
病因病机	阳虚寒盛型为阳虚阴盛；肝脾不和型为肝脾失调，气血郁滞			
证治	分型	症状	治法	方药
	阳虚寒盛	妇人怀妊六七月，脉弦发热，其胎愈胀，腹痛恶寒者，少腹如扇	温阳祛寒	附子汤
	冲任亏损	妊娠腹痛下血	温经暖宫	胶艾汤
	肝脾不和	妇人怀妊，腹中绞痛	养血疏肝 健脾利湿	当归芍药散

妊娠恶阻

含义	指妊娠呕吐			
病因病机	阴阳失调型为阴阳失调，脾胃不和；胃虚寒饮型为胃虚寒饮，浊气上逆			
证治	分型	症状	治法	方药
	阴阳失调	妇人得平脉，阴脉小弱，其人渴，不能食，无寒热，名妊娠	化气调阴阳，和脾胃	桂枝汤
	胃虚寒饮	妊娠呕吐不止	益气蠲饮，降逆止呕	干姜人参半夏丸

妊娠小便病

含义	指怀孕期间小便困难或不利			
病因病机	血虚热郁小便难型为血虚有热，气郁化燥；妊娠水气型为气化受阻，小便不利，而有水气			
证治	分型	症状	治法	方药
	血虚热郁小便难	妊娠，小便难，饮食如故	养血健脾 清热化湿	当归贝母苦参丸
	妊娠水气	妊娠有水气，身重，小便不利，渐渐恶寒，起即头眩	利水通阳	葵子茯苓散

胎动不安

含义	指妊娠期胎动下坠，腰酸腹痛，或阴道少量流血			
病因病机	血虚湿热型为血虚湿热内阻；脾虚寒湿型为脾虚寒湿中阻			
证治	分型	症状	治法	方药
	血虚湿热	妇人妊娠（胎动不安）	养血健脾 清化湿热	当归散
	脾虚寒湿	妊娠养胎（胎动不安）	健脾温中 除湿安胎	白术散

第二十节　妇人产后病脉证治第二十一

一、章节概述

本篇专论妇人产后常见病的证治，包括产后三大证（痉病、郁冒、大便难）、产后腹痛、产后中风、产后下利和产后呕逆等。妇人产后多虚多瘀，由于产后耗血伤气，气血亏虚，腠理不固，既易罹邪致病，也易致气血不调，阴阳失和；产后恶露不尽，瘀血内阻也是产后病的常见病因之一。病机有虚证、实证和虚实夹杂证之分，且产后一般以虚证多见，但本篇详细地论述了实证与虚实夹杂证。治法强调要照顾亡血伤津，气血不足之特点，同时也应根据具体情况具体分析，有是证则用是药，可汗则汗，当下则下，宜消则消的原则。

本篇涉及经方9首，附方2首：小柴胡汤、大承气汤、当归生姜羊肉汤、枳实芍药散、下瘀血汤、阳旦汤、竹叶汤、竹皮大丸、白头翁加甘草阿胶汤、《千金》三物黄芩汤、《千金》内补当归建中汤。其中小柴胡汤与大承气汤主治郁冒；当归生姜羊肉汤、枳实芍药散、下瘀血汤、大承气汤、下瘀血汤主治各类产后腹痛；阳旦汤和竹叶汤主治产后中风；竹皮大丸主治产后呕吐；白头翁加甘草阿胶汤主治产后下利。

二、方证解析

1.小柴胡汤

参见"【15.21】小柴胡汤"条。

2.大承气汤

参见"【2.13】大承气汤"条。

3.当归生姜羊肉汤

参见"【10.18】当归生姜羊肉汤"条。

4.枳实芍药散

枳实芍药散方

枳实_{烧令黑，勿太过}　芍药_{等分}

上二味，杵为散，服方寸匕，日三服。并主痈脓，以麦粥下之。

《金匮方歌括》

烦满不卧腹痛频，枳实微烧芍等平，羊肉汤方应反看，散调大麦稳而新。

【原文】

《金匮要略》

【21.5】产后腹痛，烦满不得卧，枳实芍药散主之。

【21.6】师曰：产妇腹痛，法当以枳实芍药散，假令不愈者，此为腹中有干血着脐下，宜下瘀血汤主之。亦主经水不利。

经典引注

《金匮方论衍义》

【21.5】仲景凡治腹痛，多用芍药，何也？以其能治气血积聚，宣行腑脏，通则痛止也。阴气之散乱成痛，用此收之也。以其能治血痹之痛也，以其能缓中而止急痛也。《本草》谓主邪气腹痛，故多用之。盖五气之邪，莫如厥阴肝木之性急暴，一有不平，则曲直作痛；又，肝为藏血之海，瘀积则海不清，而肝木之气塞矣。东方震，木出于纯阴，则能振起发生，若出于散乱之阴，则肝木之气狂矣，木强直。更值邪气，则肝木与之搏击矣。

由此三者而言，芍药所治，皆肝木也。虽曰治之而亦补之，木之味酸，芍药亦酸，故云补也。枳实炒黑，入血破瘀；麦粥补血脉也。

《金匮要略心典》

【21.5】产后腹痛，而至烦满不得卧。知血郁而成热，且下病而碍上也，与虚寒疠痛不同矣。枳实烧令黑，能入血行滞，同芍药为和血止痛之剂也。

5.下瘀血汤

下瘀血汤方

大黄二两　桃仁二十枚（6g）　䗪虫二十枚（12g），熬，去足

上三味，末之，炼蜜和为四丸，以酒一升，煎一丸，取八合，顿服之。新血下如豚肝。

《金匮方歌括》

脐中着痛瘀为殃，廿粒桃仁三两黄，更有䗪虫二十个，酒煎大下亦何妨。

【原文】

《金匮要略》

【21.6】师曰：产妇腹痛，法当以枳实芍药散。假令不愈者，此为腹中有干血着脐下，宜下瘀血汤主之。亦主经水不利。

经典引注

《金匮方论衍义》

【21.6】血之干燥凝着者，非润燥荡涤不能去也。芍药枳实不能治，须用大黄荡逐之，桃仁润燥缓中破结，䗪虫下血，用蜜补不足，止痛和药，缓大黄之急，尤为润也。与抵当同类，但少缓尔。

《金匮要略心典》

【21.6】腹痛服枳实芍药而不愈者，以有瘀在脐下，着而不去，是非攻坚破积之剂，不能除矣。大黄、桃仁、䗪虫，下血之力颇猛，用蜜丸者，缓其性不使骤发，恐伤上二焦

也。酒煎顿服者，补下治下制以急，且去疾惟恐不尽也。

6.阳旦汤

阳旦汤即桂枝汤，参见"【17.36】桂枝汤"条。

7.竹叶汤

竹叶汤方

竹叶一把（12g）　葛根三两　防风　桔梗　桂枝　人参　甘草各一两　附子一枚（15g），炮　大枣十五枚　生姜五两

上十味，以水一斗，煮取二升半，分温三服，温覆使汗出。颈项强，用大附子一枚（20g），破之如豆大，煎药扬去沫。呕者加半夏半升，洗。

《金匮方歌括》

> 喘热头痛面正红，一防桔桂草参同，葛三姜五附枚一，枣十五枚竹把充。
> 颈项强用大附抵，以大易小不同体，呕为气逆更议加，半夏半升七次洗。

【原文】

《金匮要略》

【21.9】产后中风发热，面正赤，喘而头痛，竹叶汤主之。

经典引注

《金匮方论衍义》

【21.9】此证太阳上行至头表，阳明脉过膈上循于面，二经合病，故如是。竹叶汤亦桂枝汤变化者。仲景凡治二经合病，多加葛根，为阳明解肌药也；防风佐桂，主二经之风；竹叶主气上喘；桔梗佐竹叶利之；人参亦治喘；甘草和中；生姜、大枣行谷气，发荣卫，谷气行，荣卫和，则上下交济而汗出解矣。附子恐是后所加，治头项强耳。颈项强，邪在太阳，禁固其筋脉，不得屈伸，故用附子温经散寒湿，以佐葛根。若邪在胸中而呕，加半夏治之。

【21.9】此产后表有邪而里适虚之证，若攻其表，则气浮易脱；若补其里，则表多不服。竹叶汤，用竹叶、葛根、桂枝、防风、桔梗解外之风热；人参、附子固里之脱；甘草、姜、枣以调阴阳之气，而使其平，乃表里兼济之法。凡风热外淫，而里气不固者，宜于此取则焉。

8.竹皮大丸

竹皮大丸方

生竹茹二分　石膏二分　桂枝一分　甘草七分　白薇一分

上五味，末之，枣肉和丸，弹子大，以饮服一丸，日三夜二服。有热者，倍白薇；烦喘者，加柏实一分。

《金匮方歌括》

呕而烦乱乳中虚，二分石膏与竹茹，薇桂一分草七分，枣丸饮服效徐徐。
白薇退热绝神异，有热倍加君须记，柏得金气厚且深，叶叶西向归本位，
实中之仁又宁心，烦喘可加一分饵。

【原文】

《金匮要略》

【21.10】妇人乳中虚，烦乱呕逆，安中益气，竹皮大丸主之。

经典引注

《金匮方论衍义》

【21.10】妇人以阴血上为乳汁，必藉谷气精微以成之。然乳房居胃上，阳明经脉之所过，乳汁去多，则阴血乏而胃中益虚；阴乏则火烧而神昏乱，胃虚则呕逆。用甘草泻心火，安中益气；石膏、白薇治热疗烦乱；竹皮主呕逆；桂枝利荣气，通血脉，又宣导诸药，使无扞格之患；柏实，《本草》主恍惚虚烦，安五脏，益气。烦喘者，为心中虚火动肺，故以柏实两安之。

【21.10】妇人乳中虚，烦乱呕逆者，乳子之时，气虚火胜，内乱而上逆也。竹茹、石膏甘寒清胃，桂枝、甘草辛甘化气，白薇性寒入阳明，治狂惑邪气，故曰安中益气。

9.白头翁加甘草阿胶汤

白头翁加甘草阿胶汤方

白头翁二两　黄连　柏皮　秦皮各三两　甘草二两　阿胶二两
上六味，以水七升，煮取二升半，内胶，令消尽，分温三服。

《金匮方歌括》

白头方见伤寒歌，二两阿胶甘草和，产后利成虚已极，滋而且缓莫轻过。

【原文】

《金匮要略》
【21.11】产后下利虚极，白头翁加甘草阿胶汤主之。

经典引注

《金匮方论衍义》

【21.11】《伤寒》厥阴证热利下重者，白头翁汤四味尽苦寒，寒以治热，苦以坚肠胃。此产后气血两虚，因加阿胶补气血而止利；甘草缓中通血脉。然下利，血滞也，夫人之血行则利自止，甘草尤为要药，此方岂独治产后哉。

《金匮要略心典》

【21.11】伤寒热利下重者，白头翁汤主之，寒以胜热，苦以燥湿也。此亦热利下重，而当产后虚极，则加阿胶救阴，甘草补中生阳，且以缓连、柏之苦也。

10.《千金》三物黄芩汤

《千金》三物黄芩汤方

黄芩一两　苦参二两　干地黄四两

上三味，以水八升，煮取二升，温服一升，多吐下虫。

《金匮方歌括》

妇人发露得风伤，头不痛兮证可详，肢苦但烦芩一两，地黄四两二参良。

【原文】

《金匮要略》

【21.11.附方】《千金》三物黄芩汤　治妇人在草蓐，自发露得。四肢苦烦热，头痛者，与小柴胡汤。头不痛，但烦者，此汤主之。

经典引注

《金匮要略心典》

【21.11.附方】此产后血虚风入而成热之证。地黄生血，苦参、黄芩除热也。若头痛者，风未全变为热，故宜柴胡解之。

11.《千金》内补当归建中汤

《千金》内补当归建中汤方

当归四两　桂枝三两　芍药六两　生姜三两　甘草二两　大枣十二枚

上六味，以水一斗，煮取三升，分温三服，一日令尽。若大虚，加饴糖六两，汤成内之，于火上暖令饴消，若去血过多，崩伤内衄不止，加地黄六两，阿胶二两，合八味，汤成内阿胶。若无当归，以芎藭代之；若无生姜，以干姜代之。

《金匮方歌括》

补中方用建中汤，四两当归去瘀良，产后虚羸诸不足，调荣止痛补劳伤。
服汤行瘀变崩伤，二两阿胶六地黄，若厥生姜宜变换，温中止血用干姜，
当归未有川芎代，此法微茫请细详。

【原文】

《金匮要略》

【21.11.附方】《千金》内补当归建中汤。治妇人产后虚赢不足，腹中刺痛不止，吸吸少气，或苦少腹中急摩痛，引腰背，不能食饮，产后一月，日得四五剂为善。令人强壮，宜。

三、小结

郁冒

含义	产后郁冒是指产后因阴血不足，阳气上厥导致的以头眩、目瞀、郁闷不舒为主的病证			
病因病机	亡血、复汗，导致阴血亏虚，复加外感，致使阳气偏盛，上厥而成			
脉证	头眩、目瞀、郁闷不舒			
治则	当（周身）汗出，阴阳乃复（损阳就阴）			
证治	分类	症状	治法	方药
	邪在少阳	产后郁冒，其脉微弱，呕不能食，大便坚，但头汗出	扶正达邪 和利枢机	小柴胡汤
	郁冒病解胃家实	（郁冒）病解能食，七八日更发热者（腹满痛，大便秘结，脉沉实。）	攻下实热	大承气汤

产后腹痛

含义	产后腹痛是指产后因气血亏损或瘀血引起的腹部痛			
病因病机	产后血虚，有寒，经脉失养；或气滞血瘀，不通则痛			
治则	温中补虚，或行气活血			
证治	分类	症状	治则	方药
	血虚里寒	产后复绞痛（绵绵作痛）喜温喜按	补虚温中	当归生姜羊肉汤
	气滞血瘀	产后腹痛烦满不得卧（胀痛）	行气和血	枳实芍药散
	瘀血内结	产后腹痛：刺痛，固定不移，拒按，舌有紫斑	破血逐瘀	下瘀血汤
	瘀血兼阳明腑实	产后腹痛，刺痛，固定不移，拒按，舌有紫斑，兼见阳明腑实证	先后缓急	先用大承气汤泻热通便以救其急；若攻下后瘀血仍在，可用下瘀血汤治其血瘀。

产后中风

含义	指产后感受外邪引起的病证			
病因病机	产后血虚或阳虚加上外感风邪			
证治	分类	证候	治法	方药
	外感表虚证	头微痛，恶寒，时发热，汗出，心下闷，干呕，数十日不解	解肌发表调和营卫	阳旦汤（桂枝汤）
	阳虚兼表邪	发热头痛，面赤而喘	益气温阳解表	竹叶汤

产后呕、利

含义	产后呕吐指产后津亏，虚热扰胃所致呕吐。产后下痢，指产后湿热引起的痢疾			
病因病机	产后津液亏损，虚热内扰心、胃，产生胃气上逆致呕。产后血虚，感受湿热之邪，蕴于肠道，血脉受伤致下痢			
脉证	呕吐：呕逆兼烦扰；下痢：下痢赤白有脓血，里急后重			
分类证治	分类	证候	治法	方药
	产后呕逆	妇人乳中虚，烦乱呕逆	清热降逆，安中益气	竹皮大丸
	产后下痢	产后下利极虚（有脓血，里急后重）	清热解毒，凉血养血	白头翁加甘草阿胶汤

第二十一节　妇人杂病脉证并治第二十二

一、章节概述

本篇专论妇人杂病，包括除妊娠、产后疾病以外的以经、带和前阴疾患为主的妇女病证，以及妇女常见的情志疾患。本篇阐述了妇人杂病的病因病机以及常见症状，着重论述了热入血室、月经病、前阴疾患及情志诸证，其治疗手段包括汤、散、丸、酒、膏等内治法，又有针刺、洗剂、坐药等外治法。

本篇涉及经方20首：小柴胡汤、半夏厚朴汤、甘草小麦大枣汤、小青龙汤、泻心汤、温经汤、土瓜根散、旋覆花汤、胶姜汤、大黄甘遂汤、抵当汤、矾石丸、红蓝花酒方、当归芍药散、小建中汤、肾气丸、蛇床子散、狼牙汤、猪膏发煎、小儿疳虫蚀齿方。其中小柴胡汤主治热入血室；半夏厚朴汤主治妇人咽中如有炙脔（梅核气）；甘草小麦大枣汤主治妇人脏躁；小青龙汤主治妇人涎沫；泻心汤主治心下痞；温经汤主治漏下；土瓜根散、抵当汤主治经水不利；旋覆花汤主治半产漏下；胶姜汤主治陷经；大黄甘遂汤主治水血互结血室；矾石丸主治带下；红蓝花酒方主治血气腹痛；当归芍药散、小建中汤主治妇人腹痛；肾气丸主治转胞；蛇床子散主治阴痒；狼牙汤主治阴中疮；猪膏发煎主治阴吹；小儿疳虫蚀齿方专治小儿牙病。

二、方证解析

1.小柴胡汤

参见"【15.21】小柴胡汤"条。

2.半夏厚朴汤

半夏厚朴汤

半夏一升（130g）　厚朴三两　茯苓四两　生姜五两　干苏叶二两
上五味，以水七升，煮取四升，分温四服，日三夜一服。

《金匮方歌括》

状如炙脔贴咽中，却是痰凝气不通，半夏一升茯四两，五姜三朴二苏攻。

【原文】

《金匮要略》

【22.50】妇人咽中如有炙脔，半夏厚朴汤主之。

经典引注

《金匮方论衍义》

【22.50】上焦，阳也。卫气所治，贵通利而恶闭郁，郁则津液不行而积为涎；胆以咽为使，胆主决断，气属相火，遇七情至而不决，则火亦郁而不发，不发则焰不达，不达则气如烟，与痰涎结聚胸中，故若炙脔。《千金》之证虽异，然亦以此而致也。用半夏等药散郁化痰而已。

《金匮要略心典》

【22.50】此凝痰结气，阻塞咽嗌之间，《千金》所谓咽中帖帖，如有炙肉，吞不下，吐不出者是也。半夏、厚朴、生姜辛以散结、苦以降逆，茯苓佐半夏利痰气，紫苏芳香，

入肺以宣其气也。

3.甘草小麦大枣汤

甘草小麦大枣汤方

甘草三两　小麦一升（150g）　大枣十枚

上三味，以水六升，煮取三升，温分三服。亦补脾气。

《金匮方歌括》

妇人脏躁欲悲伤，如有神灵太息长，小麦一升三两草，十枚大枣力相当。

【原文】

《金匮要略》

【22.6】妇人脏躁，喜悲伤欲哭，象如神灵所作，数欠伸，甘麦大枣汤主之。

经典引注

《金匮方论衍义》

【22.6】《内经》以肺之声为哭。又曰：并于肺则悲。《灵枢》曰：悲哀动中则伤魂。此证因肝虚肺并，伤其魂而然也。盖肝，阳脏也；肺，阴脏也。阳舒而阴惨，肝木发生之气不胜肃杀之邪并之，屈而不伸，生化之火被抑，扰乱于下，故发为脏躁，变为悲哭，所藏之魂，不得并神出入，遂致妄乱，像如神灵，木气被抑而不前，筋骨拘束而不舒，故数作欠伸。然治相并之邪，必安之、和之，用小麦养肝气止燥；甘草、大枣之甘，以缓肝气之苦急，燥止急缓，则脏安而悲哭愈。然又曰亦补脾气者，乃肝病先实脾，不惟畏其传，且脾实而肺得母气以安，庶不离位过中而复下并矣。

《金匮要略心典》

【22.6】脏燥，沈氏所谓子宫血虚，受风化热者是也。血虚脏燥，则内火扰而神不宁，悲伤欲哭，有如神灵，而实为虚病。前《五脏风寒积聚篇》所谓邪哭使魂魄不安者，血气少而属于心也。数欠伸者，《经》云：肾为欠、为嚏。又肾病者，善伸、数欠、颜黑。盖五志生火，动必关心，脏阴既伤，穷必及肾也。小麦为肝之谷，而善养心气；甘草、大枣

甘润生阴，所以滋脏气而止其燥也。

4.小青龙汤

参见"【12.23】小青龙汤"条。

5.泻心汤

参见"【16.17】泻心汤"条。

6.温经汤

温经汤方

吴茱萸_{三两}　当归　芎䓖　芍药_{各二两}　人参　桂枝　阿胶　牡丹_{去心}　生姜　甘草_{各二两}
半夏_{半升}　麦门冬_{一升，去心}

上十二味，以水一斗，煮取三升，分温三服。亦主妇人少腹寒，久不受胎，兼取崩中
去血，或月水来过多，及至期不来。

《金匮方歌括》

温经芎芍草归人，胶桂丹皮二两均，半夏半升麦倍用，姜萸三两对君陈。

【原文】

《金匮要略》

【22.9】问曰：妇人年五十所，病下利，数十日不止，暮即发热，少腹里急，腹满，
手掌烦热，唇口干燥，何也？师曰：此病属带下，何以故？曾经半产，瘀血在少腹不去。
何以知之？其证唇口干燥，故知之。当以温经汤主之。

经典引注

《金匮方论衍义》

【22.9】下利不止，答属带下，何也？妇人二七天癸至，任脉通，太冲脉盛，月事以

时下；七七太冲脉衰，天癸竭，地道不通，经水遂止。今年五十，经绝，胞门闭塞，冲任脉不复输泄之时，所积瘀血，自胞门化为带下；无所从出，大便属阴，故就大便而下利矣。考《大全良方》集是方：出《千金》，治女人曾经小产，或带下，三十六病。以或字分为二。《金匮》以带下属半产瘀血，岂带下三十六病，无湿热之实邪，而尽属于瘀血虚寒哉？盖为带脉居身形之半，凡十二经络，并奇经八脉，各挟寒热之邪，过而伤之，动其冲任，则气血为之不化，心肾为之不交，变成赤白漏下。治之必察始感何邪？何经受害？为虚为发何状？脉见何象？令在寒暑？随宜以起？以权变治之可也。岂概云三十六病尽切是方乎？终不若仲景之有原委，而可为后世法也。盖小产是胞脉已虚，不能生新推陈，致血瘀积在下；而生发之气起于下焦，固脏之政，亦司下焦，下焦瘀积在下而既结于阴，则上焦之阳不入矣，遂成少腹里急，腹满；四脏失政，则五液时下；其阳至暮当行于阴，而不得入，独浮于上，为发热，为掌上热，为唇口干燥，故必开痹破阴结，引阳行下，皆吴茱萸主之，益新推陈；又，芎、归为臣，丹皮佐之。然推陈药固多，独用丹皮者，易老谓其能治神志不足；血积胞中，心肾不交，非直达其处者，不能通其神志之气。用半夏以解寒热之结；阿胶、人参补气血之不足；麦冬助丹皮引心气入阴，又治客热唇口干燥；桂枝、生姜发达生化之气；甘草益元气，和诸药。妇人小腹寒不受胎者，崩中去血，皆因虚寒结阴而阳不得入耳，尽可治之。设有脉沉数而阳乘阴者，亦为带下不成孕，崩中去血等证，又乌可用是治之？必须脉辨也。

《金匮要略心典》

【22.9】妇人年五十所，天癸已断而病下利，似非因经所致矣。不知少腹旧有积血，欲行而未得遽行，欲止而不能竟止，于是下利窘急，至数十日不止。暮即发热者，血结在阴，阳气至暮，不得入于阴，而反浮于外也。少腹里急腹满者，血积不行，亦阴寒在下也。手掌烦热，病在阴，掌亦阴也。唇口干燥，血内瘀者，不外荣也。此为瘀血作利，不必治利，但去其瘀而利自止。吴茱萸、桂枝、丹皮入血散寒而行其瘀，芎、归、芍药、麦冬、阿胶以生新血，人参、甘草、姜、夏以正脾气，盖瘀久者营必衰，下多者脾必伤也。

7.土瓜根散

土瓜根散方

土瓜根散方，阴㿗肿亦主之。

土瓜根　芍药　桂枝　䗪虫各三分

上四味，杵为散，酒服方寸匕，日三服。

带下端由瘀血停，月间再见不循经，䕡瓜桂芍均相等，调协阴阳病自宁。

【原文】

《金匮要略》

【22.10】带下，经水不利，少腹满痛，经一月再见者，土瓜根散主之。

经典引注

《金匮方论衍义》

【22.10】此亦因瘀血而病者。经水即不利，一月再见之不同，皆冲任瘀血之病。土瓜根者，能通月水，消瘀血，生津液，津生则化血也；芍药主邪气腹痛，除血痹，开阴塞；桂枝通血脉，引阳气；䗪虫破血积，以酒行之。非独血积冲任者有是证，肝藏血，主化生之气，与冲任同病，而脉循阴器，任督脉亦结阴下，故皆用是汤治之。癫肿非惟男子之睾丸，妇人之阴户亦有之，多在产时瘀血，流入作痛，下坠出户也。

《金匮要略心典》

【22.10】妇人经脉流畅，应期而至，血满则下，血尽复生，如月盈则亏，月晦复朏也。惟其不利，则蓄泄失常，似通非通，欲止不止，经一月而再见矣。少腹满痛，不利之验也。土瓜根主内痹瘀血月闭，䗪虫蠕动逐血，桂枝、芍药行营

8.旋覆花汤

参见"【11.7】旋覆花汤"条。

9.胶姜汤

胶姜汤方

芎䓖　阿胶　甘草各二两　艾叶　当归各三两　芍药四两　干地黄四两
上七味，以水五升，清酒三升，合煮，取三升，去滓，内胶，令消尽，温服一升，日三服。不差更作。

胶姜方阙症犹藏，漏下陷经黑色详，姜性温提胶养血，刚柔运化配阴阳。

【原文】

《金匮要略》

【22.12】妇人陷经，漏下，黑不解，胶姜汤主之。

经典引注

《金匮方论衍义》

【22.12】气倡而血从，则百脉流动以候其天癸，苟有邪以阻之，则血不从其气而自陷于血海；血海者，肾主之。肾，寒水也，色黑，是以漏下黑矣。犹《内经》所云结阴下血也。方虽不全见，胶、艾二物亦足治之。艾火，皮肤灸之尚能内入，况服之而不自阳引入于阴乎？姜以散其阴，开通腠理，致津液行气也。

《金匮要略心典》

【22.12】陷经，下而不止之谓，黑则因寒而色瘀也。胶姜汤方未见，然补虚温里止漏，阿胶、干姜二物已足。林亿云：恐是胶艾汤。按：《千金》胶艾汤有干姜，似可取用。

10.大黄甘遂汤

大黄甘遂汤方

大黄四两　甘遂二两　阿胶二两
上三味，以水三升，煮取一升，顿服之，其血当下。

《金匮方歌括》

小腹敦形小水难，水同瘀血两弥漫，大黄四两遂胶二，顿服瘀行病自安。

【原文】

《金匮要略》

【22.13】妇人少腹满如敦状，小便微难而不渴，生后者，此为水与血并结在血室也，大黄甘遂汤主之。

经典引注

《金匮方论衍义》

【22.13】《内经》谓：水入经，其血乃成。则血由水化。今乃言血与水并何哉？尝思水有清浊，清则入经化血，浊则为溺、为唾。苟因气之浊乱者入之，则不能化血，而为血害；其清者，初虽为水而色白，至于坎离之变，从火化而变赤，如月之禀日光为盈亏，与阳随动，流转上下，行诸经脉，与水性异矣。水性惟能润下，苟下流不通，必注于泽，所以水失其道，入于肌表者，作身肿；止于筋骨者，作肢节肿；此入于血室，故作少腹如敦状。然血室虽与膀胱异道，膀胱是行水之腑，水蓄血室，气有相感也，故膀胱之气亦不化，而小便微难矣。若小便自如而少腹如敦者，则不谓之水并，当是他邪血积可知矣。用甘遂取其直达水停之处，大黄荡瘀血，阿胶引为血室向导，且补其不足也。

《金匮要略心典》

【22.13】敦音对。按：《周礼注》槃以盛血，敦以盛食，盖古器也。少腹满如敦状者，言少腹有形高起，如敦之状，与《内经》胁下大如覆杯之文略同。小便难，病不独在血矣。不渴，知非上焦气热不化。生后即产后，产后得此，乃是水血并结，而病属下焦也。故以大黄下血，甘遂逐水，加阿胶者，所以去瘀浊而兼安养也。

11.抵当汤

（重复方药）

抵当汤方（金匮方）

水蛭三十个（45g），熬　虻虫各三十枚（10g），熬，去翅足　桃仁二十个（6g），去皮尖　大黄三两，酒浸
上四味，为末，以水五升，煮取三升，去滓，温服一升。

抵当汤方（伤寒 124 条方）

水蛭熬（45g）　虻虫三十个（10g），去翅足，熬　桃仁二十个（6g），去皮尖及两人者　大黄三两，酒洗

上四味，以水五升，煮取三升，去滓，温服一升，不下，更服。

抵当汤方（伤寒 237 条方）

水蛭熬（45g）　虻虫（10g）去翅足，熬，各三十个，大黄三两，酒洗　桃仁二十个（6g），去皮尖及两人者

上四味，以水五升，煮取三升，去滓，温服一升，不下更服。

《金匮方歌括》

脉见沉微证发狂，热瘀小腹硬而膨，抵当两剂分平线，蛀蛭桃仁共大黄。

【原文】

《金匮要略》

【22.14】妇人经水不利下，抵当汤主之。亦治男子膀胱满急，有瘀血者。

《伤寒论》

【124】太阳病六七日，表证仍在，脉微而沉，反不结胸，其人发狂者，以热在下焦，少腹当硬满，小便自利者，下血乃愈。所以然者，以太阳随经，瘀热在里故也，抵当汤主之。

【125】太阳病身黄，脉沉结，少腹硬，小便不利者，为无血也。小便自利，其人如狂者，血证谛也，抵当汤主之。

【237】阳明证，其人喜忘者，必有蓄血。所以然者，本有久瘀血，故令喜忘。屎虽硬，大便反易，其色必黑者，宜抵当汤下之。

【257】病人无表里证，发热七八日，虽脉浮数者，可下之。假令已下，脉数不解，合热则消谷喜饥，至六七日不大便者，有瘀血，宜抵当汤。

经典引注

《金匮方论衍义》

【22.14】《伤寒论》阳明证，其人喜忘者，必有蓄血，大便色黑，抵当汤主之。发热下之不解，六七日不大便者，有瘀血，亦宜是汤。伤寒有热，少腹满，应小便不利，今反利者，为有血也，宜抵当丸。三者有病状而后立方，今止云经水不利下，岂遂血蓄不通而非虚损耶？此必有蓄血情状而出是方也。

【22.14】经水不利下者，经脉闭塞而不下，比前条下而不利者有别矣。故彼兼和利，而此专攻逐也。然必审其脉证并实而后用之，不然，妇人经闭，多有血枯脉绝者矣。虽养冲任，犹恐不至，而可强责之哉。

12.矾石丸

矾石丸方

矾石三分，烧　　杏仁一分

上二味，末之，炼蜜和丸，枣核大，内脏中，剧者再内之。

《金匮方歌括》

经凝成癖闭而坚，白物时流岂偶然，矾石用三杏一分，纳时病去不迁延。

【原文】

《金匮要略》

【22.15】妇人经水闭不利，脏坚癖不止，中有干血，下白物，矾石丸主之。

经典引注

《金匮方论衍义》

【22.15】子宫血积，不与气和，故新血不至，遂成干血，坚癖外连于户，津液不行，化为白物，是用矾石消坚癖，破干血；杏仁利气开闭，润脏之燥；蜜以佐之；内子户，药气可直达于子宫矣。设干血在冲任之海者，必服药以下之，内之不能去也。

《金匮要略心典》

【22.15】脏坚癖不止者，子脏干血，坚凝成癖而不去也。干血不去，则新血不荣，而经闭不利矣。由是蓄泄不时，胞宫生湿，湿复生热，所积之血，转为湿热所腐，而成白物，时时自下，是宜先去其脏之湿热。矾石却水除热，合杏仁破结润干血也。

13.红蓝花酒方

红蓝花酒方

红蓝花酒方，疑非仲景方。

红蓝花—两

上一味，以酒一大升，煎减半，顿服一半。未止再服。

《金匮方歌括》

六十二风义未详，腹中刺痛势傍徨，治风先要行其血，一两蓝花酒煮尝。

【原文】

《金匮要略》

【22.16】妇人六十二种风，及腹中血气刺痛，红蓝花酒主之。

经典引注

《金匮方论衍义》

【22.16】注：疑非仲景方。《伤寒论》一部，以风寒二邪，必复言其传变，然后出方，乃云六十二种风尽以一药治之，宁无寒热、虚实、上下、表里之异？其非仲景法明矣。虽然，原其立方之旨，将谓妇人以血为主，一月一泻，然后和平，若风邪与血凝搏，或不输血海以阻其月事，或不流转经络以闭其荣卫，或内触脏腑以违其和，因随取止，遂有不一之病，所以治之惟有破血通经，用红花酒则血开气行而风亦散矣。

《金匮要略心典》

【22.16】妇人经尽产后，风邪最易袭入腹中，与血气相搏而作刺痛。刺痛，痛如刺也。六十二种，未详。红蓝花苦辛温，活血止痛，得酒尤良，不更用风药者，血行而风自去耳。

14.当归芍药散

参见"【20.5】当归芍药散"条。

15.小建中汤

参见"【6.13】小建中汤"条。

16.肾气丸

参见"【5.附方】肾气丸（崔氏八味丸）"条。

17.蛇床子散

蛇床子散方

蛇床子仁

上一味，末之，以白粉少许，和令相得，如枣大，绵裹内之，自然温。

《金匮方歌括》

胞寒外候见阴寒，纳入蛇床佐粉安，更有阴疮糜烂者，狼牙三两洗何难。

【原文】

《金匮要略》

【22.20】蛇床子散方　温阴中坐药。

经典引注

《金匮方论衍义》

【22.20】风寒入阴户，痹而成冷，故用蛇床以起其阴分之阳，阳强则痹开而温矣。

《金匮要略心典》

【22.20】阴寒，阴中寒也，寒则生湿，蛇床子温以去寒，合白粉燥以除湿也。此病在阴中而不关脏腑，故但内药阴中自愈。

18.狼牙汤

狼牙汤方

狼牙三两

上一味，以水四升，煮取半升，以绵缠箸如茧，浸汤沥阴中，日四遍。

金匮要略方歌

胞寒外候见阴寒，纳入蛇床佐粉安，更有阴疮糜烂者，狼牙三两洗何难。

【原文】

《金匮要略》

【22.21】少阴脉滑而数者，阴中即生疮，阴中蚀疮烂者，狼牙汤洗之。

经典引注

《金匮方论衍义》

【22.21】少阴脉滑，阴中血热也，湿热积阴户，生疮，甚则虫出蚀烂。狼牙味苦酸寒，主邪热气，杀虫，后人疮药多用之。

《金匮要略心典》

【22.21】脉滑者湿也，脉数者热也，湿热相合，而系在少阴，故阴中即生疮，甚则蚀烂不已。野狼牙味酸苦，除邪热气，疗瘑恶疮，去白虫，故取治是病。

19.猪膏发煎

参见"【15.17】猪膏发煎"条。

20.小儿疳虫蚀齿方

小儿疳虫蚀齿方，疑非仲景方

雄黄　葶苈

上二味，末之，取腊月猪脂，以槐枝绵裹头四五枚，占药烙之。

《金匮方歌括》

忽然出此小儿方，本治疳虫蚀齿良，葶苈雄黄猪点烙，阙疑留与后推详。

【原文】

《金匮要略》

【22.22.后方】小儿疳虫蚀齿方。

三、小结

妇人杂病

含义	指除妊娠，产后疾病以外，而以经、带和前阴疾患为主的妇女病证，些妇女常见的腹满腹痛及情志疾患等			
病因	虚、冷积、结气			
辨证	审脉的阴阳、虚实、紧弦，以求病证的寒热虚实。据证立法，或行针刺，或施方药，或外治之，或内服之			
	疾病	脉证	治法	方药
证治	热入血室	经水适断，寒热发作有时，如疟状	扶正达邪和利枢机	小柴胡汤
		经水适来，兄谢满如结胸状，谵语，阳明病前阴下血，但头汗出	清泻郁热	刺期门
	情志病	气郁痰凝致咽中炙脔证	理气降逆化痰散结	半夏厚朴汤
		脏阴不足，心神失养之脏燥证，喜悲伤欲哭，像如灵所作，数欠伸	补益心脾缓急安神	甘草小麦大枣汤
	涎痞证	妇人吐涎沫，医反下之，心下即痞，当先治其吐涎沫，小青龙汤主之；涎沫止，乃治痞，泻心汤主之		小青龙汤方
				泻心汤方
	月经病	血瘀致月经不调（或不能按期而至，或经行不畅，或一月两潮）伴少腹满痛	破瘀行血调营通经	土瓜根散
		瘀结成实致闭经，伴少腹硬满疼痛，或拒按	逐瘀破结通经	抵当汤

		冲任虚寒夹瘀致崩漏，见下血数十日不止，暮即发热，少腹里急，腹满，手掌烦热，唇口干燥	温经散寒养血行瘀调补冲任	温经汤
		瘀阻兼虚寒致半产漏下，脉虽弦大但无力而中空	开结通络行瘀止漏	旋覆花汤
		冲任虚寒，经血下陷致漏下黑不解	温经养血止漏	胶姜汤
	腹满腹痛病	水血互结血室证，见少腹满如敦状，小便微难而不渴	破瘀逐水	大黄甘遂汤
		满血瘀腹痛证，以刺痛为特点	活血行瘀	红蓝花酒
		肝脾不调腹痛证，以腹中疼痛为特点	调和肝脾理血利湿	当归芍药散
		脾胃虚寒腹中痛证，以里急、腹中痛为特点	甘温建中	小建中汤
	带下病	瘀血内结继发湿热带下，以带下量多、色黄质稠、臭秽、经闭为特点	燥湿止带	矾石丸（外用）
	前阴诸病	阳虚寒湿阴冷证，可伴带下清稀色白，或阴痒，或前阴中痛，少腹冷痛，或腰骶重坠等	助阳暖宫散寒燥湿	蛇床子散（坐药）
		血虚津亏，胃肠燥结阴吹证，见前阴出气有声，如疾后阴矢气状，大便燥结等症	养血润燥通导大便	膏发煎
	前阴诸病	湿热下注阴疮证，见前阴糜烂成疮，阴中灼热疼痛不适，或兼见带下	清热燥湿杀虫止痒	狼牙汤（外用）
	转胞	转肾阴阳不足转胞证，见小便不通，小腹急胀而痛等	助阳化气	肾气丸
	小儿齿病	小小儿疳虫蚀齿证	燥湿解毒祛风杀虫	小儿疳虫蚀齿方

第四章　仲景医学本草引注

　　《神农本草经》又称《本草经》或《本经》，中医四大经典著作之一，现存最早的中药学著作，秦汉时期众多医学家搜集、总结、整理当时药物学经验成果的专著，将东汉以前零散的药学知识进行了系统总结。而《伤寒杂病论》成书于公元210年前后，此时正值东汉建安年间，此时期用药习惯，对中药功效的认识正与《神农本草经》相吻合，二者可互相参阅学习。

　　《名医别录》简称《别录》，一说辑者佚名，但目前大家较为认可本书系陶弘景所著《本草经集注》，确切讲《名医别录》为《本草经集注》中的后半部，本书对《神农本草经》一书药物的药性功用主治等内容有所补充之外，又补记365种新药物。其对药物的分类方法、功效论述与《神农本草经》风格与习惯，一脉相承，对研究仲景医学药法贡献颇大。

　　《长沙药解》清·黄元御撰，刊于1753年，书名冠以"长沙"盖以张仲景曾任长沙太守之故。黄氏选出张仲景《伤寒论》及《金匮要略》二书中的244个医方所用药物160种加以阐解。以药名为纲，结合原书中的方药证治，论述各药药性、功用、主治及用法。

　　导读中已经谈及仲景医学体系对中药功效的认识与现今临床有所不同，本人结合教学和临床实际，还原仲景药法，从学术体系和历史年代等方面考虑，本篇引用《神农本草经》、《名医别录》和《长沙药解》分别整理，并依据中药药名首字母排序，整理成第四章，以供读者在研读第三章经方与原文时参阅。

阿胶

《神农本草经》

　　【阿胶】味甘，平。主心腹内崩，劳极洒洒如疟状，腰腹痛，四肢酸疼；女子下血，安胎。久服轻身益气。一名傅致胶。

《名医别录》

　　【阿胶】微温，无毒。主丈夫少腹痛，虚劳羸瘦，阴气不足，脚酸不能久立，养肝气。生东平郡，煮牛皮作之。出东阿。（恶大黄，得火良。）

《长沙药解》

　　【阿胶】味平，入足厥阴肝经。养阴荣木，补血滋肝，止胞胎之阻疼，收经脉之陷漏，最清厥阴之风燥，善调乙木之疏泄。

艾叶

《神农本草经》

无。

《名医别录》

【艾叶】味苦，微温，无毒。主灸百病，可作煎，止下痢，吐血，下部蜃疮，妇人漏血，利阴气，生肌肉，辟风寒，使人有子。一名冰台，一名医草。生田野。三月三日采，暴干。作煎，勿令见风。又【艾】生寒熟热。主下血，衄血、脓血痢，水煮及丸散任用。

《长沙药解》

【艾叶】味苦、辛，气温，入足厥阴肝经。燥湿除寒，温经止血。

巴豆

《神农本草经》

【巴豆】味辛，温。主伤寒；温疟寒热；破癥瘕；结聚坚积；留饮痰癖；大腹水胀；荡练五藏六府，开通闭塞，利水谷道；去恶肉；除鬼毒、蛊疰物邪，杀虫鱼。一名巴椒。生川谷。

《名医别录》

【巴豆】生温熟寒，有大毒。主治女子月闭，烂胎，金创脓血，不利丈夫阴，杀斑猫毒。可练饵之，益血脉，令人色好，变化与鬼神通。生巴郡。八月采实，阴干，用之去心皮。（芫花之使，恶蘘草，畏大黄、黄连、藜芦。）

《长沙药解》

【巴豆】味辛、苦，大热，入足阳明胃、足太阴脾、足少阴肾经。驱寒邪而止痛，开冷滞而破结。

白粉

外台引千金翼作白粱粉。

《名医别录》

【青粱米】味甘，微寒，无毒。主治胃痹，热中，消渴，止泄痢，利小便，益气，补中，轻身，长年。

《名医别录》

【黄粱米】味甘，平，无毒。主益气，和中，止泄。

《名医别录》

【白粱米】味甘，微寒，无毒。主除热，益气。

白敛

《神农本草经》

【白敛】味苦，平。主痈肿、疽、疮；散结气，止痛；除热；目中赤；小儿惊痫；温疟；女子阴中肿痛。一名菟核，一名白草。生山谷。

《名医别录》

【白敛】味甘，无毒。主下赤白，杀火毒。一名白根，一名昆仑。生衡山。二月、八月采根，暴干。（代赭为之使，反乌头。）

《长沙药解》

【白薮】味苦，微寒，入足少阳胆、足厥阴肝经。清少阳上逆之火，泻厥阴下郁之热。

白前

《神农本草经》

无。

《名医别录》

【白前】味甘，微温，无毒。主治胸胁逆气，咳嗽上气。

《长沙药解》

【白前】味甘、辛，入手太阴肺经。降冲逆而止嗽，破壅塞而清痰。

294

白石脂

《神农本草经》

【青石赤石黄石白石黑石脂等】味甘，平。主黄疸；泄利肠澼脓血；阴蚀下血赤白；邪气痈肿、疽、痔、恶疮、头疡、疥瘙。久服补髓益气，肥健不饥，轻身延年。五石脂各随五色补五脏。生山谷中。

《名医别录》

【白石脂】味甘、酸，平，无毒。主养肺气，厚肠，补骨髓，治五藏惊悸不足，心下烦，止腹痛，下水，小肠澼热溏，便脓血，女子崩中漏下，赤白沃，排痈疽疮痔。久服安心，不饥，轻身长年。生太山之阴，采无时。（得厚朴并米汁饮，止便脓。燕屎为之使，恶松脂，畏黄芩。）

《长沙药解》

无。

白术（术）

《神农本草经》

【术】味苦，温。主治风寒湿痹死肌，痉、疸。止汗，除热，消食。作煎饵。久服轻身延年，不饥。一名山蓟。生山谷。

《名医别录》

【术】味甘，无毒。主治大风在身面，风眩头痛，目泪出，消痰水，逐皮间风水结肿，除心下急满，及霍乱，吐下不止，利腰脐间血，益津液，暖胃，消谷，嗜食。一名山姜，一名山连。生郑山、汉中、南郑。二月、三月、八月、九月采根，暴干。（防风、地榆为之使。）

《长沙药解》

【白术】味甘、微苦，入足阳明胃、足太阴脾经。补中燥湿，止渴生津，最益脾精，大养胃气，降浊阴而进饮食，善止呕吐，升清阳而消水谷，能医泄利。

白头翁

《神农本草经》

【白头翁】味苦，温。主温疟；狂易寒热，癥瘕积聚；瘿气；逐血止痛；金创。一名野丈人，一名胡王使者。生嵩山山谷。

《名医别录》

【白头翁】有毒。主治鼻衄。一名奈何草。生嵩山及田野，四月采。

《长沙药解》

【白头翁】味苦，性寒，入足少阳胆、足厥阴肝经。清下热而止利，解郁蒸而凉血。

白薇

《神农本草经》

【白薇】味苦，平。主暴中风，身热肢满，忽忽不知人；狂惑；邪气寒热酸疼；温疟洗洗，发作有时。生川谷。

《名医别录》

【白薇】味咸，大寒，无毒。主治伤中淋露，下水气，利阴气，益精。一名白幕，一名薇草，一名春草，一名骨美。久服利人。生平原。三月三日采根，阴干。（恶黄芪、干姜、干漆、山茱萸、大枣。）

《长沙药解》

【白薇】味苦、微咸，微寒，入手太阴肺、足太阳膀胱。凉金泄热，清肺除烦。

白鱼

《神农本草经》

【衣鱼】味咸，温。主妇人疝瘕；小便不利；小儿中风，项强背起，摩之。一名白鱼。

生平泽。

《名医别录》

【衣鱼】无毒。主治淋，堕胎，涂疮，灭瘢，一名蟫。生咸阳。

《长沙药解》

【白鱼】味甘，入足太阳膀胱经。善行水道，最通淋涩。

百合

《神农本草经》

【百合】味甘，平。主邪气腹胀心痛；利大、小便；补中益气。生川谷。

《名医别录》

【百合】无毒。主除浮肿，胪胀，痞满，寒热，通身疼痛，及乳难喉痹肿，止涕泪。一名重箱，一名重迈，一名摩罗，一名中逢花，一名强瞿。生荆州。二月、八月采根，暴干。

《长沙药解》

【百合】味甘、微苦，微寒，入手太阴肺经。凉金泄热，清肺除烦。

柏实

《神农本草经》

【柏实】味甘。平。主惊悸；安五脏，益气；除风湿痹。久服令人润泽美色；耳目聪明，不饥不老，轻身延年。生山谷。

《名医别录》

【柏实】无毒。主治恍惚、虚损，吸吸历节，腰中重痛，益血，止汗。生太山。柏叶尤良。

《长沙药解》

【柏实】味甘、微辛，气香，入手太阴肺经。润燥除烦，降逆止喘。

柏叶

《神农本草经》

无。

《名医别录》

【柏叶】味苦，微温，无毒。主治吐血，衄血，利血，崩中，赤白，轻身，益气。令人耐风寒，去湿痹，止饥。四时各依方面采，阴干。

《长沙药解》

【柏叶】味苦、辛，涩，入手太阴肺经。清金益气，敛肺止血。

败酱草

《神农本草经》

【败酱】味苦，性平。主暴热；火疮赤气；疥、瘙、疽、痔、马鞍热气。一名鹿肠。生川谷。

《名医别录》

【败酱】味咸，微寒，无毒。主除痈肿，浮肿，结热，风痹，不足，产后疾痛。一名鹿首，一名马草，一名泽败。生江夏。八月采根，暴干。

《长沙药解》

【败酱】味苦，微寒，入足厥阴肝经。善破瘀血，最排痈脓。

半夏

《神农本草经》

【半夏】味辛，平。主伤寒寒热心下坚，下气；喉咽肿痛；头眩；胸胀咳逆，肠鸣，止汗。一名地文，一名水玉。生山谷。

298

【半夏】生微寒、熟温，有毒。主消心腹胸中膈痰热满结，咳嗽上气，心下急痛坚痞，时气呕逆，消痈肿，胎堕，治萎黄，悦泽面目。生令人吐，熟令人下。用之汤洗，令滑尽。一名守田，一名示姑。生槐里。五月、八月采根，暴干。（射干为之使，恶皂荚。畏雄黄、生姜、干姜、秦皮、龟甲，反乌头。）

《长沙药解》

【半夏】味辛，气平，入手太阴肺、足阳明胃经。下冲逆而除咳嗽，降浊阴而止呕吐，排决水饮，清涤涎沫，开胸膈胀塞，消咽喉肿痛，平头上之眩晕，泄心下之痞满，善调反胃，妙安惊悸。

贝母

《神农本草经》

【贝母】味辛，平。主伤寒烦热；淋沥邪气；疝瘕；喉痹；乳难；金疮风痉。一名空草。

《名医别录》

【贝母】味苦，微寒，无毒。主治腹中结实，心下满，洗洗恶风寒，目眩项直，咳嗽上气，止烦热渴，出汗，安五藏，利骨髓。一名药实，一名苦华，一名苦菜，一名商草，一名勒母。生晋地。十月采根。暴干。（厚朴白薇为之使。恶桃花。畏秦椒礜石莽草。反乌头。）

《长沙药解》

【贝母】味苦，微寒，入手太阴肺经。清金泻热，消郁破凝。

鳖甲

《神农本草经》

【鳖甲】味咸，平。主心腹癥瘕；坚积寒热；去痞、息肉、阴蚀、痔、恶肉。生池泽。

《名医别录》

【鳖甲】无毒。主治温疟，血瘕，腰痛，小儿胁下坚。【肉】味甘，治伤中，益气，补不足。生丹阳，取无时。（恶矾石。）

《长沙药解》

【鳖甲】味咸，气腥，入足厥阴肝、足少阳胆经。破癥瘕而消凝瘀，调痈疽而排脓血。

柴胡

《神农本草经》

【茈胡】味苦，平。主心腹肠胃中结气，饮食积聚；寒热邪气；推陈致新。久服轻身明目，益精。一名地薰。生川谷。

《名医别录》

【柴胡】微寒，无毒。主除伤寒，心下烦热，诸痰热结实，胸中邪逆，五藏间游气，大肠停积水胀，及湿痹拘挛，亦可作浴汤。一名山菜。一名茹草。叶，一名芸蒿，辛香可食。生洪农及宛朐。二月、八月采根，暴干。（得茯苓、桔梗、大黄、石膏、麻子仁、甘草、桂，以水一斗煮，取四升，入消石三方寸匕，治伤寒寒热、头痛、心下烦满。半夏为之使，恶皂荚，畏女菀、藜芦。）

《长沙药解》

【柴胡】味苦，微寒，入足少阳胆经。清胆经之郁火，泄心家之烦热，行经于表里阴阳之间，奏效于寒热往来之会。上头目而止眩晕，下胸胁而消硬满，口苦咽干最效，眼红耳热甚灵。降胆胃之逆，升肝脾之陷，胃口痞痛之良剂，血室郁热之神丹。

豉（香豉、盐豉、豆豉）

《神农本草经》

无。

《名医别录》

【豉】味苦，寒，无毒。主治伤寒、头痛、寒热、瘴气、恶毒、烦躁、满闷、虚劳、喘吸、两脚疼冷，又杀六畜胎子诸毒。

【香豉】味苦、甘，微寒，入足太阴脾经。调和脏腑，涌吐浊瘀。

赤石脂

《神农本草经》

【青石赤石黄石白石黑石脂等】味甘，平。主黄疸；泄利肠澼脓血；阴蚀下血赤白；邪气痈肿、疽、痔、恶疮、头疡、疥瘙。久服补髓益气，肥健不饥，轻身延年。五石脂各随五色补五脏。生山谷中。

《名医别录》

【赤石脂】味甘、酸、辛，大温，无毒。主养心气，明目，益精，治腹痛，泄澼，下痢赤白，小便利，及痈疽疮痔，女子崩中漏下，产难，胞衣不出。久服补髓，好颜色，益智，不饥，轻身，延年。生济南、射阳，及太山之阴，采无时。（恶大黄，畏芫花。）

《长沙药解》

【赤石脂】味甘、酸、辛，性涩，入手少阴心、足太阴脾、手阳明大肠经。敛肠胃而断泄利，护心主而止痛楚。

赤消（消石）

《神农本草经》

【朴消】味苦，寒。主百病，除寒热邪气，逐六府积聚，结固留癖，能化七十二种石，鍊饵服之，轻身神仙。生山谷。

《名医别录》

【朴消】味辛，大寒，无毒。主治胃中食饮热结，破留血、闭绝，停痰痞满，推陈致新。炼之白如银，能寒、能热、能滑、能涩，能辛、能苦、能咸、能酸。入地千岁不变，色青白者佳，黄者伤人，赤者杀人。一名消石朴。生益州有咸水之阳，采无时（畏麦句姜）。

《神农本草经》

【消石】味苦，寒。主五脏积热，胃胀闭，涤去蓄结饮食，推陈致新，除邪气。炼之如膏，久服轻身。一名芒消，生益州山谷。

《名医别录》

【消石】味辛，大寒，无毒。主治五藏十二经脉中百二十疾，暴伤寒、腹中大热，止烦满消渴，利小便及瘘蚀疮。天地至神之物，能化成十二种石。生益州，及武都、陇西、西羌，采无时。（萤火为之使，恶苦参、苦菜，畏女菀。）

《长沙药解》

【硝石】味咸、苦，性寒，入足太阳膀胱、足太阴脾经。清己土而退热，利壬水而泄湿。

《长沙药解》

【赤硝】味咸、苦，入足厥阴肝、足太阳膀胱经。软坚破积，化癖消癥。

赤小豆（赤豆）

《神农本草经》

【赤小豆】主下水；排痈肿脓血。生平泽。

《名医别录》

【赤小豆】味甘、酸，平，温，无毒。主治寒热、热中、消渴，止泄，利小便，吐逆，卒澼，下胀满。又叶名【藿】，主治小便数，去烦热。

《长沙药解》

【赤小豆】味甘，入手太阳小肠、足太阳膀胱经。利水而泻湿热，止血而消痈肿。

葱

《神农本草经》

【葱实】味辛，温。主明目；补中不足。其茎，可作汤，主伤寒寒热，出汗；中风，面目肿。生平泽。

《名医别录》

【葱白】平。主治寒伤，骨肉痛，喉痹不通，安胎，归目，除肝邪气，安中，利五藏，益目精，杀百药毒。

【葱根】主治伤寒头痛

【葱汁】平，温。主溺血，解藜芦毒。

《长沙药解》

【葱白】味辛，气温，入手太阴肺经。回脏腑之利泄，起经脉之芤减，发达皮毛，宣扬郁遏。

大黄

《神农本草经》

【大黄】味苦，寒。主下瘀血；血闭；寒热；破癥瘕、积聚。留饮宿食，荡涤肠胃，推陈致新，通利水谷，调中化食，安和五脏。生山谷。

《名医别录》

【大黄】大寒，无毒。平胃下气，除痰实，肠间结热，心腹胀满，女子寒血闭胀，小腹痛，诸老血留结。一名黄良。生河西及陇西。二月、八月采根，火干。（黄芩为之使，无所畏。）

《长沙药解》

【大黄】味苦，性寒，入足阳明胃、足太阴脾、足厥阴肝经。泄热行瘀，决壅开塞，下阳明治燥结，除太阴之湿蒸，通经脉而破癥瘕，消痈疽而排脓血。

大戟

《神农本草经》

【大戟】味苦，寒。主蛊毒，十二水腹满急痛；积聚；中风，皮肤疼痛，吐逆。一名邛钜。

【大戟】味甘，大寒，有小毒。主治颈腋痈肿，头痛，发汗，利大小肠。生常山。十二月采根，阴干。（反甘草。）

《长沙药解》

【大戟】味苦，性寒，入足太阳膀胱经。泻水饮之停留，通经脉之瘀涩。

大麦

《神农本草经》

无。

《名医别录》

【大麦】味咸，温、微寒，无毒。主治消渴，除热，益气，调中。又云令人多热，为五谷长。（食蜜为之使。）

《长沙药解》

【大麦】味甘、酸，性滑，入足阳明胃、手太阴肺经。利水消疸，止渴生津。

大枣

《神农本草经》

【大枣】味甘，平。主心腹邪气，安中养脾，助十二经，平胃气，通九窍，补少气、少津液，身中不足，大惊，四肢重；和百药。久服轻身长年。【叶】覆麻黄能令出汗。生平泽。

《名医别录》

【大枣】无毒。补中益气，强力，除烦闷，治心下悬、肠澼。久服不饥神仙。一名干枣，一名美枣，一名良枣。八月采，暴干。

【三岁陈核中人】燔之，味苦，主治腹痛，邪气。

【生枣】味甘辛，多食令人多寒热，羸瘦者，不可食。生河东（杀乌头毒）。

【枣叶】散服使人瘦，久即呕吐；揩热痱疮至良。

《长沙药解》

【大枣】味甘、微苦、微辛、微酸、微咸，气香，入足太阴脾、足阳明胃经。补太阴己土之精，化阳明戊土之气，生津润肺而除燥，养血滋肝而息风，疗脾胃衰损，调经脉虚芤。

当归

《神农本草经》

【当归】味甘，温。主咳逆上气；温疟寒热洗洗在皮肤中；妇人漏下绝子；诸恶疮疡、金疮，煮饮之。一名乾归。生川谷。

《名医别录》

【当归】味辛，大温，无毒。主温中，止痛，除客血内塞，中风痉。汗不出，湿痹，中恶，客气虚冷，补五藏，生肌肉。生陇西。二月、八月采根，阴干。（恶䕡茹。畏菖蒲、海藻、牡蒙。）

《长沙药解》

【当归】味苦、辛，微温，入足厥阴肝经。养血滋肝，清风润木，起经脉之细微，回肢节之逆冷，缓里急而安腹痛，调产后而保胎前，能通妊娠之小便，善滑产妇之大肠，奔豚须用，吐蛔宜加，寒疝甚良，温经最效。

地黄（干地黄、生地黄、地黄汁、生地黄汁）

《神农本草经》

【干地黄】味甘，寒。主折跌绝筋；伤中，逐血痹，填骨髓，长肌肉，作汤除寒热积聚，除痹；生者尤良。久服轻身不老。一名地髓。生川泽。

《名医别录》

【干地黄】味苦，无毒。主治男子五劳，七伤。女子伤中、胞漏、下血，破恶血、溺血，利大小肠，去胃中宿食，饱力断绝，补五藏内伤不足，通血脉，益气力，利耳目。

《名医别录》

【生地黄】大寒。主治妇人崩中血不止，及产后血上薄心、闷绝，伤身、胎动、下血，胎不落，堕坠，踠折，瘀血，留血，衄鼻，吐血，皆捣饮之。一名苄，一名芑，一名地脉。

生咸阳黄土地者佳。二月、八月采根，阴干。（得麦门冬清酒良，恶贝母，畏芜荑。）

《长沙药解》

【地黄】味甘、微苦，入足太阴脾、足厥阴肝经。凉血滋肝，清风润木，疗厥阴之消渴，调经脉之结代。滋风木而断疏泄，血脱甚良，泽燥金而开约闭，便坚亦效。

豆黄卷

《神农本草经》

【大豆黄卷】味甘，平。主湿痹筋挛膝痛。

《名医别录》

【大豆黄卷】无毒。主治五藏胃气结积，益气，止毒，去黑皯，润泽皮毛。

《长沙药解》

【豆黄卷】味甘，气平。利水泻湿，达木舒筋。

独活

《神农本草经》

【独活】味苦，平。主风寒所击；金疮止痛；贲豚；痫痉；女子疝瘕。久服轻身耐老。一名羌活，一名羌青。一名护羌使者。生川谷。

《名医别录》

【独活】味甘，微温，无毒。主治诸贼风，百节痛风无久新者。一名胡王使者，一名独摇草。此草得风不摇，无风自动。生雍州，或陇西南安。二月、八月采根，暴干。（蠡实为之使。）

《长沙药解》

无。

煅灶下灰

《神农本草经》

无。

《名医别录》

【煅灶灰】主治癥瘕坚积。去邪恶气。

《长沙药解》

无。

矾石

《神农本草经》

【矾石】味酸，寒。主寒热泄痢；白沃；阴蚀；恶疮；目痛；坚骨齿，炼饵服之，轻身不老增年，一名羽涅。生山谷。

《名医别录》

【矾石】无毒。除固热在骨髓，去鼻中息肉。岐伯云：久服伤人骨。能使铁为铜。一名羽泽。生河西及陇西、武都、石门，采无时。（甘草为之使，恶牡蛎。）

《长沙药解》

【矾石】味酸，涩，微寒，入足太阴脾、足太阳膀胱经。善收湿淫，最化瘀浊，黑疸可消，白带能除。

防风

《神农本草经》

【防风】味甘，温。主大风头眩痛，恶风；风邪目盲无所见；风行周身骨节疼痹，烦满。久服轻身。一名铜芸。生川泽。

【防风】味辛，无毒。主治胁痛、胁风头面去来，四肢挛急，字乳金疮内痉。叶，主治风热汗出。一名茴草，一名百枝，一名屏风，一名蕳根，一名百蜚。生沙苑及邯郸、琅邪、上蔡。二月、十月采根，暴干。（得泽泻、藁本治风，得当归、芍药、阳起石、禹余粮治妇人子藏风，恶干姜、藜芦、白蔹、芫花，杀附子毒。）又，叉头者令人发狂，叉尾者发痼疾。

《长沙药解》

【防风】味甘、辛，入足厥阴肝经。燥己土而泄湿，达乙木而息风。

防己（木防己）

《神农本草经》

【防己】味辛，平。主风寒温疟；热气诸痫；除邪、利大小便。一名解离。生川谷。

《名医别录》

【防己】味苦，温，无毒。主治水肿，风肿，去膀胱热，伤寒，寒热邪气，中风，手脚挛急，止泄，散痈肿、恶结，诸蜗疥癣，虫疮，通腠理，利九窍。文如车辐理解者良。生汉中。二月、八月采根，阴干。（殷孽为之使，杀雄黄毒，恶细辛，畏萆薢。）

《长沙药解》

【防己】味苦、辛，性寒，入足太阴脾、足太阳膀胱经。泄经络之湿邪，逐脏腑之水气。

蜂窠

《神农本草经》

【露蜂房】味苦，平。主惊痫；瘛疭寒热邪气；癫疾；鬼精；蛊毒；肠痔。火熬之良。一名蜂肠。生山谷。

《名医别录》

【露蜂房】味咸，有毒。主治蜂毒，毒肿。一名百穿，一名蜂窠。生牂柯。七月七日采，阴干。（恶干姜、丹参、黄芩、芍药、牡蛎。）又合乱发、蛇皮三味合烧灰，酒服方寸匕，日二，治诸恶疽、附骨痈，根在藏府，历节肿出，疔肿恶脉诸毒皆差。

《长沙药解》

【蜂巢】味咸，入足厥阴肝经。能化结硬，善破坚积。

茯苓

《神农本草经》

【茯苓】味甘，平。主胸胁逆气忧恚；惊邪恐悸；心下结痛，寒热烦满，咳逆，口焦舌干，利小便；久服安魂养神，不饥延年。一名伏菟。生山谷。

《名医别录》

【茯苓】无毒。止消渴，好唾，大腹淋沥，膈中痰水，水肿淋结，开胸府。调藏气，伐肾邪，长阴，益气力，保神守中。其有根者，名茯神。

《长沙药解》

【茯苓】味甘，气平，入足阳明胃、足太阴脾、足少阴肾、足太阳膀胱经。利水燥土，泄饮消痰，善安悸动，最豁郁满。除汗下之烦躁，止水饮之燥渴，淋癃泄痢之神品，崩漏遗带之妙药，气鼓与水胀皆灵，反胃共噎膈俱效。功标百病，效著千方。

附子

《神农本草经》

【附子】味辛，温。主治风寒咳逆邪气；温中；金创；破癥坚、积聚血瘕；寒湿踒躄；拘挛膝痛不能行走。生山谷。

《名医别录》

【附子】味甘，大热，有大毒。主治脚疼冷弱，腰脊风寒，心腹冷痛，霍乱转筋，下痢赤白，坚肌骨，强阴。又堕胎，为百药长。生犍为及广汉。八月采为附子。春采为乌头。（地胆为之使，恶蜈蚣，畏防风、甘草、黄芪、人参、乌韭、大豆。）

《长沙药解》

【附子】味辛、咸、苦，性温，入足太阴脾、足少阴肾经。暖水燥土，泻湿除寒，走中宫而温脾，入下焦而暖肾，补垂绝之火种，续将断之阳根。治手足厥冷，开脏腑阴滞，定腰腹之疼痛，舒踝膝之挛拘，通经脉之寒瘀，消疝瘕之冷结，降浊阴逆上，能回哕噫，提清阳下陷，善止胀满。

甘草

《神农本草经》

【甘草】味甘，平。主五脏六府寒热邪气；坚筋骨，长肌肉，倍力；金疮尰；解毒。久服轻身延年。生川谷。

《名医别录》

【甘草】无毒。主温中，下气，烦满，短气，伤藏，咳嗽，止渴，通经脉，利血气，解百药毒，为九土之精，安和七十二种石，一千二百种草。一名蜜甘，一名美草，一名蜜草，一名蕗。生河西积沙山及上郡。二月、八月除日采根，暴干，十日成。（术、干漆、苦参为之使，恶远志，反大戟、芫花、甘遂、海藻。）

《长沙药解》

【甘草】味甘，气平，性缓，入足太阴脾、足阳明胃经。备冲和之正味，秉淳厚之良资，入金木两家之界，归水火二气之间，培植中州，养育四旁，交媾精神之妙药，调济气血之灵丹。

甘遂

《神农本草经》

【甘遂】味苦，性寒。主大腹疝瘕，腹满，面目浮肿；留饮宿食；破癥坚积聚；利水谷道。一名主田。生川谷。

《名医别录》

【甘遂】味甘，大寒，有毒。主下五水，散膀胱留热，皮中痞，热气肿满。一名甘藁，一名陵藁，一名陵泽，一名重泽。生中山。二月采根，阴干。（瓜蒂为之使，恶远志，反甘草。）

《长沙药解》

【甘遂】味苦，性寒，入足太阳膀胱经。善泄积水，能驱宿物。

干姜

《神农本草经》

【干姜】味辛，温。主胸满，咳逆上气；温中止血；出汗，逐风湿痹；肠澼下痢。生者尤良。久服去臭气，通神明。生山谷。

《名医别录》

【干姜】大热，无毒。主治寒冷腹痛，中恶，霍乱，胀满，风邪诸毒，皮肤间结气，止唾血。

《长沙药解》

【干姜】味辛，性温，入足阳明胃、足太阴脾、足厥阴肝、手太阴肺经。燥湿温中，行郁降浊，补益火土，消纳饮食，暖脾胃而温手足，调阴阳而定呕吐，下冲逆而平咳嗽，提脱陷而止滑泄。真武汤加减：下利者，去芍药，加干姜。

干漆

《神农本草经》

【干漆】味辛，温。主绝伤，补中，续筋骨，填髓脑；安五脏，五缓六急；风寒湿痹。生漆，去长虫；久服轻身，耐老。生川谷。

《名医别录》

【干漆】有毒。主治咳嗽，消瘀血，痞结，腰痛，女子疝瘕，利小肠，去蛔虫。生汉中。夏至后采，干之。（半夏为之使，畏鸡子。）

《长沙药解》

【干漆】味辛，入足厥阴肝经。专通经脉，善破瘕癥。

葛根

《神农本草经》

【葛根】味甘，平。主消渴；身大热，呕吐；诸痹；起阴气；解诸毒。【葛谷】治下痢十岁已上。一名鸡齐根。生川谷。

《名医别录》

【葛根】无毒。主治伤寒中风头痛，解肌发表出汗，开腠理，疗金疮，止痛，胁风痛。【生根汁】大寒，治消渴，伤寒壮热。【白葛】烧以粉疮，止痛断血。【叶】，主金疮，止血。【花】主消酒，一名鹿藿，一名黄斤。生汶山。五月采根，暴干。（杀野葛、巴豆、百药毒。）

《长沙药解》

【葛根】味甘、辛，性凉，入足阳明胃经。解经气之壅遏，清胃腑之燥热，达郁迫而止利，降冲逆而定喘。

瓜子

《神农本草经》

【白瓜子】味甘，平。主令人悦泽，好颜色，益气不饥。久服轻身耐老。一名水芝。生平泽。

《名医别录》

【甘瓜子】主腹内结聚。破溃脓血。最为肠胃脾内壅要药。

《长沙药解》

【瓜子】味甘，性寒，入手太阴肺、手阳明大肠经。清肺润肠，排脓决瘀。

瓜蒂

《神农本草经》

【瓜蒂】味苦，寒。主大水，身面四肢浮肿，下水；杀蛊毒；咳逆上气及食诸果病在胸腹中，皆吐、下之。生平泽。

《名医别录》

【瓜蒂】有毒。去鼻中息肉，治黄疸。其【花】主心痛咳逆。生嵩高。七月七日采，阴干。

《长沙药解》

【瓜蒂】味苦，性寒，入足阳明胃、足太阴脾经。利水而泄湿淫，行瘀而涌腐败。

桂枝

《神农本草经》

【牡桂】味辛，温。主上气咳逆；结气；喉痹吐吸；利关节；补中益气。久服通神，轻身不老。生山谷。

《名医别录》

【牡桂】无毒。主治心痛，胁风，胁痛，温筋通脉，止烦，出汗。生南海。

《神农本草经》

【菌桂】味辛，温。主百病。养精神，和颜色，为诸药先聘通使。久服轻身不老，面生光华，媚好，常如童子。生山谷。

《名医别录》

【菌桂】无毒。生交趾，桂林山谷岩崖间。无骨，正圆如竹。立秋采。

《名医别录》

【菌桂】味甘、辛，大热，有毒。主温中，利肝肺气，心腹寒热，冷疾，霍乱，转筋，头痛，腰痛，出汗，止烦，止唾、咳嗽、鼻齆，能堕胎，坚骨节，通血脉，理疏不足，宣导百药，无所畏。久服神仙，不老。生桂阳。二月、七八月、十月采皮，阴干。（得人参、麦门冬、甘草、大黄、黄芩调中益气，得柴胡、紫石英、干地黄治吐逆。）

《长沙药解》

【桂枝】味甘、辛，气香，性温，入足厥阴肝、足太阳膀胱经。入肝家而行血分，走经络而达营郁。善解风邪，最调木气，升清阳脱陷，降浊阴冲逆，舒筋脉之急挛，利关节之壅阻。入肝胆而散遏抑，极止痛楚，通经络而开痹涩，甚去湿寒，能止奔豚，更安惊悸。

海藻

《神农本草经》

【海藻】味苦，寒。主瘿瘤气，颈下核；破散结气；痈肿；癥瘕；坚气腹中上下鸣；下十二水肿。一名落首。生池泽。

《名医别录》

【海藻】味咸，无毒。主治皮间积聚暴癀留气热结，利小便。一名薅。生东海，七月七日采，暴干。（反甘草。）

《长沙药解》

【海藻】味咸，性寒，入足少阴肾、足太阳膀胱经。利水而泄痰，软坚而消痞。

诃梨勒

《神农本草》

无。

《名医别录》

无。

《长沙药解》

【诃梨勒】味酸、微苦，气涩，入手阳明大肠、手太阴肺经。收庚金而住泄，敛辛金而止咳，破壅满而下冲逆，疏郁塞而收脱陷。

红蓝花

《神农本草》

无。

《名医别录》

无。

《长沙药解》

【红蓝花】味辛，入足厥阴肝经。专行血瘀，最止腹痛。

厚朴

《神农本草经》

【厚朴】味苦，温。主中风、伤寒头痛，寒热；惊悸；气血痹死肌；去三虫。生山谷。

《名医别录》

【厚朴】大温，无毒。主温中，益气，消痰，下气，治霍乱及腹痛，胀满，胃中冷逆，胸中呕逆不止，泄痢，淋露，除惊，去留热，止烦满，厚肠胃。一名厚皮，一名赤朴。其树名榛，子名逐杨。治鼠瘘，明目，益气。生交趾、宛朐。三月、九月、十月采皮，阴干。（干姜为之使，恶泽泻、寒水石、消石。）

《长沙药解》

【厚朴】味苦、辛，微温，入足阳明胃经。降冲逆而止嗽，破壅阻而定喘，善止疼痛，最消胀满。

滑石

《神农本草经》

【滑石】味甘，寒。主身热泄澼；女子乳难；癃闭，利小便；荡胃中积聚寒热；益精气。久服轻身，耐饥长年。生山谷。

《名医别录》

【滑石】大寒，无毒。通九窍、六府、津液，去留结，止渴，令人利中。一名液石，一名共石，一名脆石，一名番石。生赭阳及太山之阴、或掖北白山、或卷山。采无时。（石韦为之使。恶曾青。）

《长沙药解》

【滑石】味苦，微寒，入足太阳膀胱经。清膀胱之湿热，通水道之淋涩。

黄柏（黄檗、檗皮、黄柏）

《神农本草经》

【黄檗】味苦，寒。主五脏、肠胃中结气热；黄疸；肠痔；止泄痢；女子漏下赤白；阴阳伤；蚀疮。一名檀桓。生山谷。

《名医别录》

【檗木】无毒。主治惊气在皮间，肌肤热赤起，目热赤痛，口疮。久服通神。
【根】名檀桓，治心腹百病，安魂魄，不饥渴。久服轻身，延年通神。生汉中及永昌。（恶干漆。）

《长沙药解》

【黄柏】味苦，气寒，入足厥阴肝、足太阴脾经。泄己土之湿热，清乙木之郁蒸，调热利下重，理黄疸腹满。

黄连

《神农本草经》

【黄连】味苦，寒。主热气目痛，眦伤泣出，明目；肠澼腹痛下利；妇人阴中肿痛。久服令人不忘。一名王连。生川谷。

《名医别录》

【黄连】微寒，无毒。主治五藏冷热，久下泄澼、脓血，止消渴、大惊，除水，利骨，调胃，厚肠，益胆，治口疮。生巫阳及蜀郡、太山。二月、八月采。（黄芩、龙骨、理石为之使，恶菊花、芫花、玄参、白鲜，畏款冬，胜乌头，解巴豆毒。）

《长沙药解》

【黄连】味苦，性寒，入手少阴心经。清心退热，泄火除烦。

黄芪

《神农本草经》

【黄耆】味甘，微温。主痈疽久败疮，排脓止痛；大风癞疾；五痔鼠瘘；补虚小儿百病。一名戴糁。生山谷。

《名医别录》

【黄耆】无毒。主治妇人子藏风邪气，逐五藏间恶血，补丈夫虚损，五劳羸瘦，止渴，腹痛泄利，益气，利阴气。生白水者冷，补。其茎、叶治渴及筋挛，痈肿，疽疮。一名戴椹，一名独椹，一名芰草，一名蜀脂，一名百本。生蜀郡、白水、汉中。二月、十月采，阴干。（恶龟甲。）

《长沙药解》

【黄芪】味甘，气平，入足阳明胃、手太阴肺经。入肺胃而补气，走经络而益营，医黄汗血痹之证，疗皮水风湿之疾，历节肿痛最效，虚劳里急更良，善达皮腠，专通肌表。

黄芩

《神农本草经》

【黄芩】味苦，平。主诸热；黄疸；肠澼泄痢，逐水；下血闭；恶疮疽蚀；火疡。一名腐肠。生川谷。

《名医别录》

【黄芩】大寒，无毒。主治痰热，胃中热，小腹绞痛，消谷，利小肠，女子血闭、淋露、下血，小儿腹痛。一名空肠，一名内虚，一名黄文，一名经芩，一名妒妇。其【子】主肠澼脓血。生秭归及宛朐。三月三日采根，阴干。（得厚朴、黄连止腹痛。得五味子、牡蒙、牡蛎令人有子。得黄芪、白薇、赤小豆治鼠瘘。山茱萸、龙骨为之使，恶葱实，畏丹参、牡丹、藜芦。）

《长沙药解》

【黄芩】味苦，气寒，入足少阳胆、足厥阴肝经。清相火而断下利，泄甲木而止上呕，除少阳之痞热，退厥阴之郁蒸。

鸡屎白

《神农本草经》

【鸡屎白】主消渴；伤寒寒热。

《名医别录》

【矢白】微寒。破石淋及转筋，利小便，止遗溺，灭瘢痕。

《长沙药解》

【鸡屎白】微寒，入足太阳膀胱经。利水而泄湿，达木而舒筋。

鸡子白

《神农本草经》

【鸡子】主除热；火疮。痫、痓。可作虎魄神物。生平泽。

《名医别录》

【鸡卵白】微寒。治目热赤痛。除心下伏热。止烦满。咳逆。小儿下泄。妇人产难。胞衣不出。醯渍之一宿。治黄疸。破大烦热。【鸡卵中白皮】主治久咳结气。得麻黄紫菀和服之立已。生朝鲜。

《长沙药解》

【鸡子白】味甘，气腥，微寒，入手太阴肺经。疗咽喉之肿痛，发声音之喑哑。

鸡子黄（鸡黄）

《神农本草经》

【鸡子】主除热；火疮；痫、痓。可作虎魄神物。

《名医别录》

无。

《长沙药解》

【鸡子黄】味甘，微温，入足太阴脾、足阳明胃经。补脾精而益胃液，止泄利而断呕吐。

胶饴（饧）

《神农本草经》

无。

《名医别录》

【饧糖】味甘，微温。主补虚乏，止渴，去血。

《长沙药解》

【胶饴】味甘，入足太阴脾、足阳明胃经。功专扶土，力可建中，入太阴而补脾精，走阳明而化胃气，生津润辛金之燥，养血滋乙木之风，善缓里急，最止腹痛。

粳米

《神农本草经》

无。

《名医别录》

【粳米】味甘、苦，平，无毒。主益气，止烦，止泄。

《长沙药解》

【粳米】味甘，入足太阴脾、足阳明胃、手太阴肺经。入太阴而补脾精，走阳明而化胃气，培土和中，分清泌浊，生津而止燥渴，利水而通热涩。

酒（白酒、清酒、美清酒、醇酒）

《神农本草经》

无。

《名医别录》

【酒】味苦、甘、辛、大热，有毒。主行药势，杀邪恶气。

《长沙药解》

【黄酒】味苦、辛，性温，入足厥阴肝、足少阳胆经。行经络而通痹塞，温血脉而散凝瘀，善解凝郁，最益肝胆。

《长沙药解》

【苦酒】味酸、苦，性涩，入足厥阴肝经。理咽喉而消肿痛，泄风木而破凝郁。

《长沙药解》

【白酒】味辛，气温，入手太阴肺经。开胸膈之痹塞，通经络之凝瘀。

桔梗

《神农本草经》

【桔梗】味辛，微温。主胸胁痛如刀刺；腹满肠鸣幽幽；惊恐，悸气。生山谷。

《名医别录》

【桔梗】味苦，有小毒。主利五藏肠胃，补血气，除寒热风痹，温中，消谷，治喉咽痛，下蛊毒。一名利如，一名房图，一名白药，一名梗草，一名荠苨。生嵩高及宛朐。二、八月采根，暴干。节皮为之使，得牡蛎，远志治恚怒；得消石、石膏治伤寒。畏白及、龙眼、龙胆。）

《长沙药解》

【桔梗】味苦、辛，入手太阴肺经。散结滞而消肿硬，化凝郁而排脓血，疗咽痛如神，治肺痈至妙，善下冲逆，最开壅塞。

菊花

《神农本草经》

【菊花】味苦，平。主诸风，头眩，肿痛，目欲脱，泪出；皮肤死肌，恶风湿痹。久服利血气。轻身耐老，延年。一名节华。生川泽及田野。

《名医别录》

【菊花】味甘，无毒。主治腰痛去来陶陶，除胸中烦热，安肠胃，利五脉，调四肢。一名日精，一名女节，一名女华，一名女茎，一名更生，一名周盈，一名傅延年，一名阴成。生雍州及田野。正月采根，三月采叶，五月采茎，九月采花，十一月采实，皆阴干。（术、枸杞根、桑根白皮为之使。）

《长沙药解》

无。

寒水石

《神农本草经》

【凝水石】味辛，寒。主身热，腹中积聚邪气，皮中如火烧，烦满，水饮之。久服不饥。一名白水石。生山谷。

《名医别录》

【凝水石】味甘，大寒，无毒。主除时气热盛，五藏伏热，胃中热，烦满，止渴，水肿，少腹痹。一名寒水石，一名凌水石。色如云母，可折者良，盐之精也。生常山山谷，又中水县及邯郸。（解巴豆毒，畏地榆。）

《长沙药解》

无。

橘皮

《神农本草经》

【橘柚】味辛，温。主胸中瘕热逆气，利水谷；久服去臭，下气，通神。一名橘皮。生川谷。

《名医别录》

【橘柚】无毒。主下气，止呕咳，除膀胱留热，下停水，五淋，利小便，治脾不能消谷，气冲胸中，吐逆，霍乱，止泄，去寸白。久服轻身长年。生南山，生江南。十月采。

《长沙药解》

【橘皮】味辛、苦，入手太阴肺经。降浊阴而止呕哕，行滞气而泄郁满，善开胸膈，最扫痰涎。

苦参

《神农本草经》

【苦参】味苦，寒。主心腹结气；癥瘕、积聚；黄疸；溺有余沥，逐水；除痈肿；补中明目止泪。一名水槐，一名叫苦蘵。生山谷及田野。

《名医别录》

【苦参】无毒。养肝胆气，安五藏，定志，益精，利九窍，除伏热，肠澼，止渴，醒酒，小便黄赤，治恶疮，下部慝，平胃气，令人嗜食，轻身。一名地槐，一名菟槐，一名骄槐，一名白茎，一名虎麻，一名岑茎，一名禄白，一名陵郎。生汝南及田野。三月、八月、十月采根，暴干。（玄参为之使，恶贝母、漏芦、菟丝，反藜芦。）

《长沙药解》

【苦参】味苦，性寒，入足厥阴肝、足太阳膀胱经。清乙木而杀虫，利壬水而泄热。

苦酒

《神农本草经》

无。

《名医别录》

【醋】味酸，温，无毒。主消痈肿，散水气，杀邪毒。

《长沙药解》

【苦酒】味酸、苦，性涩，入足厥阴肝经。理咽喉而消肿痛，泄风木而破凝郁。

款冬花

《神农本草经》

【款冬】味辛，温。主咳逆上气善喘；喉痹；诸惊痫寒热邪气。一名橐吾，一名颗冻，一名虎须，一名菟奚。生山谷。

《名医别录》

【款冬花】味甘，无毒。主消渴，喘息呼吸。一名氏冬。生常山及上党水傍。十一月采花，阴干。（杏仁为之使，得紫菀良，恶皂荚、消石、玄参，畏贝母、辛夷、麻黄、黄芪、黄芩、青葙。）

《长沙药解》

【款冬花】味辛、气温，入手太阴肺经。降冲逆而止嗽喘，开痹塞而利咽喉。

葵子

《神农本草经》

【冬葵子】味甘，寒。主治五藏六腑寒热，羸瘦；五癃，利小便。久服坚骨，长肌肉，轻身延年。

【冬葵子】无毒。主治妇人乳难内闭，生少室。十二月采。（黄芩为之使。）

《长沙药解》

【葵子】味甘，微寒，性滑，入足太阳膀胱经。滑窍而开癃闭，利水而膀胱。

栝楼根

《神农本草经》

【栝楼根】味苦，寒。主消渴，身热；烦满大热，补虚安中；续绝伤。一名地楼。生川谷及山阴地。

《名医别录》

【栝楼根】无毒。主除肠胃中痼热，八疸，身面黄，唇干口燥，短气，通月水，止小便利。一名果蠃，一名天瓜，一名泽姑。【实】名黄瓜，治胸痹，悦泽人面。【茎叶】治中热伤暑。生洪农及山阴地，入土深者良，生卤地者有毒。二月、八月采根，暴干，三十日成。（枸杞为之使，恶干姜，畏牛膝、干漆。反乌头。）

《长沙药解》

【栝楼根】味甘、微苦，微寒，入手太阴肺经。清肺生津，止渴润燥，舒痉病之挛急，解渴家之淋癃。

栝楼

《神农本草经》

无。

《名医别录》

【栝楼】名黄瓜，治胸痹，悦泽人面。（枸杞为之使，恶干姜，畏牛膝、干漆。反乌头。）

《长沙药解》

【栝楼】味甘、微苦，微寒，入手太阴肺经。清心润肺，洗垢除烦，开胸膈之痹结，涤涎沫之胶黏，最洗瘀浊，善解懊憹。

狼牙

《神农本草经》

【牙子】味苦，寒。主邪气热气；疥瘙、恶疡疮、痔；去白虫。一名狼牙。生川谷。

《名医别录》

【牙子】味酸，有毒。一名狼齿，一名狼子，一名犬牙。生淮南及宛朐。八月采根，暴干。中湿腐烂生衣者，杀人。（芜荑为之使，恶地榆、枣肌。）

《长沙药解》

【狼牙】味苦，性寒，入足厥阴肝经。清乙木之郁热，疗女子之阴疮。

藜芦

《神农本草经》

【藜芦】味辛，寒。主蛊毒；咳逆；泄痢、肠澼；头疡、疥疮、恶疮；杀诸蛊毒，去死肌。一名葱苒。生山谷。

《名医别录》

【藜芦】味苦，微寒，有毒。主治哕逆，喉痹不通，鼻中息肉，马刀烂疮。不入汤。一名葱葵，一名山葱。生太山。三月采根，阴干。（黄连为之使，反细辛、芍药、五参，恶大黄。）

《长沙药解》

【藜芦】味苦、辛，性寒，入足阳明胃、手太阴肺经。涌胸膈之痰涎，定皮肤之瞤惕。

连轺（连翘根）

《神农本草经》

【连翘】味苦，平。主寒热；鼠瘘；瘰疬；痈肿；恶疮；瘿瘤；结热；蛊毒。一名异翘，一名兰华，一名折根，一名轵，一名三廉。生山谷。

《名医别录》

【连翘】无毒。去白虫。生太山。八月采。阴干。

《神农本草经》

【翘根】味甘，寒。主下热气，益阴精；令人面悦好；明目。久服轻身耐老。生嵩高平泽。

《名医别录》

【翘根】有小毒。以作蒸饮酒病人。生嵩高。二月八月采

《长沙药解》

【连翘】味苦，性凉，入足太阴脾、足太阳膀胱经。清丁火而退热，利壬水而泻湿。

龙骨

《神农本草经》

【龙骨】味甘，平。主心腹鬼疰，精物老魅；咳逆；泄痢脓血；女子漏下；癥瘕坚结；小儿热气惊痫。

《名医别录》

【龙骨】微寒，无毒。主治心腹烦满，四肢痿枯，汗出，夜卧自惊，恚怒，伏气在心下，不得喘息，肠痈内疽阴蚀，止汗，小便利，溺血，养精神，定魂魄，安五藏。

《名医别录》

【白龙骨】治梦寐泄精，小便泄精。

《神农本草经》

【龙齿】主小儿、大人惊痫，癫疾狂走；心下结气，不能喘息；诸痉；杀精物。久服轻身，通神明，延年。生晋地川谷。

《名医别录》

【龙齿】主治小儿五惊，十二痫，身热不可近人，大人骨间寒热，又杀蛊毒。【角】主治惊痫瘛疭，身热如火，腹中坚及热泄。生晋地及太山岩水岸土穴石中死龙处，采无时。（龙骨，得人参、牛黄良，畏石膏。龙角，畏干漆、蜀椒、理石。）

《长沙药解》

【龙骨】味咸，微寒，性涩，入手少阴心、足少阴肾、足厥阴肝、足少阳胆经。敛神魂而定惊悸，保精血而收滑脱。

乱发

《神农本草经》

无。

《名医别录》

【乱发】微温。主治咳嗽，五淋，大小便不通，小儿惊痫，止血，鼻衄，烧之吹内立己。

《长沙药解》

【乱发】味苦，入足太阳膀胱，足厥阴肝经。利水通淋，泻湿行瘀。

麻黄

《神农本草经》

【麻黄】味苦，温。主中风、伤寒头痛；瘟疟，发表出汗，去邪热气；止咳逆上气，除寒热；破癥坚积聚。一名龙沙。生山谷。

《名医别录》

【麻黄】微温，无毒。主治五藏邪气缓急，风胁痛，字乳余疾，止好唾，通腠理，疏伤寒头痛，解肌，泄邪恶气，消赤黑斑毒。不可多服，令人虚。一名卑相，一名卑盐。生晋地及河东。立秋采茎，阴干令青。（厚朴为之使。恶辛夷、石韦。）

《长沙药解》

【麻黄】味苦、辛、气温，入手太阴肺经、足太阳膀胱经。入肺家而行气分，开毛孔而达皮部，善泻卫郁，专发寒邪，治风湿之身痛，疗寒湿之脚肿，风水可驱，溢饮能散。消咳逆肺胀，解惊悸心忡。

麻子仁

《神农本草经》

【麻子】味甘。平。主补中益气。久服肥健不老。生太山川谷。

《名医别录》

【麻子】无毒。主治中风汗出。逐水，利小便，破积血，复血脉，乳妇产后余疾，长发，可为沐药。久服神仙。九月采。入土中者贼人。生太山。（畏牡蛎、白薇，恶茯苓。）

《长沙药解》

【麻仁】味甘，气平，性滑。入足阳明胃、手阳明大肠、足厥阴肝经。润肠胃之约涩，通经脉之结代。

马通汁

《神农本草经》

无。

《名医别录》

【马通】微温。治妇人崩中，止渴，及吐下血，鼻衄，金创，止血。

《长沙药解》

【马通】味辛，温，入足厥阴肝经。最能敛气，长于止血。

麦门冬

《神农本草经》

【麦门冬】味甘，平。主心腹结气伤中，伤饱胃络脉绝，羸瘦短气。久服轻身，不老，不饥。生川谷及堤板。

《名医别录》

【麦门冬】微寒，无毒。主治身重目黄，心下支满，虚劳、客热，口干、燥渴，止呕吐，愈痿蹶，强阴，益精，消谷调中，保神，定肺气，安五藏，令人肥健，美颜色，有子。秦名羊韭，齐名爱韭，楚名乌韭，越名羊蓍，一名禹葭，一名禹余粮。叶如韭，冬夏长生。生函谷及堤坂肥土石间久废处。二月、三月、八月、十月采，阴干。（地黄、车前为之使，恶款冬、苦瓠，畏苦参、青蘘。）

《长沙药解》

【麦冬】味甘，微凉，入手太阴肺、足阳明胃经。清金润燥，解渴除烦，凉肺热而止咳，降心火而安悸。

芒硝/芒消

《神农本草经》

【朴消】味苦，寒。主百病，除寒热邪气，逐六府积聚，结固留癖，能化七十二种石，鍊饵服之，轻身神仙。生山谷。

《神农本草经》

【消石】味苦，寒。主五脏积热，胃胀闭，涤去蓄结饮食，推陈致新，除邪气。炼之如膏，久服轻身。一名芒消生山谷。

《名医别录》

【朴消】味辛，大寒，无毒。主治胃中食饮热结，破留血、闭绝，停痰痞满，推陈致新。炼之白如银，能寒、能热、能滑、能涩，能辛、能苦、能咸、能酸。入地千岁不变，色青白者佳，黄者伤人，赤者杀人。一名消石朴。生益州有咸水之阳，采无时。（畏麦句姜。）

【消石】味辛，大寒，无毒。主治五藏十二经脉中百二十疾，暴伤寒、腹中大热，止烦满消渴，利小便及瘘蚀疮。天地至神之物，能化成十二种石。生益州。及武都、陇西、西羌，采无时。（萤火为之使，恶苦参、苦菜，畏女菀。）

《名医别录》

【芒消】味辛、苦，大寒。主治五藏积聚，久热、胃闭，除邪气，破留血、腹中淡实结搏，通脉，利大小便及月水，破五淋，推陈致新。生于朴消。（石韦为之使，畏麦句姜。）

《长沙药解》

【芒硝】味咸、苦、辛，性寒，入手少阴心、足太阳膀胱经。泄火而退燔蒸，利水而通淋沥。

虻虫

《神农本草经》

【木宝】味苦，平。主目赤痛，眦伤泪出；瘀血血闭，寒热，酸惭；无子。一名魂常。生川泽。

《名医别录》

【木虻】有毒。生汉中。五月取。

《神农本草经》

【蜚宝】味苦，微寒。主逐瘀血，破下血积、坚痞、癥瘕寒热；通利血脉及九窍。生川谷。

《名医别录》

【蜚虻】有毒。主女子月水不通，积聚，除贼血在胸腹五藏者，及喉痹结塞。生江夏。五月取，腹有血者良。

《长沙药解》

【虻虫】味甘，微寒，入足厥阴肝经。善破瘀血，能化宿癥。

蜜（白蜜、石蜜）

《神农本草经》

【石蜜】味甘，平，主心腹邪气，诸惊痫痓；安五脏，诸不足，益气补中；止痛解毒；除众病，和百药。久服强志，轻身不饥不老。一名石饴。生山谷。

《名医别录》

【石蜜】微温，无毒。主养脾气，除心烦，食饮不下，止肠澼，肌中疼痛，口疮，明耳目。久服延年神仙。生武都、河源山谷，及诸山石中，色白如膏者良。

《长沙药解》

【白蜜】味甘、微咸，入足阳明胃、足太阴脾、手阳明大肠经。滑秘涩而开结，泽枯槁而润燥。

牡丹皮

《神农本草经》

【牡丹】味辛，寒。主寒热；中风瘛疭、痉、惊、痫邪气；除癥坚，瘀血留舍肠胃；安五脏；疗痈疮。一名鹿韭，一名鼠姑。生山谷。

《名医别录》

【牡丹】味苦，微寒，无毒。主除时气，头痛，客热，五劳，劳气，头腰痛，风噤，癫疾。生巴郡及汉中。二月、八月采根，阴干。（畏菟丝子。）

《长沙药解》

【牡丹皮】味苦、辛，微寒，入足厥阴肝经。达木郁而清风，行瘀血而泄热，排痈疽之脓血，化脏腑之癥瘕。

牡蛎

《神农本草经》

【牡蛎】味咸，平。主伤寒寒热；温疟洒洒；惊、恚怒气；除拘缓；鼠瘘；女子带下赤白。久服强骨节；杀邪鬼；延年。一名蛎蛤。生池泽。

《名医别录》

【牡蛎】微寒，无毒。主除留热在关节荣卫，虚热去来不定，烦满，止汗，心痛气结，止渴，除老血，涩大小肠，止大小便，治泄精、喉痹、咳嗽、心胁下痞热。一名牡蛤。生东海，采无时。（贝母为之使，得甘草、牛膝、远志、蛇床良，恶麻黄、吴茱萸、辛夷。）

《长沙药解》

【牡蛎】味咸，微寒，性涩，入手少阴心、足少阴肾经。降胆气而消痞，敛心神而止惊。

蒲灰

《神农本草经》

【蒲黄】味甘，平。主心、腹、膀胱寒热，利小便，止血；消瘀血。久服轻身，益气力，延年神仙。生池泽。

《名医别录》

【蒲黄】无毒。生河东。四月采。

《名医别录》

【败蒲席】平。主治筋溢、恶疮。
徐彬：蒲灰。即蒲席烧灰也。能去湿热利小便。

《长沙药解》

【蒲灰】味咸，微寒，入足太阳膀胱经。开膀胱之闭，泄皮肤之水。

蛴螬

《神农本草经》

【蛴螬】味咸，微温。主恶血血瘀痹气；破折血在胁下坚满痛；月闭；目中淫肤；青翳；白膜。一名蟦蛴。生平泽。

【蛴螬】微寒,有毒。主治吐血在胸腹不去,及破骨踒折,血结,金疮内塞,产后中寒,下乳汁。一名蟦齐,一名敦齐。生河内及人家积粪草中,取无时。反行者良。(蜚虻为之使,恶附子。)

《长沙药解》

【蛴螬】味咸,微寒,入足厥阴肝经。能化瘀血,最消癥块。

铅丹

《神农本草经》

【铅丹】味辛,微寒。主吐逆胃反;惊痫癫疾;除热;下气。炼化还成九光。久服通神明。生平泽。

《名医别录》

【铅丹】止小便利,除毒热脐挛,金疮溢血。生蜀郡。一名铅华。生于铅。

《长沙药解》

【铅丹】味辛,入足少阳胆经、足厥阴肝经。降摄神魂,镇安惊悸。

蛞蝓

《神农本草经》

【蛞蝓】味咸,寒。主治小儿惊痫瘛疭;腹胀;寒热;大人癫疾、狂易。一名陛蠡。火熬之良。生池泽。

《名医别录》

【蛞蝓】有毒。主治手足端寒,肢满贲豚。生长沙。五月五日取,蒸,藏之。临用当炙。勿置水中,令人吐。(畏羊肉、石膏。)又,捣为丸,塞下部,引痔虫出尽,永瘥。

《长沙药解》

【蛞蝓】味咸,微寒,入足厥阴肝经。善破癥瘕,能开燥结。

秦皮

《神农本草经》

【秦皮】味苦，微寒。主风寒湿痹，洗洗寒气，除热；目中青翳、白膜。久服头不白，轻身。生川谷。

《名医别录》

【秦皮】大寒。无毒。主治男子少精。妇人带下。小儿痫。身热。可作洗目汤。久服皮肤光泽。肥大。有子。一名岑皮。一名石檀。生庐江及宛朐。二月、八月采皮。阴干。（大戟为之使。恶吴茱萸。）

《长沙药解》

【秦皮】味苦，性寒，入足厥阴肝经。清厥阴之郁热，止风木之疏泄。

瞿麦

《神农本草经》

【瞿麦】味苦，寒。主关格，诸癃结，小便不通；出刺；决痈肿；明目去翳；破胎堕子、闭血。一名巨句麦。生川谷。

《名医别录》

【瞿麦】味辛，无毒。主养肾气，逐膀胱邪逆，止霍乱，长毛发。一名大菊，一名大兰。生太山。立秋采实，阴干。（蘘草、牡丹为之使，恶桑螵蛸。）

《长沙药解》

【瞿麦】味苦，微寒，入足厥阴肝、足太阳膀胱经。利水而开癃闭，泄热而清膀胱。

曲

《神农本草经》

无。

《名医别录》

【曲】温。消谷，止痢。

《长沙药解》

【神曲】味辛、甘，入足太阴脾经。化谷消痰，泄满除癥。

莞花

《神农本草经》

【莞花】味苦，寒。主伤寒、温疟；下十二水；破积聚；大坚癥瘕；荡涤肠胃中留癖，饮食寒热邪气；利水道。生川谷。

《名医别录》

【莞花】味辛。微寒。有毒。主治痰饮咳嗽。生咸阳及河南中牟。六月采花。阴干。

《长沙药解》

无。

人参

《神农本草经》

【人参】味甘，微寒。主补五脏，安精神、定魂魄、止惊悸；除邪气；明目，开心益智。久服轻身延年。一名人衔。一名鬼盖。生山谷。

《名医别录》

【人参】微温，无毒。主治肠胃中冷，心腹鼓痛，胸胁逆满，霍乱吐逆，调中，止消渴通血脉，破坚积，令人不忘。一名神草，一名人微，一名土精，一名血参。如人形者有神。生上党及辽东。二月、四月、八月上旬采根，竹刀刮，暴干，无令见风。（茯苓为之使，恶溲疏，反藜芦。）

《长沙药解》

【人参】味甘、微苦，入足阳明胃、足太阴脾经。入戊土而益胃气，走己土而助脾阳，理中第一，止渴非常，通少阴之脉微欲绝，除太阴之腹满而痛，久利亡血之要药，盛暑伤气之神丹。

人尿

《神农本草经》

无。

《名医别录》

【人溺】治寒热。头疼。温气。童男者尤良。

《长沙药解》

【人尿】味咸，气臊，性寒，入手少阴心经。清心泻火，退热除烦。

戎盐

《神农本草经》

【戎盐】主明目，目痛；益气，坚肌骨；去蛊毒。

《名医别录》

【戎盐】味咸，寒，无毒。主心腹痛，溺血，吐血，齿舌血出。一名胡盐。生胡盐山，及西羌北地。及酒泉福禄城东南角。北海青，南海赤。十月采。

《长沙药解》

【戎盐】味咸，微寒，入足太阳膀胱经。清膀胱而泄热，开癃闭而利水。

桑东南根白皮（桑根皮）

《神农本草经》

【桑根白皮】味甘，寒。主伤中，五劳六极，羸瘦；崩中；脉绝；补虚益气。叶，主除寒热汗出。桑耳，黑者，主女子漏下赤白汁，血病癥瘕积聚，阴痛，阴阳寒热无子。五木耳，名檽，益气不饥，轻身强志。生山谷。

《名医别录》

【桑根白皮】无毒。主去肺中水气，止唾血，热渴，水肿，腹满，胪胀，利水道，去寸白，可以缝金创。采无时，出土上者杀人。（续断、桂心、麻子为之使。叶汁解蜈蚣毒。）

《长沙药解》

【桑根皮】味甘、涩、辛，微寒，入手太阴肺经。清金利水，敛肺止血。

山茱萸

《神农本草经》

【山茱萸】味酸，平。主心下邪气，寒热；温中，逐寒湿痹；去三虫。久服轻身。一名蜀枣。生山谷。

《名医别录》

【山茱萸】微温，无毒。主治肠胃风邪，寒热，疝瘕，头脑风，风气去来，鼻塞，目黄，耳聋，面疱，温中，下气，出汗，强阴，益精，安五藏，通九窍，止小便利。久服明目，强力，长年。一名鸡足，一名思益，一名寇实。生汉中及琅邪、宛朐、东海承县。九月、十月采实，阴干。（蓼实为之使，恶桔梗、防风、防己。）

《长沙药解》

【山茱萸】味酸，性涩，入足厥阴肝经。温乙木而止疏泄，敛精液而缩小便。

商陆根

《神农本草经》

【商陆】味辛，平。主治水胀；疝瘕；痹；熨除痈肿；杀鬼精物。一名葛根。一名夜呼。生川谷。

《名医别录》

【商陆】味酸，有毒。主治胸中邪气，水肿，痿痹，腹满洪直，疏五藏，散水气。如人形者，有神。生咸阳。

《长沙药解》

【商陆根】味苦、辛、酸，入足太阳膀胱经。专泄水饮，善消肿胀。

芍药

《神农本草经》

【芍药】味苦，平。主邪气腹痛；除血痹，破坚积，寒热；疝瘕；止痛；利小便；益气。生山谷及丘陵。

《名医别录》

【芍药】味酸，微寒，有小毒。主通顺血脉，缓中，散恶血，逐贼血，去水气，利膀胱、大小肠，消痈肿，时行寒热，中恶，腹痛，腰痛。一名白木，一名余容，一名犁食，一名解仓，一名铤。生中岳及丘陵。二月、八月采根，暴干。（须丸为之使。恶石斛、芒硝，畏消石，鳖甲，小蓟，反藜芦。）

《长沙药解》

【芍药】味酸、微苦、微寒，入足厥阴肝、足少阳胆经。入肝家而清风，走胆腑而泻热。善调心中烦悸，最消腹里痛满，散胸胁之痞热，伸腿足之挛急，吐衄悉瘳，崩漏胥断，泻痢与淋带皆灵，痔瘘共瘰疬并效。

蛇床子（蛇床子仁）

《神农本草经》

【蛇床子】味苦，平。主妇人阴中肿痛；男子阴痿；湿痒；除痹气，利关节；癫痫；恶疮。久服轻身。一名蛇米。生川谷及田野。

《名医别录》

【蛇床子】味辛甘。无毒。主温中下气。令妇人子藏热。男子阴强。久服好颜色。令人有子。一名虺床。一名思益。一名绳毒。一名枣棘。一名墙蘼。生临淄。五月采实。阴干。（恶牡丹巴豆贝母。）

《长沙药解》

【蛇床子】味苦、辛、微温，入足太阴脾、足厥阴肝、足少阴肾经。暖补命门，温养子宫，兴丈夫玉麈痿弱，除女子玉门寒冷。

射干

《神农本草经》

【射干】味苦，平。主欬逆上气；喉闭，咽痛，不得消息；散结气，腹中邪逆；食饮大热。一名乌扇，一名乌蒲。生川谷。

《名医别录》

【射干】微温，有毒。主治老血在心肝脾间，咳唾，言语气臭，散胸中气。久服令人虚。一名乌翣，一名乌吹，一名草姜。生南阳田野。三月三日采根，阴干。

《长沙药解》

【射干】味苦，微寒，入手太阴肺经。利咽喉而开闭塞，下冲逆而止咳嗽，最清胸膈，善扫瘀浊。

升麻

《神农本草经》

【升麻】味甘，平。解百毒，杀百精老物殃鬼，辟温疫瘴气邪气蛊毒。久服不夭。一名周麻。生山谷。

《名医别录》

【升麻】味苦，微寒，无毒。主解毒入口皆吐出，中恶腹痛，时气毒疠，头痛寒热，风肿诸毒，喉痛口疮。久服轻身长年。生益州。二月、八月采根，日干。

《长沙药解》

【升麻】味辛、苦、微甘，性寒，入手阳明大肠、足阳明胃经。利咽喉而止疼痛，消肿毒而排脓血。

生姜

《神农本草经》

【干姜】味辛，温。主胸满，咳逆上气；温中止血；出汗，逐风湿痹；肠澼下痢。生者尤良。久服去臭气，通神明。生山谷。

《名医别录》

【生姜】味辛，微温。主治伤寒头痛、鼻塞，咳逆上气，止呕吐。生犍为及荆州、扬州。九月采。（秦椒为之使。杀半夏、莨菪毒。恶黄芩、天鼠矢。）又【生姜】微温，辛，归五藏。去淡，下气，止呕吐，除风邪寒热。久服小志少智，伤心气。

《长沙药解》

【生姜】味辛，性温，入足阳明胃、足太阴脾、足厥阴肝、手太阴肺经。降逆止呕，泄满开郁，入肺胃而驱浊，走肝脾而行滞，荡胸中之瘀满，排胃里之壅遏，善通鼻塞，最止腹痛，调和脏腑，宣达营卫，行经之要品，发表之良药。

生梓白皮

《神农本草经》

【梓白皮】味苦，寒。主治热；去三虫。【叶】捣敷猪疮，饲猪肥大三倍。生山谷。

《名医别录》

【梓白皮】无毒。主治目中患，生河内。又，【皮】主吐逆胃反，去三虫，小儿热疮，身头热烦，蚀疮。汤浴之，并封薄散傅。【嫩叶】主烂疮也。

《长沙药解》

【生梓白皮】味苦，性寒，入足少阳胆、足阳明胃经。泄戊土之湿热，清甲木之郁火。

石膏

《神农本草经》

【石膏】味辛、微寒。主中风寒热，心下逆气，惊，喘；口干舌焦不能息，腹中坚痛；

除邪鬼；产乳；金创。生山谷。

《名医别录》

【石膏】味甘，大寒，无毒。主除时气，头痛，身热，三焦大热，皮肤热，肠胃中鬲热，解肌，发汗，止消渴，烦逆，腹胀，暴气喘息，咽热，亦可作浴汤。一名细石，细理白泽者良，黄者令人淋。生齐山及齐卢山、鲁蒙山，采无时。（鸡子为之使，恶莽草、毒公。）

《长沙药解》

【石膏】味辛，气寒，入手太阴肺、足阳明胃经。清金泄热，止燥除烦。

石韦

《神农本草经》

【石韦】味苦，平。主劳热；邪气五癃闭不通，利小便水道。一名石䩾。生山谷石上。

《名医别录》

【石韦】味甘，无毒。主止烦，下气，通膀胱满，补五劳，安五藏，去恶风，益精气。一名石皮。用之去黄毛，毛射人肺，令人咳，不可治。生华阴，不闻水及人声者，良。二月采叶，阴干。（杏人为之使，得菖蒲良。）

《长沙药解》

【石韦】味苦，入足太阳膀胱经。清金泄热，利水开癃。

蜀椒

《神农本草经》

【蜀椒】味辛，温。主邪气咳逆；温中；逐骨节皮肤死肌；寒湿痹痛；下气。久服之，头不白，轻身增年。生川谷。

《名医别录》

【蜀椒】大热，有毒。主除五藏六府寒冷，伤寒，温疟，大风，汗不出，心腹留饮、宿食，止肠澼、下利，泄精，女子字乳余疾，散风邪，瘕结，水肿，黄疸，鬼疰，蛊毒，杀虫、鱼毒。久服开腠理，通血脉，坚齿发，调关节，耐寒暑。可作膏药。多食令人乏气。口闭者，杀人。一名巴椒，一名蓎藙。生武都及巴郡。八月采实，阴干。（杏仁为之使，畏橐吾。）

《长沙药解》

【蜀椒】味辛，性温，入足阳明胃、足厥阴肝、足少阴肾、足太阴脾经。暖中宫而温命门，驱寒湿而止疼痛，最治呕吐，善医泄利。

蜀漆

《神农本草经》

【蜀漆】味辛，平。主疟及咳逆寒热；腹中癥坚，痞结，积聚。邪气蛊毒、鬼疰。生川谷。

《名医别录》

【蜀漆】微温，有毒。主治胸中邪结气吐出之。生江林山及蜀汉中，恒山苗也。五月采叶，阴干。（栝楼为之使，恶贯众。）

《长沙药解》

【蜀漆】味苦、辛，性寒，入足阳明胃、足太阴脾、足少阳胆经。荡浊瘀而治痃疟，扫腐败而疗惊狂。

鼠妇

《神农本草经》

【鼠妇】味酸温。主气癃不得小便；妇人月闭血瘕；痫痉；寒热；利水道。一名眉蟠。一名蜲蛾。生平谷。

《名医别录》

【鼠妇】微寒，无毒。一名蜲蟠。生魏郡及人家地上，五月五日取。

《长沙药解》

【鼠妇】味酸，微寒，入足厥阴肝经。善通经脉，能化癥瘕。

薯蓣

《神农本草经》

【薯蓣】味甘，温。主伤中，补虚羸，除寒热邪气，补中，益气力，长肌肉。久服耳目聪明，轻身，不饥，延年。一名山芋。生山谷。

《名医别录》

【署预】平，无毒。主治头面游风、风头、眼眩，下气，止腰痛，补虚劳、羸瘦，充五藏，除烦热，强阴。秦楚名玉延，郑越名土藷。生嵩高。二月、八月采根，暴干。（紫芝为之使，恶甘遂。）

《长沙药解》

【薯蓣】味甘，气平，入足阳明胃、手太阴肺经。养戊土而行降摄，补辛金而司收敛，善熄风燥，专止疏泄。

水蛭

《神农本草经》

【水蛭】味咸，平。主逐恶血；瘀血月闭；破血瘕积聚，无子；利水道。生泽池泽。

《名医别录》

【水蛭】味苦，微寒，有毒。主堕胎。一名蛭，一名至掌。生雷泽，五月六月采，暴干。

《长沙药解》

【水蛭】味咸、苦，微寒，入足厥阴肝经。善破积血，能化坚癥。

蒴藋细叶

《神农本草经》

无。

【蒴藋】味酸，温，有毒。主治风瘙、瘾疹、身痒、湿痹，可作浴汤。一名堇草，一名芨。生田野。春夏采叶，秋冬采、茎根。

《长沙药解》

【蒴藋】味酸，微凉，入足厥阴肝经。行血通经，消瘀化凝。

苏叶

《神农本草经》

无。

《名医别录》

【苏】味辛，温。主下气，除寒中，其子尤良。

《长沙药解》

【苏叶】味辛、入手太阴肺经。降冲逆而驱浊，消凝滞而散结

酸枣仁

《神农本草经》

【酸枣】味酸，平。主心腹寒热邪结气聚；四肢酸疼湿痹。久服安五脏，轻身延年。生川泽。

《名医别录》

【酸枣】无毒。主治烦心不得眠，脐上下痛，血转，久泄，虚汗，烦渴，补中，益肝气，坚筋骨，助阴气，令人肥健。生河东。八月采实，阴干，卅日成。（恶防己。）

《长沙药解》

【枣仁】味甘、酸，入手少阴心、足少阳胆经。宁心胆而除烦，敛神魂而就寐。

獭肝

《神农本草经》

无。

《名医别录》

【獭肝】味甘，有毒。主治鬼疰、蛊毒，却鱼鲠，止久嗽，烧服之。【肉】治疫气、温病，及牛马时行病，煮矢灌之亦良。又，【獭四足】主手足皮皲裂。

《长沙药解》

无。

桃仁

《神农本草经》

【桃核】味苦，平。主瘀血、血闭癥瘕；邪气；杀小虫。

《名医别录》

【桃核】味甘，无毒。主咳逆上气，消心下坚，除卒暴击血，破癥瘕，通月水，止痛。七月采取仁，阴干。

《长沙药解》

【桃仁】味甘、苦、辛，入足厥阴肝经。通经而行瘀涩，破血而化癥瘕。

天门冬

《神农本草经》

【天门冬】味苦，平。主诸暴风湿偏痹；强骨髓，杀三虫，去伏尸，久服轻身益气延年。一名颠勒。生山谷。

《名医别录》

【天门冬】味甘，大寒，无毒。保定肺气，去寒热，养肌肤，益气力，利小便，冷而能补。久服不饥。二月、三月、七月、八月采根，暴干。（垣衣、地黄为之使，畏曾青。）

《长沙药解》

【门冬】味苦，气寒，入手太阴肺、足少阴肾经。清金化水，止渴生津，消咽喉肿痛，除咳吐脓血。

天雄

《神农本草经》

【天雄】味辛，温。主治大风寒湿痹。历节痛，拘挛缓急；破积聚；邪气；金疮；强筋骨，轻身健行。一名白幕。生山谷。

《名医别录》

【天雄】味甘，大温，有大毒。主治头面风去来疼痛，心腹结积，关节重不能行步，除骨间痛，长阴气，强志，令人武勇，力作不倦。又堕胎。生少室。二月采根，阴干。（远志为之使，恶腐婢。）

《长沙药解》

无。

葶苈子

《神农本草经》

【葶苈】味辛，寒。治癥瘕积聚结气；饮食寒热；破坚逐邪，通利水道。一名大室，一名大适。生平泽及田野。

《名医别录》

【葶苈】大寒，无毒。下膀胱水，腹留热气，皮间邪水上出，面目肿，身暴中风热痱痒，利小腹。久服令人虚。一名丁历，一名蕈蒿。生藁城及田野。立夏后采实，阴干。（得酒良，榆皮为之使，恶僵蚕、石龙芮。）

《长沙药解》

【葶苈】味苦、辛，性寒，入足太阳膀胱经。破滞气而定喘，泄停水而宁嗽。

通草

《神农本草经》

【通草】味辛，平。主去恶虫；除脾胃寒热；通利九窍、血脉、关节，令人不忘。一名附支。生山谷。

《名医别录》

【通草】味甘，无毒。主治脾疸，常欲眠，心烦，哕出音声，治耳聋，散痈肿、诸结不消，及金疮，恶疮，鼠瘘，踒折，齆鼻，息肉，堕胎，去三虫。一名丁翁，生石城及山阳。正月采枝，阴干。

《长沙药解》

【通草】味辛，入足厥阴肝、手少阴心、足太阳膀胱经。行血脉之瘀涩，利水道之淋癃。

王不留行

《神农本草经》

【王不留行】味苦，平。主金创止血，逐痛出刺；除风痹内寒。久服轻身耐老增寿。生山谷。

《名医别录》

【王不留行】味甘，平，无毒。止心烦，鼻衄，痈疽，恶疮，瘘乳，妇人难产。生太山。二月、八月采。

《长沙药解》

【王不留行】味苦，入足厥阴肝经。疗金疮而止血，通经脉而行瘀。

王瓜

《神农本草经》

【王瓜】味苦，寒。主消渴；内痹瘀血月闭；寒热酸疼，益气；愈聋。一名土瓜。生平泽。

《名医别录》

【王瓜】无毒。主治诸邪气，

热结，鼠瘘，散痛肿、留血，妇人带下不通，下乳汁，止小便数不禁，逐四肢骨节中水，治马骨刺入疮。生鲁地田野，及人家垣墙间。三月采根阴干。

《长沙药解》

【土瓜根】味苦，微寒，入足厥阴肝经。调经脉而破瘀涩，润肠燥而清阴癞。

葳蕤

《神农本草经》

无。

《名医别录》

【葳蕤】无毒。主治心腹结气，虚热，湿毒，腰痛，茎中寒，及目痛眦烂泪出。一名荧，一名地节，一名玉竹，一名马熏。生太山及丘陵。立春后采，阴干。（畏卤咸。）

《长沙药解》

【葳蕤】味甘，入手太阴肺经。清肺金而润燥，滋肝木而清风。

文蛤

《神农本草经》

【文蛤】治恶疮，蚀五痔。

《名医别录》

【文蛤】味咸，平，无毒。主治咳逆胸痹，腰痛胁急，鼠瘘，大孔出血，崩中漏下。生东海，表有文，取无时。

《长沙药解》

【文蛤】味咸，微寒，入手太阴肺、足太阳膀胱经。清金除烦，利水泄湿。

乌梅

《神农本草经》

【梅实】味酸，平。主下气，除热烦满，安心；肢体痛；偏枯不仁死肌；去青黑痣、恶肉。生川谷。

《名医别录》

【梅实】无毒。止下痢，好唾，口干。生汉中，五月采，火干。又【梅根】疗风痹，出土者杀人。【梅实】利筋脉，去痹。

《长沙药解》

【乌梅】味酸，性涩，入足厥阴肝经。下冲气而止呕，敛风木而杀蛔。

乌头

《神农本草经》

【乌头】味辛，温。主中风，恶风洗洗，出汗；除寒湿痹；咳逆上气，破积聚，寒热，其汁煎之，名射罔，杀禽兽。一名奚毒，一名即子，一名乌喙。生川谷。

《名医别录》

【乌头】味甘，大热，有毒。消胸上淡冷，食不下，心腹冷疾，脐间痛，肩胛痛不可俯仰，目中痛不可力视，又堕胎。

《长沙药解》

【乌头】味辛、苦、温，入足厥阴肝、足少阴肾经。开关节而去湿寒，通经络而逐冷痹，消腿膝肿疼，除心腹痞痛，治寒疝最良，疗脚气绝佳。

吴茱萸

《神农本草经》

【吴茱萸】味辛，温。主温中，下气止痛；咳逆寒热；除湿；血痹；逐风邪、开腠理。【根】杀三虫。一名藙。生川谷。

《名医别录》

【吴茱萸】大热，有小毒。主去痰冷，腹内绞痛，诸冷、实不消，中恶，心腹痛，逆气，利五藏。

【根白皮】杀蛲虫。治喉痹咳逆，止泄注，食不消，女子经产余血，疗白癣。生上谷及宛朐。九月九日采，阴干。（蓼实为之使，恶丹参、消石、白垩，畏紫石英。）

《长沙药解》

【吴茱萸】味辛、苦，性温，入足阳明胃、足太阴脾、足厥阴肝经。温中泄湿，开郁破凝，降浊阴而止呕吐，升清阳而断泄利。

五味子

《神农本草经》

【五味子】味酸，温。主益气；咳逆上气；劳伤羸瘦，补不足；强阴，益男子精。一名会及。生山谷。

《名医别录》

【五味子】无毒。主养五藏，除热，生阴中肌。一名会及，一名玄及。生齐山及代郡。八月采实，阴干。（苁蓉为之使，恶葳蕤，胜乌头。）

《长沙药解》

【五味子】味酸、微苦、咸，气涩，入手太阴肺经。敛辛金而止咳，收庚金而住泄，善收脱陷，最下冲逆。

细辛

《神农本草经》

【细辛】味辛，温。主咳逆；头痛脑动；百节拘挛，风湿痹痛死肌。久服明目，利九窍，轻身长年。一名小辛。生川谷。

《名医别录》

【细辛】无毒。主温中，下气，破痰，利水道，开胸中，除喉痹，齆鼻，风痫，癫疾，下乳结，汗不出，血不行，安五藏，益肝胆，通精气。生华阴。二月、八月采根，阴干。

（曾青、桑白皮为之使，反藜芦，恶狼毒、山茱萸、黄芪，畏滑石、消石。）

《长沙药解》

【细辛】味辛，温，入手太阴肺、足少阴肾经。降冲逆而止咳，驱寒湿而荡浊，最清气道，兼通水源。

小麦

《神农本草经》

无。

《名医别录》

【小麦】味甘，微寒，无毒。主除热，止燥渴、咽干，利小便，养肝气，止漏血唾血。以作【曲】，温。消谷，止痢。以作【面】，温，不能消热，止烦。

《长沙药解》

【小麦】味甘、微苦，《素问》：肺色白，宜食苦，麦、羊肉、杏、薤皆苦。小麦是手太阴药。入足太阴脾、足阳明胃、手太阴肺经。润辛金之枯燥，通壬水之淋涩，能清烦渴，善止悲伤。

薤白

《神农本草经》

【薤】味辛，温。主金疮疮败；轻身不饥，耐老。生平泽。

《名医别录》

【薤】味苦，无毒。归骨，菜芝也。除寒热，去水气，温中，散结，利病人。诸疮中风寒水肿以涂之。生鲁山。

《长沙药解》

【薤白】味辛，气温，入手太阴肺、手阳明大肠经。开胸痹而降逆，除后重而升陷，最消痞痛，善止滑泄。

新绛

《神农本草经》

【茜根】味苦，寒。主寒湿风痹；黄疸；补中。生川谷。

《名医别录》

【茜根】无毒。主止血内崩，下血，膀胱不足，踒跌，蛊毒。久服益精气，轻身。可以染绛。一名地血，一名茹藘，一名茅蒐，一名蒨。生乔山。二月三月采根，暴干。（畏鼠姑。）

《长沙药解》

【新绛】味平，入足厥阴肝经。行经脉而通瘀涩，敛血海而止崩漏。

杏仁

《神农本草经》

【杏核】味甘，温。主咳逆上气雷鸣；喉痹下气；产乳；金疮；寒心贲豚。生川谷。

《名医别录》

【杏核】味苦，冷利，有毒。主治惊痫，心下烦热，风气去来，时行头痛，解肌，消心下急，杀狗毒。一名杏子。五月采。其两仁者杀人，可以毒狗。【花】味苦，无毒。主补不足，女子伤中，寒热痹，厥逆。【实】味酸，不可多食，伤筋骨。生晋山。（得火良，恶黄芪、黄芩、葛根，解锡毒，畏蘘草。）

《长沙药解》

【杏仁】味甘、苦，入手太阴肺经。降冲逆而开痹塞，泄壅阻而平喘嗽，消皮腠之浮肿，润肺肠之枯燥，最利胸膈，兼通经络。

川芎（芎藭）

《神农本草经》

【芎藭】味辛，温。主中风入脑头痛；寒痹筋挛缓急；金疮；妇人血闭无子。生川谷。

352

《名医别录》

【芎䓖】无毒。主除脑中冷动，面上游风去来，目泪出，多涕唾，忽忽如醉，诸寒冷气，心腹坚痛，中恶，卒急肿痛，胁风痛，温中内寒。一名胡穷，一名香果。其叶名蘼芜。生武功、斜谷、西岭。三月、四月采根，暴干。（白芷为之使，恶黄连。）

《长沙药解》

【川芎】味辛，微温，入足厥阴肝经。行经脉之闭涩，达风木之抑郁，止痛切而断泄利，散滞气而破瘀血。

雄黄

《神农本草经》

【雄黄】味苦，平。主寒热鼠瘘、恶疮、疽、痔死肌；杀精物恶鬼邪气；百虫毒；胜五兵。炼食之，轻身神仙。一名黄金石。生山谷。

《名医别录》

【雄黄】味甘，大温，有毒。主治疥虫，䘌疮，目痛，鼻中息肉，及绝筋，破骨，百节中大风，积聚，癖气，中恶，腹痛，鬼疰。杀诸蛇虺毒，解藜芦毒，悦泽人面。饵服之，皆飞入人脑中，胜鬼神，延年益寿，保中不饥。得铜可作金。生武都、敦煌山之阳，采无时。

《长沙药解》

【雄黄】味苦，入足厥阴肝经。燥湿行瘀，医疮杀虫。

旋覆花

《神农本草经》

【旋复花】味咸，温。主结气胁下满；惊悸；除水；去五脏间寒热；补中；下气。一名金沸草。一名盛椹。生平泽、川谷。

《名医别录》

【旋复花】味甘，微温，冷利，有小毒。消胸上痰结唾如胶漆，心胁痰水，膀胱留饮，风气湿痹，皮间死肉，目中眵䁾，利大肠，通血脉，益色泽。一名戴椹。【根】主风湿。

生平泽。五月采花，日干，廿日成。

《长沙药解》

【旋覆花】味咸，入手太阴肺、足阳明胃经。行凝涩而断血漏，涤瘀浊而下气逆。

盐

《神农本草经》

无。

《名医别录》

【卤咸】味咸，无毒。去五藏肠胃留热，结气，心下坚，食已呕逆，喘满，明目，目痛。生河盐池。

《名医别录》

【戎盐】味咸，寒，无毒。主心腹痛，溺血，吐血，齿舌血出。一名胡盐。生胡盐山，及西羌北地，及酒泉福禄城东南角。北海青，南海赤。十月采。

《名医别录》

【大盐】味甘、咸，寒，无毒。主肠胃结热，喘逆，吐胸中病。生邯郸及河东。（漏芦为之使。）

《名医别录》

【盐】味咸，温，无毒。主杀鬼蛊，邪注，毒气，下部蚀疮，伤寒热，吐胸中痰癖，止心腹卒痛，坚肌骨。多食伤肺，喜咳。

《长沙药解》

【戎盐】味咸，微寒，入足太阳膀胱经。清膀胱而泄热，开癃闭而利水。

羊肉

《神农本草经》

无。

【羊肉】味甘，大热，无毒。主缓中，字乳余疾，及头脑大风汗出，虚劳寒冷，补中益气，安心止惊。

《长沙药解》

【羊肉】味苦，《素问》：羊肉、杏、薤皆苦。气膻，入足太阴脾、足厥阴肝经。温肝脾而扶阳，止疼痛而缓急。

薏苡仁

《神农本草经》

【薏苡人】味甘，微寒。主筋急拘挛，不可屈伸，风湿痹；下气；久服轻身益气。其根，下三虫。一名解蠡。生平泽及田野。

《名医别录》

【薏苡人】无毒。主除筋骨邪气不仁，利肠胃，消水肿，令人能食。一名屋菼，一名起实，一名赣。生真定。八月采实，采根无时。

《长沙药解》

【薏苡仁】味甘，气香，入足太阴脾、足阳明胃经。燥土清金，利水泄湿，补己土之精，化戊土之气，润辛金之燥渴，通壬水之淋沥，最泄经络风湿，善开胸膈痹痛。

茵陈蒿

《神农本草经》

【茵陈蒿】味苦，平。主风湿、寒、热邪气；热结黄疸。久服轻身益气，耐老。生阪岸上。

《名医别录》

【茵陈蒿】微寒，无毒。主治通身发黄，小便不利，除头热，去伏瘕。久服面白悦，长年。白兔食之，仙。生太山及丘陵坂岸上。五月及立秋采，阴干。

【茵陈蒿】味苦，微寒，入足太阴脾、足太阳膀胱经。利水道而泄湿淫，消瘀热而退黄疸。

禹余粮

《神农本草经》

【禹余粮】味甘，寒。主咳逆寒热烦满；下利赤白；血闭癥瘕；大热，炼饵服之不饥，轻身延年。生池泽及山岛中。

《名医别录》

【禹余粮】平，无毒。主治小腹痛结烦疼。一名白余粮。生东海及山岛中，或池泽中。

《名医别录》

【太一禹余粮】无毒。主治肢节不利，大饱绝力身重。生太山，九月采。（杜仲为之使。畏贝母、菖蒲、铁落。）

《长沙药解》

【禹余粮】味甘，微寒，入足太阴脾、足少阴肾、足厥阴肝、手阳明大肠经。止小便之痛涩，收大肠之滑泄。

芫花

《神农本草经》

【芫花】味辛，温。主咳逆上气，喉鸣喘；咽肿短气；蛊毒；鬼疟；疝瘕；痈肿；杀虫鱼。一名去水。生川谷。

《名医别录》

【芫花】味苦，微温，有小毒。消胸中痰水，喜唾，水肿，五水在五藏皮肤，及腰痛，下寒毒肉毒。久服令人虚。一名毒鱼，一名牡芫。其根名蜀桑根，治疥疮，可用毒鱼。生淮源。三月三日采花，阴干。（决明为之使，反甘草。）

【芫花】味苦、辛，入足太阳膀胱经。性专泄水，力能止利。

云母

《神农本草经》

【云母】味甘，平，主身皮死肌中风寒热，如在车船上，除邪气；安五脏；益子精；明目。久服轻身延年。一名云珠，一名云华，一名云英，一名云液，一名云沙，一名磷石。生山谷。

《名医别录》

【云母】无毒。下气坚肌，续绝补中，治五劳七伤，虚损少气，止痢。久服悦泽不老，耐寒暑，志高神仙。一名云珠，色多赤，一名云华，五色具。一名云英，色多青。一名云液，色多白。一名云沙，色青黄。一名磷石，色正白。生太山、齐庐山，及琅琊北定山石间，二月采。（泽泻为之使，畏鳝甲，反流水，恶徐长卿。）

《长沙药解》

【云母】味甘，入足少阳胆、足太阳膀胱经。利水泄湿，消痰除疟。

皂荚

《神农本草经》

【皂荚】味辛，咸，温。主治风痹死肌；邪气风头，泪出；利九窍；杀精物。生川谷。

《名医别录》

【皂荚】有小毒。主治腹胀满，消谷，破咳嗽囊结，妇人胞下落，明目，益精。可为沐药，不入汤。生雍州及鲁邹县。如猪牙者良。九月、十月采荚，阴干。（青葙子为之使，恶麦门冬，畏空青、人参、苦参。）

《长沙药解》

【皂荚】味辛、苦、涩，入手太阴肺经。降逆气而开壅塞，收痰涎而涤垢浊，善止喘咳，最通关窍。

灶心黄土（伏龙肝）

《神农本草经》

无。

《名医别录》

【伏龙肝】味辛，微温。主治妇人崩中，吐下血，止咳逆，止血，消痈肿毒气。

《长沙药解》

【灶中黄土】味辛，入足太阴脾、足厥阴肝经。燥湿达木，补中摄血。

泽漆

《神农本草经》

【泽漆】味苦，微寒。主治皮肤热；大腹水气，四肢、面目浮肿；丈夫阴气不足。生川泽。

《名医别录》

【泽漆】味辛，无毒。利大小肠，明目，轻身。一名漆茎，大戟苗也。生太山。三月三日、七月七日采茎叶，阴干。（小豆为之使，恶薯预。）

《长沙药解》

【泽漆】味苦，微寒，入足太阳膀胱经。专行水饮，善止咳嗽。

泽泻

《神农本草经》

【泽泻】味甘，寒。主风寒湿痹；乳难；消水，养五脏，益气力，肥健，久服耳目聪明，不饥，延年，轻身，面生光，能行水上。一名水泻，一名芒芋，一名鹄泻。生池泽。

《名医别录》

【泽泻】味咸，无毒。主补虚损、五劳，除五藏痞满，起阴气，止泄精、消渴、淋沥，逐膀胱三焦停水。扁鹊云"多服病人眼。"一名及泻。生汝南，五月、六月、八月采根，阴干。（畏海蛤、文蛤。）

《长沙药解》

【泽泻】味咸，微寒，入足少阴肾、足太阳膀胱经。燥土泄湿，利水通淋，除饮家之眩冒，疗湿病之燥渴，气鼓水胀皆灵，膈噎反胃俱效。

代赭石

《神农本草经》

【代赭】味苦，寒。主鬼疰；贼风；蛊毒；杀精物恶鬼；腹中毒邪气，女子赤沃漏下。一名须丸。生山谷。

《名医别录》

【代赭】味甘，无毒。主带下百病，产难，胞衣不出，堕胎，养血气，除五藏血脉中热，血痹血瘀，大人小儿惊气入腹，及阴痿不起。一名血师。生齐国，赤红青色，如鸡冠有泽。染爪甲不渝者良，采无时。（畏天雄。）

《长沙药解》

【代赭石】味苦，气平，入足阳明胃经。降戊土而除哕噫，镇辛金而清烦热。

䗪虫

《神农本草经》

【䗪虫】味咸，寒。主心腹寒热洗洗，血积癥瘕；破坚下血闭，生子，尤良，一名地鳖。生川泽。

《名医别录》

【䗪虫】有毒。一名土鳖。生河东，及沙中，人家墙壁下土中湿处。十月取暴干。（畏皂荚、菖蒲。）

《长沙药解》

【蛰虫】味咸，微寒，入足厥阴肝经。善化瘀血，最补损伤。

朱砂

《神农本草经》

【丹沙】味甘，微寒。主身体五脏百病，养精神，安魂魄；益气，明目，杀精魅邪恶鬼。久服通神明不老。能化为汞。生山谷。

《名医别录》

【丹沙】无毒。主通血脉，止烦满消渴，益精神，悦泽人面。除中恶、腹痛、毒气、疥瘘诸疮，久服轻身神仙。作末名真朱，光色如云母，可析者良。生符陵，采无时。（恶磁石，畏咸水。）

《长沙药解》

【朱砂】味甘，微寒，入手少阴心经。善安神魂，能止惊悸。

知母

《神农本草经》

【知母】味苦，寒。主消渴，热中，除邪气；肢体浮肿，下水；补不足、益气。一名蚳母，一名连母，一名野蓼，一名地参，一名水参，一名水浚，一名货母，一名蝭母。生川谷。

《名医别录》

【知母】无毒。主治伤寒久疟烦热，胁下邪气，膈中恶，及风汗内疸。多服令人泄。一名女雷，一名女理，一名儿草，一名鹿列，一名韭逢，一名儿踵草，一名东根，一名水须，一名沈燔，一名薅。生河内。二月、八月采根，暴干。

《长沙药解》

【知母】味苦，气寒，入手太阴肺、足太阳膀胱经。清金泄热，止渴除烦。

栀子

《神农本草经》

【栀子】味苦，主治五内邪气；胃中热气，面赤；酒皰皶鼻、白癞、赤癞、疮疡。一名木丹。生川谷。

《名医别录》

【栀子】大寒，无毒。主治目热赤痛，胸心大小肠大热，心中烦闷，胃中热气。一名越桃。生南阳，九月采实，暴干。

《长沙药解》

【栀子】味苦，性寒，入手少阴心、足太阴脾、足厥阴肝、足太阳膀胱经。清心火而除烦郁，泄脾土而驱湿热，吐胸膈之浊瘀，退皮肤之熏黄。

蜘蛛

《神农本草经》

无。

《名医别录》

【蜘蛛】微寒。主治大人小儿㿗。七月七日取其网，治喜忘。又，疗小儿大腹、丁奚，三年不能行者。

《长沙药解》

【蜘蛛】味苦，微寒，入足厥阴肝经。能消偏坠，善治狐疝。

枳实

《神农本草经》

【枳实】味苦，寒。主大风在皮肤中如麻豆苦痒，除寒热结；止痢；长肌肉；利五脏；益气轻身。生川泽。

《名医别录》

【枳实】味酸，微寒，无毒。主除胸胁淡癖，逐停水，破结实，消胀满、心下急、痞痛、逆气、胁风痛，安胃气，止溏泄，明目。生河内。九月、十月采，阴干。

《长沙药解》

【枳实】味苦、酸、辛，性寒，入足阳明胃经。泄痞满而去湿，消陈宿而还清。

猪胆汁（猪胆）

《神农本草经》

无。

《名医别录》

【猪胆】治伤寒热渴。

《长沙药解》

【猪胆汁】味苦，性寒，入足少阳胆经。清相火而止干呕，润大肠而通结燥。

猪膏

《神农本草经》

无。

《名医别录》

【豚肪膏】主煎诸膏药，解斑蝥、芫青毒。

《长沙药解》

【猪膏】味甘，微寒。入足太阳膀胱经，利水泻湿，滑窍行瘀。

猪苓

《神农本草经》

【猪苓】味甘,平。主痎疟;解毒;蛊疰不祥;利水道。久服轻身耐老。一名猳猪屎。生山谷。

《名医别录》

【猪苓】味苦,无毒。生衡山及济阴、宛朐,二月、八月采,阴干。

《长沙药解》

【猪苓】味甘,气平,入足少阴肾、足太阳膀胱经。利水燥土,泄饮消痰,开汗孔而泄湿,清膀胱而通淋,带浊可断,鼓胀能消。

竹茹

《神农本草经》

无。

《名医别录》

【淡竹-皮茹】微寒。主治呕啘。温气寒热。吐血。崩中。溢筋。

《长沙药解》

【竹茹】味甘,微寒,入手太阴肺、足阳明胃经。降逆止呕,清热除烦。

竹叶

《神农本草经》

【竹叶】味苦,平。主咳逆上气;溢筋急;恶疡;杀小虫。【根】作汤,益气止渴,补虚下气。【汁】主风痉实,通神明,益气。

《名医别录》

【芹竹叶】大寒，无毒。主除烦热，风痉，喉痹，呕逆。【根】消毒。生益州。

《名医别录》

【淡竹叶】味辛，平、大寒。主治胸中淡热，咳逆上气。其【沥】大寒，治暴中风，风痹，胸中大热，止烦闷。其【皮茹】微寒，主治呕啘，温气寒热，吐血。崩中，溢筋。

《名医别录》

【苦竹叶及沥】治口疮，目痛明目，通利九窍。【竹笋】味甘，无毒。主消渴，利水道，益气，可久食。【干笋】烧服，治五痔血。

《长沙药解》

【竹叶】味甘，微寒，入手太阴肺经。清肺除烦，凉金泄热。

紫参

《神农本草经》

【紫参】味苦，辛寒。主心腹积聚；寒热邪气；通九窍，利大小便。一名牡蒙。生山谷。

《名医别录》

【紫参】微寒，无毒。主治肠胃大热，唾血，衄血，肠中聚血，痈肿诸疮，止渴，益精。一名众戎，一名童肠，一名马行。生河西及宛朐。三月采根，火炙使紫色。（畏辛夷。）

《长沙药解》

【紫参】味苦，微寒，入手太阴肺、手阳明大肠经。消胸中之痞结，止肺家之疼痛。

紫石英

《神农本草经》

【紫石英】味甘，温。主心腹欬逆邪气；补不足，女子风寒在子宫，绝孕十年无子，久服温中，轻身延年。生山谷。

《名医别录》

【紫石英】味辛，无毒。主治上气心腹痛，寒热、邪气、结气，补心气不足，定惊悸，安魂魄，填下焦，止消渴，除胃中久寒，散痈肿，令人悦泽。生太山，采无时。（长石为之使，得茯苓、人参、芍药共治心中结气；得天雄、菖蒲共治霍乱。畏扁青、附子，不欲鳝甲、黄连、麦句姜。）

紫菀

《神农本草经》

【紫菀】味苦，温。主咳逆上气，胸中寒热结气；去蛊毒；痿蹷；安五脏。生山谷。

《名医别录》

【紫菀】味辛，无毒。主治咳唾脓血，止喘悸，五劳体虚，补不足，小儿惊痫。一名紫蒨，一名青苑。生房陵及真定、邯郸。二月、三月采根，阴干。（款冬为之使。恶天雄、瞿麦、雷丸，远志。畏茵陈蒿。）

《长沙药解》

【紫菀】味苦、辛，入手太阴肺经。降气逆而止咳，平息贲而止喘。

紫葳

《神农本草经》

【紫葳】味酸，微寒。主妇人产乳余疾；崩中；癥瘕血闭，寒热羸瘦；养胎。生川谷。

《名医别录》

【紫葳】无毒。【茎叶】味苦，无毒。治痿蹷，益气。一名陵苕，一名芙华，一名陵时。生西海及山阳。

《长沙药解》

【紫葳】味酸，微寒，入足厥阴肝经。专行瘀血，善消癥块。

365

后记

在本书终稿付梓之际，感触颇多，更加重要的是饮水思源，报以拳拳谢意，感谢多年来帮助我成长、成熟的各位领导、恩师、同仁和学生。在个人成长发展及整理本书过程中，作者深刻感觉学无止境、力所不逮，但又想将个人的点滴体会书于卷表，故整理本书以求与同道探讨。

首先，在个人学术及职业成长过程中，感谢我的恩师姜德友教授、谢晶日教授、李树学研究员，和曾经为我指点迷津的各位恩师、同道，是你们甘为春蚕、蜡炬的高尚师德；学富五车、满腹经纶的渊博学识；救死扶伤、大爱无疆的仁术之心，时时刻刻都在感染、教育、激励着我。没有你们的谆谆教诲、耳提面命，何能谈起如今的我，叩谢恩师。同时感谢太鑫教授，感谢您在本书的撰写、出版过程中付出的心血和辛劳，是您给了我整理本书的动力，是你我二人志同道合、同舟共济，保证了本书的完稿付梓。

其次，在本书撰写过程中，参阅了大量的书籍和资料，在此感谢各位同道的辛劳，没有各位著作为参考，个人的学术体悟则无法阐述和论证，感谢各位同道。同时感谢我的学生：吴尘、杨佩诗、郑午晏、王恺骐、张陶、高宁红，感谢你们多年来与我共同度过的难忘的门诊生活，并感谢你们在本书校对、整理过程中付出的辛苦，感谢你们。

最后，感谢本书得以付梓的幕后英雄，感谢黑龙江科学技术出版社沈福威老师、孔璐老师等。感谢您们在文字校对、文稿润色、封面设计、出版安排等的工作方面给我们带来巨大的帮助与启发。谢谢您们！

参考文献

[1]钱超尘,郝万山.中医临床必读丛书·伤寒论[M].北京:人民卫生出版社:2006.

[2]何任,何若苹.中医临床必读丛书·金匮要略[M].北京:人民卫生出版社:2006.

[3]林明和.金匮要略方歌括[M].北京:中国中医药出版社:2016.

[4]马继兴.神农本草经集注[M].北京:人民卫生出版社:2013.

[5]尚志军.名医别录[M].北京:中国中医药出版社:2013.

[6]张蕾,翟燕,孙清伟.中国古医籍整理丛书·长沙药解[M].北京:中国中医药出版社:2016.

[7]柯雪帆,赵章忠,张玉萍,程磐基.《伤寒论》和《金匮要略》中的药物剂量问题[J].上海中医药杂志,1983(12):36-38.

[8]颜正华.《伤寒论》中药物加工炮制制剂的分析[J].浙江中医学院学报,1983(05):5-8.

[9]贾美华.仲景十四种给药方法述要[J].河南中医,1985(03):8-9.

[10]赵体浩,王俊苗.张仲景特殊给药途径初探[J].山东中医学院学报,1993(03):6-8+76.

[11]柴可夫.《金匮要略》汤液溶媒的选择、运用及意义[J].长春中医学院学报,2000(03):52-54.

[12]周毅萍,赵东升.《金匮要略》方药煎服法教学心得[J].中医药学报,2004(04):35-37.

[13]王庆国.《伤寒论》方用药剂量古今折算及配伍比例的研究[A].中华中医药学会仲景学说分会.仲景医学求真(续三)[C].中华中医药学会仲景学说分会:中华中医药学会,2009:7.

[14]陈利平,王发渭,刘萍.《伤寒论》之药物煎服法[J].中华中医药学刊,2009,27(06):1327-1329.

[15]梁琳,李浩.《金匮要略》汤液溶媒应用初探[J].北京中医药,2011,30(03):195-197.

[16]瓮恒,陈亦工.仲景方用药剂量的古今折算与临床应用[J].南京中医药大学学报(社会科学版),2014,15(03):161-164.

[17]陆来安,文小平.《伤寒杂病论》经方特殊溶媒考述[J].中医杂志,2015,56(19):1625-1629.

[18]穆超超,赵志恒,张二伟.《伤寒论》方药煎服法刍议[J].湖南中医杂志,2017,33(08):146-147+152.

[19]陈晨,吴霜霜,阮善明.《金匮要略》溶媒古今探微[J].山东中医药大学学报,2017,41(03):250-251+261.

[20]张善举,藏军现,杨红生,等.浅谈《伤寒论》汤剂的煎服法[J]。国医论坛,1993(06):6-8.